U0322541

新型冠状病毒肺炎
影像诊断与人工智能

主编　欧陕兴　陆普选　陆　遥　安维民

清华大学出版社
北　京

内 容 简 介

本书全面系统地总结了新型冠状病毒肺炎影像诊断和人工智能（AI）应用，包括抗疫诊疗过程的大型设备质量控制与防控评价标准、方舱CT、远程诊断及AI定量分析等新技术，主要面向从事临床呼吸重症及医学影像诊断和人工智能应用的临床医务工作者及科技人员。全书共八章，对新型冠状病毒肺炎的流行病学、临床诊疗、影像征象、治疗转归影像及AI智能分析等进行了全面介绍和阐述。本书的特点是紧密联系临床，注重基础理论与实践相结合，强调实用性和可操作性，参考最新国内外文献，尤其对CT征象、大数据、AI原理做了详细介绍，比较客观地反映了我国抗疫期间的临床诊疗和CT与AI应用，以及新技术协同发展趋势。

本书适合广大的呼吸重症学科、放射诊断、超声诊断、医学计算机专业医技人员和在校学生，以及从事医疗AI研发和管理等相关工作人员参考学习。

本书封面贴有清华大学出版社防伪标签，无标签者不得销售。

版权所有，侵权必究。举报：010-62782989，beiqinquan@tup.tsinghua.edu.cn。

图书在版编目（CIP）数据

新型冠状病毒肺炎影像诊断与人工智能 / 欧陕兴等主编 . —北京：清华大学出版社，2020.9

ISBN 978-7-302-56176-7

Ⅰ . ①新…　Ⅱ . ①欧…　Ⅲ . ①人工智能－应用－日冕形病毒－病毒病－肺炎－影像诊断　Ⅳ . ① R563.104

中国版本图书馆 CIP 数据核字（2020）第 143474 号

责任编辑：周婷婷
封面设计：何凤霞
责任校对：王淑云
责任印制：宋　林

出版发行：清华大学出版社
　　　　　网　　　址：http://www.tup.com.cn. http://www. wqbook. com
　　　　　地　　　址：北京清华大学学研大厦 A 座　　　邮　　编：100084
　　　　　社 总 机：010-62770175　　　　　邮　　购：010-62786544
　　　　　投稿与读者服务：010-62776969，c-service@tup.tsinghua.edu.cn
　　　　　质量反馈：010-62772015，zhiliang@tup.tsinghua.edu.cn
印 刷 者：三河市铭诚印务有限公司
装 订 者：三河市启晨纸制品加工有限公司
经　　销：全国新华书店
开　　本：185mm×260mm　　　印　张：14.75　　　插　页：16　　　字　数：376 千字
版　　次：2020 年 11 月第 1 版　　　印　次：2020 年 11 月第 1 次印刷
定　　价：108.00 元

产品编号：087982-01

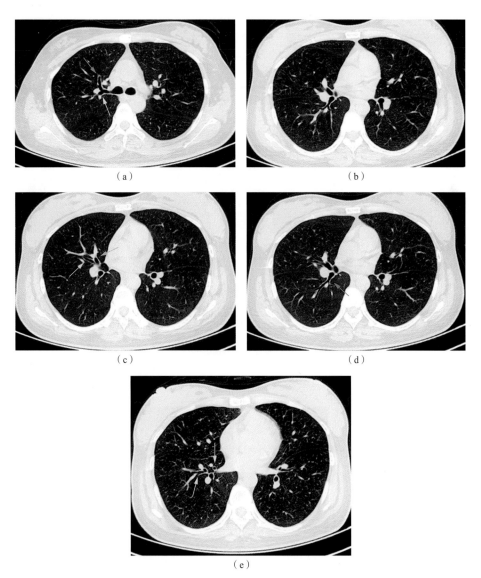

图 3-1-5　支气管横断面解剖（一）

（a）上叶前段支气管（蓝箭号）和后段支气管（黄箭号）；（b）右中叶支气管（细箭号）和下叶支气管（粗箭号）；（c）右中叶内侧段支气管（橘黄箭号）和外侧段支气管（黄箭号）；（d）右肺下叶背段支气管起自下叶支气管的后外侧（绿箭号）；（e）逆时针排列的下叶基底段支气管，内（黄箭号）、前（橘黄箭号）、外和后基底段的总干（红箭号）。

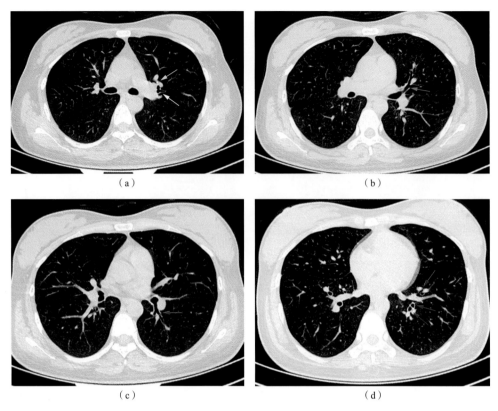

图 3-1-6　支气管横断面解剖（二）

（a）左肺上叶尖后段支气管（白箭号）和前段支气管（黄箭号）；（b）舌段支气管（蓝箭号）；
（c）左肺下叶背段支气管（红箭号）；（d）顺时针方向左肺下叶前内、外、后基底段支气管。

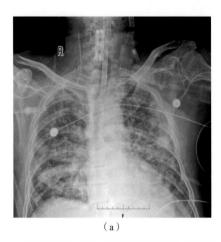

图 5-2-6　新型冠状病毒肺炎进展期影像学表现（一）

病例1，男，67岁，发热、咳嗽、乏力。新型冠状病毒核酸检测阳性。（a）发病后21天胸片，两肺见大片阴影、磨玻璃影。（b）～（g）为发病后33天胸部CT，见两肺多发不均匀密度磨玻璃影、网格影、条索影、结节灶，支气管扩张，实变影病变范围进展。（c）AI识别病灶为红色，两肺弥漫性累及全肺叶，AI同时显示病灶累及肺段、所占容积和百分比。

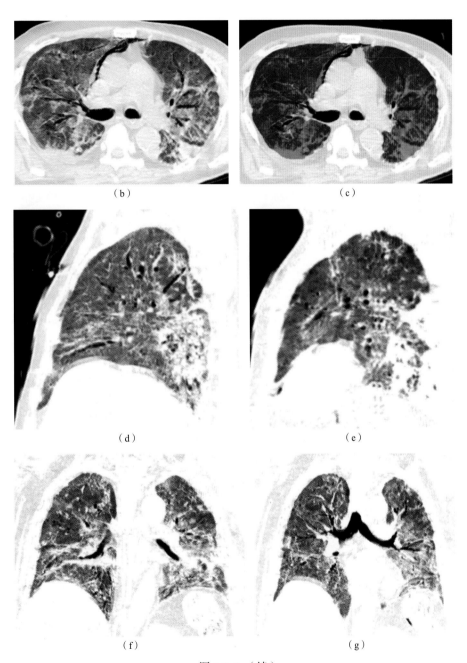

（b）　　　　　　　　　　　　　　　（c）

（d）　　　　　　　　　　　　　　　（e）

（f）　　　　　　　　　　　　　　　（g）

图 5-2-6 （续）

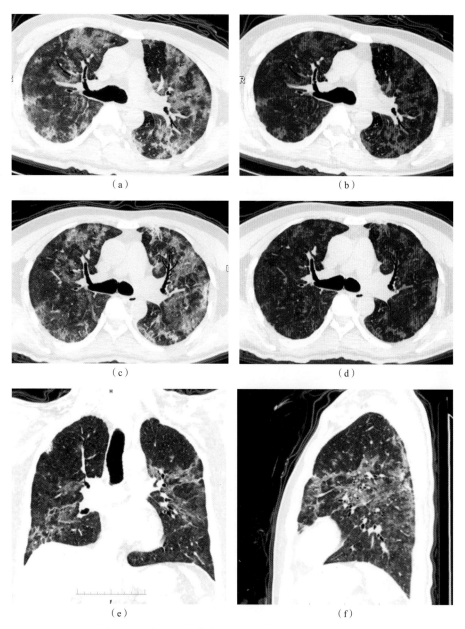

（a）　　　　　　　　　　　　　（b）

（c）　　　　　　　　　　　　　（d）

（e）　　　　　　　　　　　　　（f）

图 5-2-7　新型冠状病毒肺炎进展期影像学表现（二）

病例 2，男，49 岁，发热伴畏寒、寒战。新型冠状病毒核酸检测阳性。（a）、（b）为发病 22 天，胸部 CT 见两肺多发磨玻璃影、局部实变影、网格影、条索影、结节灶，病变内血管增粗。（c）～（f）为发病 27 天，胸部 CT 见两肺多发磨玻璃影、局部实变影、网格影、条索影、结节灶，较前明显增多、范围扩大。AI 识别比较：（b）～（d）的发展过程中，可见左肺病变范围增大、右肺病变范围有吸收缩小。

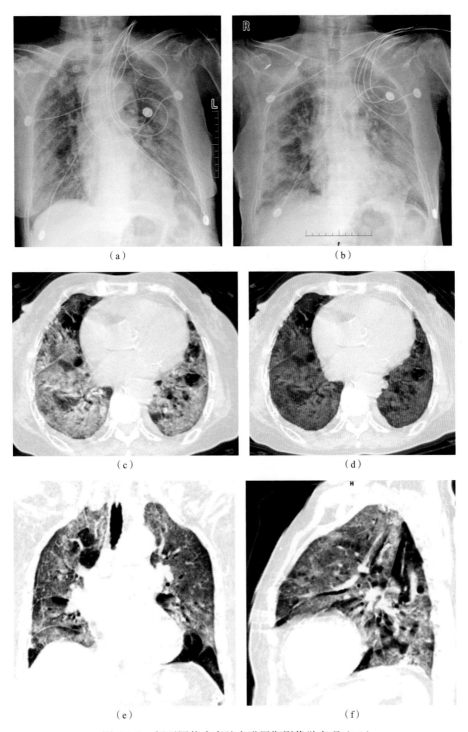

(a) (b)

(c) (d)

(e) (f)

图 5-2-8　新型冠状病毒肺炎进展期影像学表现（三）

病例 3，女，84 岁，发热伴咳嗽。新型冠状病毒核酸检测阳性。（a）为发病后 9 天，胸片见双肺多发小斑片影。（b）为发病后 17 天，胸片见大片高密度影，提示病灶较前明显增多、增大。（c）～（f）为发病后 17 天，胸部 CT 可见弥漫性磨玻璃影、"白肺征"。AI 识别（d）病灶为红色，几乎累及全肺。

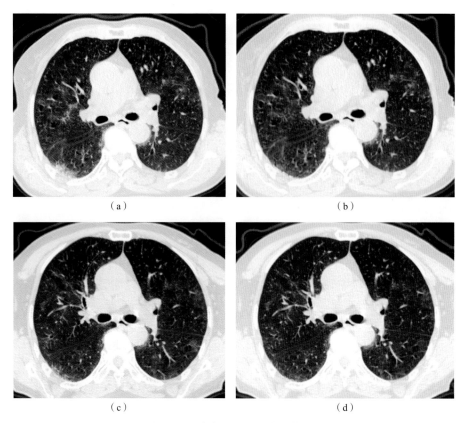

（a）　　　　　　　　　　　　　　　　（b）

（c）　　　　　　　　　　　　　　　　（d）

图 5-2-9　新型冠状病毒肺炎进展期影像学表现（四）

病例 4，女，74 岁，发热、畏寒，乏力。新型冠状病毒核酸检测阳性。（a）、（b）为发病 14 天，胸部 CT 见两肺胸膜下及肺内多发磨玻璃影、结节灶。（c）、（d）为发病 21 天，胸部 CT 见两肺多发磨玻璃影，其中右下肺病灶较前有减少，右上肺、左下肺可见新增磨玻璃影。AI 识别比较（b）和（d）显示右肺病灶有吸收减少，左肺出现新增病灶。

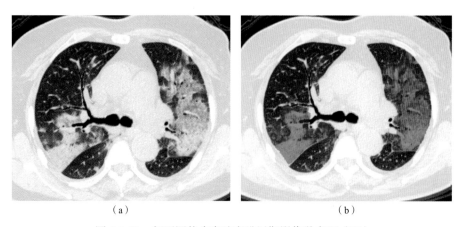

（a）　　　　　　　　　　　　　　　　（b）

图 5-2-10　新型冠状病毒肺炎进展期影像学表现（五）

病例 5，女，67 岁，发热、咳嗽。新型冠状病毒核酸检测阳性。（a）、（b）为发病 13 天，胸部 CT 见两肺大片磨玻璃影、"石膏征"、"铺路石征"、结节灶。（c）、（d）为发病 20 天，胸部 CT 见两肺磨玻璃影较前减少，局部实变较前吸收，两肺结节灶较前增多。AI 识别比较，（b）～（d）发展过程显示两上肺病灶有吸收，左下肺出现少许新增病灶。

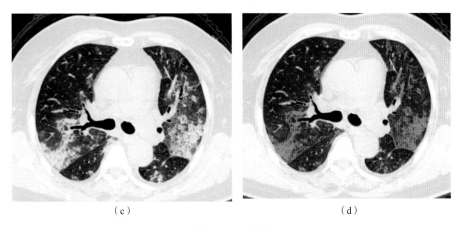

（c）　　　　　　　　　　　　（d）

图 5-2-10 （续）

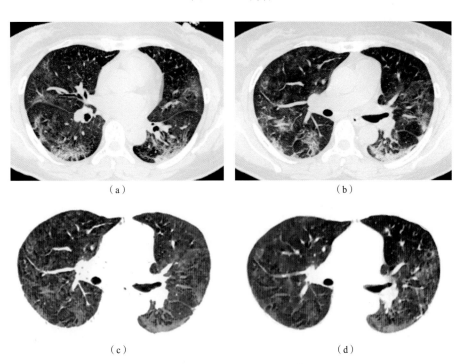

（a）　　　　　　　　　　　　（b）

（c）　　　　　　　　　　　　（d）

图 5-2-11　新型冠状病毒肺炎吸收期影像学表现（一）

病例 1，女，56 岁，发热、咳嗽、喘气、乏力 27 天。20 天前查白细胞计数正常，淋巴细胞计数 $0.56 \times 10^9/L$（减少），10 天前新型冠状病毒核酸检测阳性。已 10 天未发热，指脉氧（未吸氧）99%，呼吸频率 20 次 / 分，临床诊断新型冠状病毒肺炎（普通型）。（a）、（b）CT 示双肺多发斑片及大片样磨玻璃影，密度欠均匀，以外带及胸膜下分布为主，有多发横行及纵行纤维索条形成，小叶间隔增厚，局部呈铺路石样改变，相邻胸膜增厚粘连。（c）、（d）CT 显示治疗 6 天的 AI 前后对比，（d）为治疗 6 天后图片，病变较（c）有部分吸收。

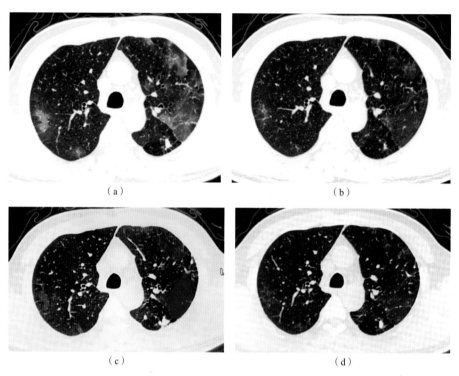

（a） （b）

（c） （d）

图 5-2-12　新型冠状病毒肺炎吸收期影像学表现（二）

病例 2，男，57 岁，12 天前发热、乏力，偶有咳嗽，10 天前 CT 仅显示左肺磨玻璃渗出影，9 天前新型冠状病毒核酸检测阳性。（a）为发病后 12 天 CT，示两肺多发磨玻璃渗出影，密度比较均匀，其内见小血管增粗影；（b）为发病后 18 天 CT 复查图像，显示两肺病灶较前吸收缩小，密度减淡。（c）、（d）为治疗 6 天的前后 AI 对比，（d）为治疗后影像，较（c）病变明显吸收缩小、密度降低。

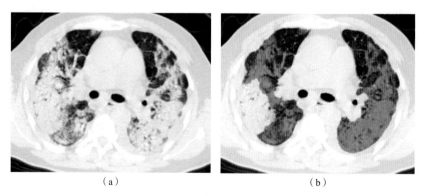

（a） （b）

图 5-3-8　病例 2 的 CT 影像

（a）～（f）为发病第 17 天，胸部 CT 见双肺大片高密度影、磨玻璃影、小结节灶，其内见实变，"蝶翼征""石膏征"。（b）为 AI 图可见肺部病变勾勒及面积。

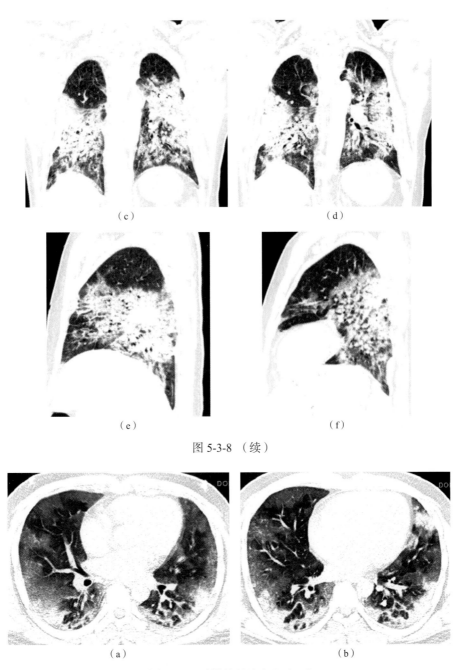

（c）   （d）

（e）   （f）

图 5-3-8 （续）

（a）   （b）

图 6-8-2 弥漫性肺泡出血（二）

患者，女，27 岁，弥漫性肺泡出血，不伴特异性潜在疾病 CT 扫描肺窗示（层厚 2.5 mm）在右肺中叶支气管水平（a）及
段支气管水平（b）可见两肺实质内弥漫密度增高影（实变及磨玻璃影）。（c）冠状面重建示（层厚 2 mm）双肺实质弥漫
密度增高影。（d）右下肺手术活检标本低倍镜图（放大倍数：×10）示肺泡弥漫性出血。组织病理学检查并未查明弥漫
性肺泡出血的病因。

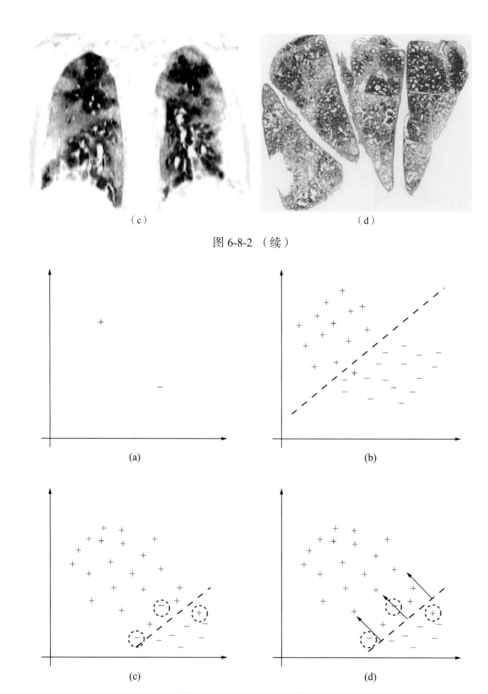

（c） （d）

图 6-8-2 （续）

(a) (b)

(c) (d)

图 7-1-11　TrAdaBoost 算法

（a）当有标注的训练样本很少的时候，分类学习是非常困难的；（b）如果能有大量的辅助训练数据（红色的"＋"和"－"），则可能可以根据辅助数据估计出分类面；（c）有时辅助数据也可能会误导分类结果，例如图中黑色的"－"即被分错；（d）TrAdaBoost 算法，通过增加误分类的源训练数据的权重，同时减小误分类的目标训练数据的权重，使得分类面朝正确的方向移动。

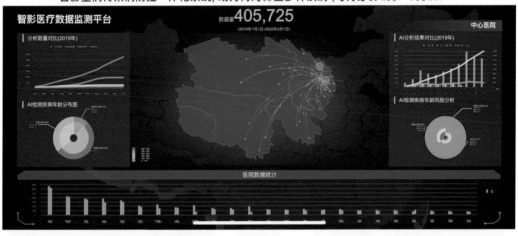

图 7-2-2　肺管家于青海 14 个月内筛查传染病预测的使用情况

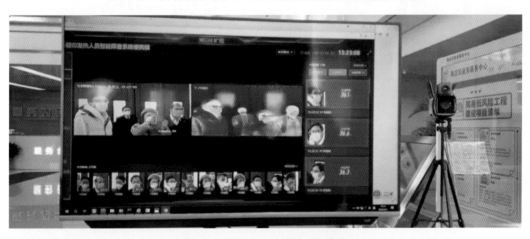

图 7-2-3　旷视人工智能测温系统

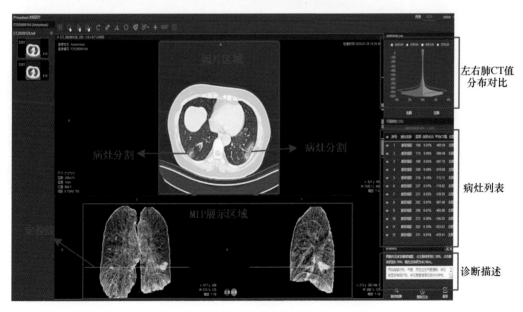

图 7-2-4　柏视医疗科技开发的新型冠状病毒肺炎辅助诊断系统

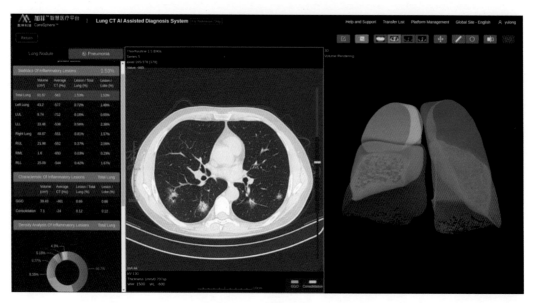

图 7-2-7　入院后胸部 CT

示两肺中、下叶多发片状磨玻璃影，边界不清。

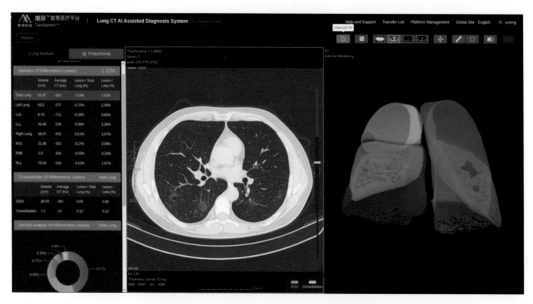

图 7-2-8　人工智能自动分割及 3D-VR 图像

由人工智能自动分割并标记两肺中、下叶多发片状磨玻璃影（红色部分），
并由 3D-VR 图像展示肺炎病灶在两肺分布情况。

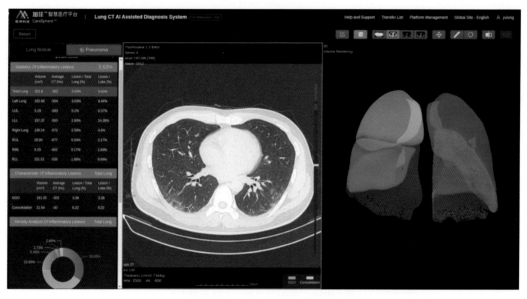

图 7-2-9　患者入院时胸部 CT

示两肺下叶浅淡片状磨玻璃影，沿胸膜下分布。

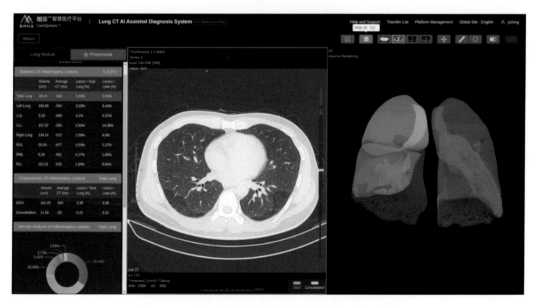

图 7-2-10　人工智能自动识别、分割及 3D-VR 图像

人工智能自动准确识别并分割、标记两肺下叶浅淡片状磨玻璃影（红色部分），
3D-VR 图像展示了肺炎病灶在两肺的分布情况（两肺下叶为著）。

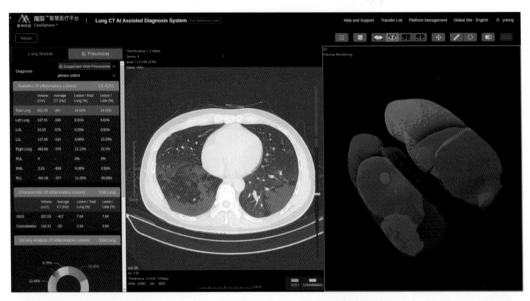

图 7-2-11　2020 年 1 月 25 日胸部 CT

两肺下叶磨玻璃及混合实变影，人工智能定量分析提示炎症区域占全肺比例为 14.42%，实性成分占比为 2.64%。

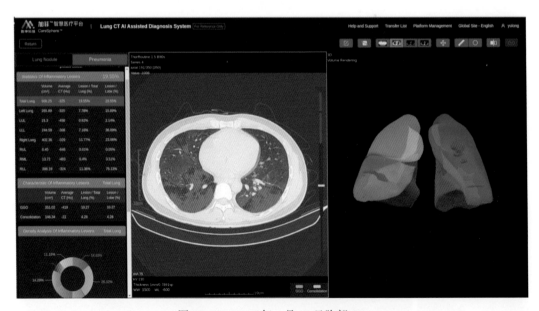

图 7-2-12　2020 年 1 月 29 日胸部 CT

两肺下叶磨玻璃及混合实变影较前缩小，人工智能定量分析提示炎症区域占全肺比例为 19.56%，
实性成分占比为 4.28%，考虑病变较前进展。

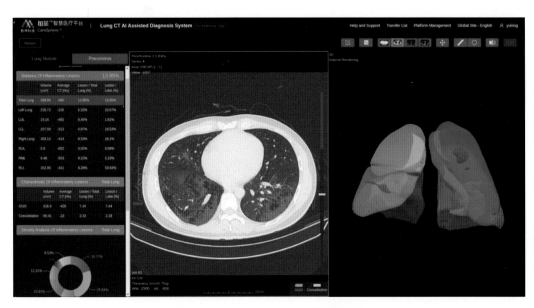

图 7-2-13　2020 年 2 月 1 日胸部 CT

两肺下叶磨玻璃影及混合实变影较前吸收，人工智能定量分析提示炎症区域占全肺比例为 13.85%，
实性成分占比为 2.33%。较前比例缩小，考虑临床治疗有效。

主 编 简 介

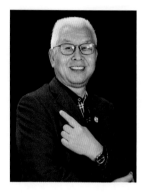

欧陕兴 医学博士，南部战区总医院放射科主任医师、教授、博士研究生导师。北京大学数字中国研究院华南分院医学智能检测与数据论证联合实验室主任。全国首批中医防疫志愿者联盟专家，广州市卫生健康委员会新型冠状病毒肺炎防治会诊专家。获全军放射医学杰出贡献奖。全军放射医学分会常务委员、广州军区放射学会主任委员、中华放射学会头颈专委会顾问、中国医疗保健国际交流促进会心血管磁共振分会常务委员、中国卫生信息与医疗健康大数据学会三医联动健康保障分会执行副秘书长、中国医学装备协会常务委员、广东省放射学分会与广东省放射医师分会常委、广东省放射学会分会心胸学组副组长、中国信息协会医疗卫生与健康产业分会医学人工智能专委会主任委员、中国生物医学工程学会医学人工智能分会委员、广东省医学装备学会医学影像工程学分会主任委员、广东省生物医学工程学会常务理事、广东省医学计量与质量控制学分会主任委员、广东省医学信息学分会副主任委员、广东省人工智能与医疗机器人学分会名誉主任委员。广东省健康管理学会放射学分会副主任委员、广东省图象图形学会虚拟现实与智能交互专委会副主任委员。国家及省自然基金评审专家，《中华放射学杂志》及《人工智能》等12本杂志编委及评审专家。获华夏医学科技进步三等奖1项、军队医疗成果二等奖及广东省科技进步奖二等奖2项、军队与省科技进步三等奖4项。广州军区医学科技创新一等奖2项。获国家科技部重大科研仪器专项、军队重点项目、广州市重大协同创新项目共12项。发表论文50余篇，其中ECR论文36篇，SCI论文6篇。专利5项，主编专著6部。获"广州总医院优秀科主任"及"优秀党务工作者"称号，荣立三等功1次。

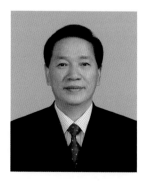

陆普选 深圳市慢性病防治中心首席专家、一级主任医师。广东医科大学研究生导师、教授。深圳市第三人民医院原放射科主任。国家卫生健康委员会主管期刊《新发传染病电子杂志》主编、中国性病艾滋病防治协会艾滋病临床影像学专业分会副主任委员、广东省健康管理学会放射学专业委员会副主任委员、广东省健康管理学会社会医疗机构医学影像质量评估及管理专业委员会副主任委员。主持承担国家省市级课题10余项。先后在国内外杂志发表相关论文200余篇

（其中 SCI 论文 50 余篇）。担任 *Radiology of Infectious Diseases* 等多本杂志编委。主编或合作主编出版中英文专著 14 部。其中在施普林格（Springer）合作主编出版英文专著 3 部：*Diagnostic Imaging of Emerging Infectious Diseases*，*Pulmonary Aspergillosis*，*Tuberculosis Control in Migrating Population*。其中 *Diagnostic Imaging of Emerging Infectious Diseases* 英文专著于 2017 年 5 月荣获国家新闻出版广电总局"图书版权输出奖励计划"重点奖励。担任副主编出版中英文专著 16 部，其中国家卫生健康委员会"十三五"研究生规划教材《胸部放射诊断学》1 部。获中华医学会、中华预防医学会、广东省和深圳市各类科技进步奖项 12 项，其中排名第一的 5 项。荣立广东省委省政府和深圳市委市政府二等功各 1 次。获深圳市"十佳医务工作者""十佳医技工作者"称号。

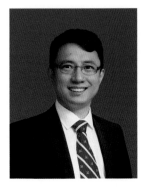

陆遥　博士，中山大学数据科学与计算机学院教授，博士研究生导师。现任中山大学数据科学研究所所长、柏视医疗董事长。积极研发新型冠状病毒肺炎人工智能诊断软件并进行临床推广。广东省高性能计算学会副理事长、广东省医疗行业协会超声医学创新与发展管理分会副主任委员、中国图象图形学学会医学影像专委会委员、中国生物医学工程学会医学人工智能学会委员、中国生物医学工程学会青年委员会委员、中国信息协会医疗卫生和健康产业分会医学人工智能学组副主任委员、广东省大数据安全与服务工程技术研究中心学术委员会委员和广东生物超算与健康产业大数据应用联盟专家委员会成员。长期从事医学影像分析、医学大数据分析和机器学习领域研究工作。主持世界著名乳腺癌 Susan Komen 基金会研究基金、国家自然科学基金项目、科技部重点研发课题、广东省前沿与关键技术创新重大专项基金、教育部重大科技基础培育计划课题，发表论文 90 余篇，转让发明专利 2 项。

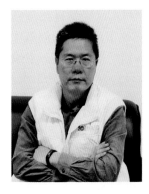

安维民　医学博士，解放军总医院第五医学中心放射科主任，主任医师，1990 年毕业于第四军医大学，2006 年获解放军医学院医学影像学博士学位，从事医学影像诊断与治疗工作 30 余年，擅长全身疾病影像诊断，对腹部及中枢神经系统疾病的 CT 及 MR 诊断有较高的造诣。现担任中华医学会放射学分会腹部学组委员、中国研究型医院协会分子诊断医学专业委员会常务委员、中国医学救援协会影像分会常务委员等学术职务。承担首特课题 1 项、院内课题 1 项、合作课题 2 项，参与完成国家自然科学基金 3 项、院内课题 3 项，发表 SCI 论文 10 篇，单篇影响因子 7.069，累积影响因子 42.254，统计源期刊论文 32 篇，其中以第一作者或通信作者发表论文 19 篇，获军队医疗成果三等奖 1 项。

主 审 简 介

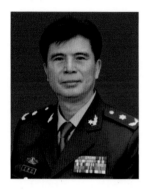

肖湘生 医学博士，中国人民解放军海军军医大学长征医院放射科主任，教授，主任医师，专业技术二级，享受国务院政府特殊津贴。担任全军放射学会主任委员、中华医学会放射学分会心胸学组主任委员、介入学组主任委员。

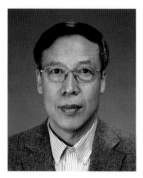

杨立 医学博士，中国人民解放军总医院放射科主任，主任医师，解放军医学院教授，博士研究生导师，中国医学影像技术研究会副会长，中华医学会放射学分会心胸专业委员会资深委员，全军放射学会副主任委员，担任国内外多本放射学杂志编委及审稿专家。获军队医疗成果二等奖，多项军队科技进步奖和军队医疗成果奖。

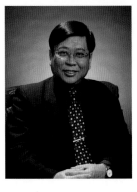

李坤成　医学博士，宣武医院放射科首席放射专家。中国阿尔兹海默病防治协会创会副会长（2015 年），全球阿尔兹海默病神经影像行动计划（WW-ADNI）国际合作项目中国区（China-ADNI）总负责人，国际心血管磁共振学会（SCMR）中国区主席。北京市磁共振成像脑信息学重点实验室主任，北京市医学影像质量控制和改进中心主任（2008～2019 年）。中国医疗保健国际交流促进会心血管磁共振分会主任委员，阿尔茨海默病防治协会首届影像专业分会主任委员，北京老年痴呆防治协会第三届理事长（2018 年 12 月始）。《中国医学影像技术》杂志主编。发表学术论文 1 100 余篇，其中中文论文 860 余篇，SCI 论文 237 篇。主编学术专著 19 部。

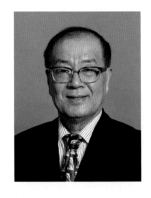

张挽时　中国人民解放军空军特色医学中心放射科主任医师，教授，研究生导师，文职一级，享受国务院政府特殊津贴。全军放射医学委员会首席专家。北京市医学影像质量控制和改进中心专家委员会名誉主任委员。主编《临床 MRI 鉴别诊断学》《耳鼻咽喉影像诊断学》《临床副鼻窦影像诊断学》。获军队医疗成果二等奖，多项军队科技进步奖和军队医疗成果奖。承担全军医药卫生科技科研攻关课题全军后勤科研"十二五"重大项目（AKJ11J004）、全军重大课题"军事飞行人员疾病特许医学鉴定指南研究"（AKJ15J003），发表论文 150 多篇，多篇论文入选北美放射学会（RSNA）期刊。担任多家医学影像学杂志编委。

副主编简介

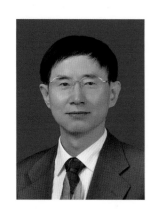

刘国瑞 汕头大学医学院第二附属医院核医学科主任，影像科主任医师，硕士研究生导师。1989年毕业于第一军医大学。从事影像诊断工作30多年，具有丰富的临床影像诊断及教学经验；参与了我国第一台国产磁共振成像系统的开发研究工作。完成了多项科研课题，发表论文20余篇，参与编写医学影像专著4部，获得省部级科技进步奖2项。担任广东省医学会放射学分会心胸学组委员、广东省医师协会放射分会呼吸疾病专业委员会委员、广东省医学会核医学分会委员和广东省胸部疾病学会影像专业委员会常委等学术职务。

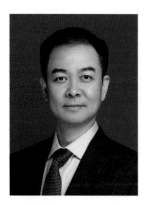

张劲松 医学博士，空军军医大学西京医院放射科副主任，副教授，硕士研究生导师。长期从事临床一线影像诊断工作。2020年参加第一批空军军医大学医疗队赴武汉火神山医院抗疫。以第一作者或通信作者在国内外期刊发表论文40余篇；获得陕西省科技进步一等奖1项，全军医疗成果二等奖2项，全军医疗成果三等奖6项。担任主编和副主编出版著作4部。现任中华医学会放射学分会感染学组委员、中国医师协会神经影像专委会委员和陕西省放射学会委员。《实用放射学杂志》《中国临床医学影像杂志》《磁共振成像》等杂志编委或审稿专家。

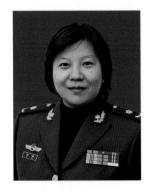

李涛　医学博士，解放军总医院第一医学中心放射科副主任医师，副教授，硕士研究生导师。国际心血管 CT 协会中国区委员会委员，中国医师协会放射医师分会心血管专委会委员，中国研究型医院学会心血管影像专委会委员，北京放射学会心血管影像学组委员，*Korean Journal of Radiology*、《中国医学科学院学报》等杂志审稿专家。主要从事 CT、MR 影像诊断工作，擅长心血管疾病的影像诊断研究，以第一作者或通信作者发表 SCI、Medline 及核心期刊论文 40 余篇，主译《心血管影像诊断学》，副主译《肺部高分辨 CT》，参编专著 10 余部。多次在欧洲放射学年会、国际心血管 CT 年会等重要学术会议发言。主持北京市课题及军队课题 3 项，参与国家重点课题及北京市课题 3 项，获省部级科技进步二等奖 2 项，三等奖 1 项，中华医学会教育技术优秀成果奖 1 项。

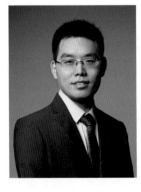

张龙江　医学博士，东部战区总医院放射诊断科主任，主任医师，博士研究生导师。长期致力于医学影像新技术的研发和临床转化工作，近 5 年来以第一作者或通信作者（含共同）在 *Radiology*、*JACC Cardiovasc Imaging*、*JAMA Cardiol*、*Science Advances*、*Advanced Materials*、*Advanced Science* 等国际著名期刊发表或接收发表 60 余篇 SCI 论文，研究成果被纳入 10 余部国外医学指南、共识或科学声明。作为执笔人撰写专家共识 3 部。主持国家重点研发计划数字诊疗装备专项、国家自然科学基金优秀青年基金、国家自然科学基金重点项目等多项国家级课题。获国家科技进步二等奖、教育部科技进步一等奖、教育部首届青年科学奖、江苏医学科技奖一等奖等。

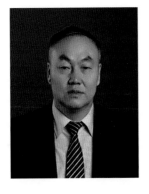

马国林　医学博士，中日友好医院放射科主任医师，北京协和医学院、北京大学医学部及首都医科大学博士生导师。2012～2013 年在美国加州大学圣地亚哥分校（University of California，San Diego）从事博士后研究，师从头颈放射学家马哈茂德（Mahmood Mafee）教授和神经放射学家罗兰（Roland R. Lee）教授。参与新型冠状病毒肺炎武汉抗疫方舱 CT 设备协调与诊断工作。担任中华医学会放射学分会磁共振学组委员、中国生物医学工程学会医学影像工程与技术分会常务副主任委员、中国医学装备协会 CT 工程技术 /CT 专委会副主任委员、中国医学救援协会影像分会常委、中国卫生信息学会健康医疗大数据互联网医疗专委会常委、中华医学会放射医学与防护学分会委员、中国生物医学工程学会医学人工智能分会委员、中国老年学学会老年医学委员会委员。国家科技部重点"数字诊疗装备研发"重点专项专家。国家自然科学基金委重点项目评审专家。国家和北京市科技奖评审专家。《国际放射医学杂志》名誉主编，*Artificial Intelligence in Medical Imaging* 副主编，《中华医学杂志》、《中华放射医学与防护杂志》、《中国 CT 和 MRI 杂志》、*Frontiers in Oncology*、*Brain Imaging and Behavior*、*International Journal of Oncology* 等编委及审稿人。主持国家自然基金 2 项，国家支撑计划课题 1 项和国家重点专项 2 项，获省部级科技进步一等奖 1 项、三等奖 2 项。以第一作者或通信作者发表论文 100 余篇，其中 SCI 论文 40 篇。获评中日友好医院优秀科研人员。主编专著 3 部，主译专著 2 部。擅长头颈和神经精神疾病影像诊断、医学影像大数据人工智能定量研究、新型生物材料医学成像应用研究。

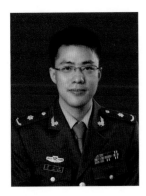

李小荣　医学影像硕士，2004 年毕业于第一军医大学医学影像系，南部战区总医院放射诊断科副主任、主治医师。发表论文 18 篇，以共同作者发表 SCI 论文 2 篇，ECR 论文 6 篇，参与国家自然基金及广州市重大项目 3 项，主研省级课题 1 项，获华夏医学科技进步三等奖 1 项、军队医疗成果三等奖 1 项。参编著作 2 部。担任广州军区放射学会秘书长、广东省医学装备学会医学影像工程学分会常委、广东省肝病学会放射学会委员、广东省健康管理学会放射学会委员、广东省医学教育协会影像专委会委员。主要研究方向：先天性心脏病、心胸影像诊断。

编　委　会

主　编　欧陕兴　陆普选　陆　遥　安维民

主　审　肖湘生　杨　立　李坤成　张挽时

副主编　刘国瑞　张劲松　李　涛　张龙江　马国林　李小荣

编　者（按姓氏拼音排序）

安　超	中山大学肿瘤医院	安维民	解放军总医院第五医学中心
蔡　肯	仲恺农业工程学院	柴象飞	慧影医疗科技（北京）有限公司
陈　耿	南部战区总医院	陈步东	首都医科大学附属北京地坛医院
陈建刚	华东师范大学	陈兴灿	解放军联勤保障部队第 903 医院
陈友三	中部战区总医院	付森林	解放军联勤保障部队庐山康复疗养中心（原解放军第 171 医院）
高文文	中日友好医院	郭　琳	深圳智影医疗科技有限公司
郭　宁	数坤（上海）医疗科技有限公司	郭元星	南部战区总医院
胡亚男	深圳市龙岗区人民医院	黄其鎏	南方医科大学南方医院
黄文华	南方医科大学	黄文杰	南部战区总医院
季乐财	深圳市慢性病防治中心	李　彬	华南理工大学
李　涛	解放军总医院第一医学中心	李传东	中日友好医院
李海梅	首都医科大学附属复兴医院	李佳伟	复旦大学附属肿瘤医院
李坤成	首都医科大学附属宣武医院	李松娜	广东省中医院
李伟峰	南部战区总医院	李文军	南部战区总医院
李向东	南部战区总医院	李小荣	南部战区总医院
刘国瑞	汕头大学医学院附属第二医院	刘鸿圣	广州市妇女儿童医疗中心
刘晓林	内蒙古包头市中心医院	刘远明	深圳智影医疗科技有限公司
龙　芳	暨南大学附属第一医院	陆　遥	中山大学数据科学与计算机学院
陆普选	深圳市慢性病防治中心	卢亦波	南宁市第四人民医院
罗道首	南部战区总医院	罗军德	解放军联勤保障部队第 926 医院
罗树存	广东医科大学附属医院	马春娥	数坤（上海）医疗科技有限公司
马国林	中日友好医院	马晓璇	空军特色医学中心

欧陕兴　南部战区总医院

欧舒斐　南部战区空军医院

欧阳林　解放军联勤保障部队第 909 医院

齐　燕　广东省中医院

乔　昕　北京深睿博联科技有限责任公司

乔国庆　南部战区总医院

秦文健　中国科学院深圳先进技术研究院

全江涛　南部战区总医院

是德海　九江市第一人民医院

时惠平　空军特色医学中心

孙　钢　解放军联勤保障部队第 960 医院

孙　凯　中国医学科学院阜外深圳医院

谭理连　广州医科大学附属第二医院

谭晓天　深圳恒生医院

王　晶　东部战区空军医院

王贵生　解放军总医院第三医学中心

王荣品　贵州省人民医院

魏　生　广州银行总行智慧银行中心

文其武　南部战区总医院

吴元魁　南方医科大学南方医院

吴政光　广东省第二人民医院

向子云　深圳市龙岗区人民医院

肖湘生　海军军医大学附属长征医院

谢汝明　首都医科大学附属北京地坛医院

熊雪峰　解放军联勤保障部队庐山康复疗养中心（原解放军第 171 医院）

徐海波　武汉大学中南医院

杨　立　解放军总医院第一医学中心

杨　卓　广东工业大学

杨永利　澳门华夏康复中心

杨有优　中山大学附属第一医院

叶剑定　上海交通大学附属胸科医院

叶司文（Stefan Jaeger）　美国国立卫生研究院（US National Institutes of Health）

余浩杰　南部战区总医院

袁建华　明峰医疗系统股份有限公司

张　冰　南京大学医学院附属鼓楼医院

张　莉　南方医科大学附属祈福医院

张成文　北京邮电大学

张劲松　空军军医大学西京医院

张腊喜　九江学院附属医院

张良均　广东泰迪智能科技股份有限公司

张龙江　东部战区总医院

张挽时　空军特色医学中心

张笑春　武汉大学中南医院

赵　地　中国科学院计算技术研究所

赵　卫　南方医科大学

郑　芳　武汉大学中南医院

郑传胜　华中科技大学同济医学院附属协和医院

郑秋婷　深圳市慢性病防治中心

钟　铖　深圳市慢性病防治中心

钟世镇　南方医科大学

朱贤胜　南部战区总医院

序 一 PREFACE

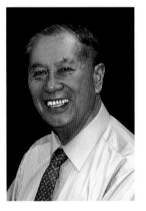

"采得百花成蜜后，为谁辛苦为谁甜"，我很高兴，南部战区总医院欧陕兴教授领衔的学术团队，他们像当代的华陀，是发聩振聋的一声春雷，对学术精益求精，主编出版《新型冠状病毒肺炎影像诊断与人工智能》专著，并邀我为之作序。

"须知极乐神仙境，修炼多从苦处来"，该书的作者全面系统地总结了新型冠状病毒肺炎的影像诊断与人工智能应用及医疗大数据的进展。他们善择视角，巧思独运，翔实地记录了我国科技战"疫"的技术整合创新实践。全面系统地总结了有关新型冠状病毒肺炎影像诊断与人工智能应用的中国经验。

"暖日晴云知次第，东风不用再相催"，编者们多数是来自武汉、北京、广州、深圳、贵州等全国军地收治新型冠状病毒肺炎的专科医院，如火神山、中南医院，从事呼吸重症医学、影像诊断和人工智能研发的专家，多来自抗疫初期最早使用人工智能与方舱 CT 的医疗单位。

"折得一枝香在手，人间应未有"，早在武汉疫情严重的特定条件下，专家们呼吁使用 CT 筛检新型冠状病毒肺炎，后被国家卫生健康委员会第五版专家指南所采纳，为应收应治做出了努力。

"不要人夸颜色好，只留清气满乾坤"，编者们将自己的经验总结体会，与广大同行相互借鉴与共同分享，为临床提供深入探讨疾病的认知方法与创新思路，为临床增质提效提供了技术支撑，为我国的抗疫防控斗争做出了重要的贡献。

"万点落花舟一叶，载将春色到江南"，借该书付梓之际，我向广大读者推介该书，并向编者和清华大学出版社领导与员工表示崇高敬意和最热烈的祝贺！

中国工程院资深院士
南方医科大学教授

钟世镇

2020 年秋于广州

序 二　　　　　　　　　　　　PREFACE

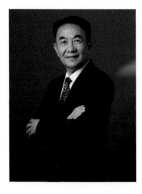
当前，新型冠状病毒肺炎疫情仍在全球肆虐，人民生命安全和身体健康面临严重威胁，世界卫生组织已经将新型冠状病毒肺炎定义为大流行传染病。中国共产党和中国政府坚持人民至上，生命至上，采取一系列果断的防控和医疗救治措施，使我国疫情得到了控制。中国在这场抗疫中取得的成功经验之一就是对疾病进行了早期的诊断和干预，胸部薄层 CT 检查是一种能够敏锐发现早期肺部感染的有效手段，提高对新型冠状病毒肺炎的早期诊治速度。国家卫生健康委员会颁布的《新型冠状病毒感染的肺炎诊疗方案（试行第五版）》提出经 CT 检查的临床诊断病例措施，对当时湖北疫情防控起到了重大和关键的作用。

在临床救治的同时，及时准确地总结临床与科研经验对于有效控制疾病传播和救治有重要指导意义。我国科研工作者在此次新型冠状病毒肺炎疫情期间，除了积极投身到新型冠状病毒肺炎疫情的防控、患者的救治工作中之外，同时也积极审慎地进行临床观察和流行病学调查，积累了第一手的宝贵资料和诊治经验，并快速在国内外期刊上发表。本书主编欧陕兴教授从事医学影像工作 40 余年，积极工作，认真探索，执着地追求事业的进步。该书正是欧陕兴教授组织在抗疫一线的专家，在总结自身救治新型冠状病毒肺炎的经验基础上，结合国内外新型冠状病毒肺炎最新的文献，从新型冠状病毒肺炎流行病学和救治经验入手，叙述了新型冠状病毒肺炎的影像表现，并对人工智能在影像诊断方面的应用进行了细致的描述，该书内容翔实，图文并茂，是一本有益的专业书籍。

我钦佩欧陕兴教授辛勤工作、不畏困难、勇于探索的精神。在该书出版之际，我向作者表示祝贺，并向从事新型冠状病毒肺炎影像诊断工作的同人们推荐此书。

中国研究型医院学会放射专业委员会主任委员

2020 年 9 月于济南

序 三 　　　　　　　　　　　　PREFACE

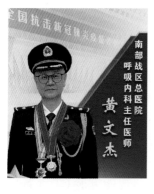

　　2019年12月底，出现了新型冠状病毒肺炎疫情，并在全国和世界其他国家也相继出现疫情。在党中央的统一部署下，全国上下一盘棋，采取一系列积极有效的防控救治措施，通力协作使我国疫情得到了控制。然而，境外发病人数不断攀升，世界卫生组织已经将新型冠状病毒肺炎定义为大流行传染病。中国在这场抗疫中所取得的成功经验之一是离不开全党、全军和全国人民的同舟共济，共克时艰，尤其是广大的医务工作人员对疾病早期诊断和临床干预起到了重要作用。影像学检查，尤其是胸部薄层CT能更敏感精准地识别早期肺部感染影像特征，提高了抗疫诊疗过程的响应速度。

　　在临床救治的同时，及时准确地总结临床与科研经验对于有效控制疾病传播和临床救治有重要的指导意义。我国科研工作者在此次新型冠状病毒肺炎疫情期间，除了积极投身到新型冠状病毒肺炎疫情的防控救治工作中外，同时还认真地进行临床研究、流行病学调查，积累了宝贵的第一手资料。由南部战区总医院欧陕兴教授组织抗疫一线的临床影像与工科专家编写了《新型冠状病毒肺炎影像诊断与人工智能》。该书结合国内外新型冠状病毒肺炎最新的文献，对新型冠状病毒肺炎的流行病学、影像表现、救治经验，尤其是征象快速识别和CT快速诊断及人工智能应用进行了全面细致地阐述，对我国新型冠状病毒肺炎的防控救治工作有着现实的指导意义。

　　该书内容新颖，叙述翔实，图文并茂，是全面总结新型冠状病毒肺炎影像诊断和人工智能应用研发经验的一部佳作，值得同行借鉴和学习！

中国人民解放军南部战区总医院呼吸内科主任医师

2020年9月

序　四　PREFACE

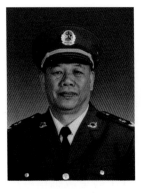

　　始于 2019 年年末的新型冠状病毒肺炎疫情席卷全球，据不完全统计有近 5 000 万人被感染，110 余万人被夺走生命。世界卫生组织已经将新型冠状病毒肺炎定义为大流行传染病。目前，第二波新型冠状病毒肺炎疫情已经暴发。我国的新型冠状病毒肺炎抗疫防控措施和成功经验得到了世界卫生组织的充分肯定，快速、有效、全面地遏制新型冠状病毒肺炎的中国模式为世人瞩目和称道。在这场抗疫斗争中我国取得的突出经验之一，就是利用 CT 高效筛查新型冠状病毒肺炎疑似患者，配备人工智能与智能方舱 CT 等新技术，显著提高了工作效率和诊断的准确性，是我国战"疫"模式的亮点之一。在国家卫生健康委员会发布的《新型冠状病毒感染的肺炎诊疗方案（试行第五版）》中，"临床＋CT"的临床诊断方案被正式写入新型冠状病毒肺炎诊治指南。在此次抗疫防控中，"CT＋人工智能"检诊和智能方舱 CT 起到了关键作用。

　　全球医务工作者积极投身到新型冠状病毒肺炎抗疫防控救治工作中，并进行了大规模的临床观察、流行病学调查和基础研究，不断增进对该疾病认知的深度和广度。鉴于新型冠状病毒肺炎疫情仍然在多地区肆虐，我国依然面临遏制疫情复燃的巨大挑战，及时、全面和深入系统地总结国内外有关临床经验和科学探索，编撰学术专著，并向社会大众和同行传播知识和经验，是一件功在千秋，利在当代的好事！南部战区总医院欧陕兴教授组织了一批参与新型冠状病毒肺炎救治工作的临床一线专家与国内外学者，博采众长并提出许多原创性观点和做法，编写了《新型冠状病毒肺炎影像诊断与人工智能》一书。该书集中反映了我国同行对新型冠状病毒肺炎诊治经验和人工智能的应用研究，并进行了全面系统地梳理和探索。我相信，此书可以帮助我们更好地了解和认识新型冠状病毒肺炎，并向广大读者推荐此书！

　　在该书即将付梓之际，我向全体作者表示热烈祝贺和衷心感谢！

原中国人民解放军放射学会主任委员

南方医院影像中心教授

黄其鎏

2020 年 9 月于广州

前　言   FOREWORD

世界卫生组织总干事谭德塞 2020 年 6 月 22 日表示：新型冠状病毒大流行仍在加速，其影响将持续数十年，这是一场没有硝烟的战争，深远地影响着我们的生活，导致严重的社会和经济问题，并将改变当今的世界格局和走向，人类与新型冠状病毒肺炎的斗争将长期存在，世界将携手合作共进，通过精准的科学防疫，最后将其战胜。

一、科学战"疫"，方法创新。在武汉及全国抗疫阻击战关键时刻，率先提出新型冠状病毒肺炎征象识别及 CT 快速诊断，目的为解决抗疫急需的快速识别诊断与疗效评估，为科学抗疫提供强大技术支持。疫情初期蔓延凶猛，中国社会面临巨大挑战，快速甄别患者，阻断传染源，成为抗疫防治的首要问题。党中央始终坚持人民至上、生命至上，为保护人民生命安全和身体健康不惜一切代价，集中全国力量全力以赴应收应治新型冠状病毒肺炎患者，一方面，CT 与人工智能及方舱 CT 在抗疫中发挥了关键作用；另一方面，提炼出了新型冠状病毒肺炎的特异 CT 征象，如早期的刺梨征、中期的灰雪征、过渡期的石膏征，晚期的白肺征，侵犯肺间质和实质的虎斑征，沿肺外周胸膜下分布的蝙蝠征，将重新定义的征象与方法，制成课件上传互联网供同行专家参考，后经肺部影像联盟网站转载，网上流览量当天达到 12 万人次，反响热烈，备受关注，网上好评不断，认为幻灯课件直奔主题，简洁逼真，印象深刻，上手易用，显著地提高了放射科、急诊科、呼吸科及重症医学科的诊疗时效性和准确性，建议将其整理成书便于阅读交流，让更多的同行与读者受益，这是促成我们下定决心投入创作的初衷所在。

二、技术融合，普适高效。本书特色首先是跨域性和代表性。编者和病例来源于军地双方，有一定代表性。绝大多数编者是来自武汉前线和多个省市地区专科医院的抗疫专家，也有从事人工智能研究的企业人员，以及中山大学、北京航空航天大学、南方医科大学、中科院深圳先进技术研究院等院所；病例均来自武汉、广州、深圳、北京、贵州及内蒙古等专科定点医院，收录范围包括小儿、孕妇及高龄老年人，恢复期及无症状的新型冠状病毒肺炎患者。主审与主编都是行业公认的知名专家、教授。本书围绕着流行病学、病理生理、影像病理、方舱 CT 与人工智能应用、远程医疗，以及救治诊疗经验，结合国内外最新文献总结探索，向世界提供了中国式抗疫医疗经验和范式。其次，多种信息技术临床协同，如大数据挖掘、人工智能量化诊断、方舱 CT、床边超声、远程诊断及机器人及区块链等协同创新，以及相关质量控制与评价标准。经人工智能验证的征象和 CT 评分得到临床认可和好评，提高了对新型冠状病毒肺炎的认知能力，促进人工智能技术与临床协同的新业态。最后，本书图文并茂、简单实用，编撰 CT 征象简单明了，物化逼真，便于临床指导应用，达到眼前有图，心中有谱，脑中有意，手中快捷与精准诊断。作者以严谨治学的态度，按照创新源于临床，思考高于临床，指导回归临床的写作原则，坚持理论联系实际，从理论高度探讨问题，解决临床的难题，坚持原创性与真实记录相结合，力求所引用资料达到可溯源性，系统叙述层次分明，言而有据，文案要经得起科学和时间的检验。

三、专业报国，责任担当。采用 CT 筛诊应对疫情是最简单、最有效的手段，CT与人工智能评判是化解这次疫情中资源挤兑的关键利器，放射科在战"疫"中发挥了重要作用。抗疫初期，诸多技术原因在核酸检测敏感度低与效率不高的峰时刻，武汉大学中南医院张笑春教授与作者共同倡议和呼吁：对武汉与湖北省的高危人群和疑似病例统一采用 CT 甄别。最终，CT 检查被国家卫生健康委员会采纳，于 2020 年 2 月 5 日列入第五版指南，将"CT＋临床"用于诊断新型冠状病毒肺炎，为应收应治挽救生命做出了重要贡献。同时，许多编者多次在线参与新型冠状病毒肺炎 CT 诊断授课和科普宣教，促进流程管理及医疗知识普及。新型冠状病毒肺炎 CT 征象与影像诊断一直在学术争论中不断前行，目前尚无统一定论，有些观点纯属个人所持，难免有失偏颇，还望读者海涵指正，以便于今后斧正再版。由放射界著名专家肖湘生教授、杨立教授、李坤成教授、张挽时教授等进行专业把关，邀请中国工程院资深院士钟世镇教授、"最美新时代军人"黄文杰教授、中国研究型医院学会放射专业委员会主任委员孙钢教授、原中国人民解放军放射学会主任委员黄其鎏教授作序支持，鞠躬致敬，心示感恩！借本书付梓之际，我代表编委会向广大读者推介本书，向清华大学出版社领导和工作人员表示崇高的敬意和最热烈的祝贺！

中国信息协会医疗卫生与健康产业分会医学人工智能学组主任委员
南部战区总医院放射科主任医师

2020 年 8 月

目 录　　CONTENTS

第一章　新型冠状病毒肺炎的发生与流行

第一节　冠状病毒的种类及危害

一、概述

冠状病毒属于套式病毒目、冠状病毒科、冠状病毒亚科，广泛存在于自然界。冠状病毒颗粒直径为 80~160 nm，呈球形或椭球形 [图 1-1-1（a）、（b）]。病毒颗粒表面有球棒状的突出部分，由刺突糖蛋白（spike glycoprotein，S）组成。在一些 β 冠状病毒属病毒（如 HCoV-OC43 和 HCoV-HKU1）中，突出部分还有血凝素 - 酯酶（hemagglutinin-esterase，HE）蛋白。病毒包膜由膜糖蛋白（membrane glycoprotein，M）构成，通过三个跨膜结构域嵌入病毒包膜。少量小的跨膜蛋白——包膜（envelope，E）蛋白也出现在包膜中。核衣壳（nucleocapsid，N）蛋白以串珠的形式结合到 RNA 基因组上，形成螺旋对称的核衣壳。

病毒基因组为单股正链 RNA，5′ 端有甲基化帽子结构，3′ 端具有多聚腺苷酸尾结构，全长 27~32 kb，是已知的基因组最长的 RNA 病毒。冠状病毒可引起人和脊椎动物的呼吸系统、消化系统以及神经系统疾病。

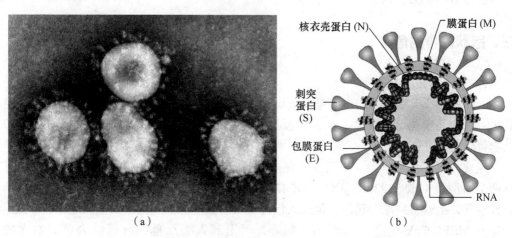

（a）　　　　　　　　　　　　　（b）

图 1-1-1　冠状病毒颗粒电镜照片（a）与结构模式图（b）

（引自：Wiki，Dr. Fred Murphy，CDC）

二、冠状病毒的分类

1937 年研究者首先从鸡体内分离出冠状病毒，1965 年又获得了第一株人体冠状病毒分离株。由于囊膜表面具有许多棒状凸起，在电镜下其形态呈日冕状，故称为冠状病毒。1975 年，国际病毒分类委员会（The International Committee on Taxonomy of Viruses，ICTV）正式命名了冠状病毒科，并分为冠状病毒（coronairiane）亚科和环曲病毒（toroviriane）亚科。2011 年，ICTV 根据系统发生关系以及基因组结构，将冠状病毒分为 4 个属，分别是 α、β、γ 和 δ 冠状病毒属。其中，β 冠状病毒属又包括了 A、B、C 和 D 4 个亚群。

目前，共发现 7 种可感染人类的冠状病毒，分别为 HCoV-229E、HCoV-OC43、SARS-CoV、HCoV-NL63、HCoV-HKU1、MERS-CoV，以及引起本次新型冠状病毒肺炎暴发的 SARS-CoV-2。HCoV-229E 和 HCoV-NL63 属于 α 属冠状病毒；HCoV-OC43、SARS-CoV、SARS-CoV-2、HCoV-HKU1 和 MERS-CoV 属于 β 属冠状病毒，其中，HCoV-OC43 和 HCoV-HKU1 属于 A 亚群，SARS-CoV 和 SARS-CoV-2 属于 B 亚群，MERS-CoV 属于 C 亚群。

在 ICTV 制定的分类系统中，SARS-CoV 与 SARS-CoV-2 属于同一个种，即 SARS 相关病毒（severe acute respiratory syndrome related coronavirus，SARSr-CoVs）。该种又分为 3 个谱系，分别为 L1、L2、L3，SARS-CoV 属于 L1，有两个单独的 SARSr-CoV 没有归到这些谱系中，包括 YN（一种来自中国云南省的冠状病毒）和 BG（一种来自保加利亚的冠状病毒）。中东呼吸综合征相关冠状病毒（Middle East respiratory syndromerelatedcoronavirus，MERSr-CoV）则分为两个主要的病毒谱系 L1 和 L2。L1 存在于人类和骆驼中，L2 仅存在于骆驼中。此外，在 MERSr-CoV 中还发现了另外两小类病毒 B1 和 B2，以及来自南非的病毒 SA。

三、冠状病毒的危害

1. 对人类健康的危害

α 和 β 冠状病毒属的病毒感染哺乳动物，γ 和 δ 冠状病毒属的病毒可感染鸟类，但其中一些也可感染哺乳动物。α 和 β 冠状病毒属的病毒通常引起人类呼吸系统疾病和动物胃肠炎。

经典的冠状病毒感染主要发生在冬季，且广泛发生在世界各地。人冠状病毒主要有两个血清型（Hcov-229E、HCov-OC43），是人呼吸道感染的主要病原体，人类 20% 的普通感冒由冠状病毒引起，也是成人慢性支气管炎急性加重的重要病因之一。SARS-CoV 和 MERS-CoV 是两种高致病性病毒，可引起人类严重的呼吸综合征。本次的 SARS-CoV-2 也可导致感染者发生病毒性肺炎，并在人群中迅速播散。其他 4 种人冠状病毒（HCoV-NL63、HCoV-229E、HCoV-OC43 和 HKU1）一般仅诱发轻度上呼吸道感染，但在婴幼儿和老年人中也可能出现严重的感染症状。

（1）SARS-CoV 的危害

严重急性呼吸综合征（severe acute respiratory syndrome，SARS）最早于 2002 年 11 月左右在广东省佛山市暴发，在短短几个月之内播散到全球 29 个国家，超过 8 000 人被感染。直至 2003 年 7 月 5 日世界卫生组织（World Health Organization，WHO）宣布 SARS 疫情结束，共造成 774 人死亡，病死率约为 9.6%，死亡病例以老年人居多，65 岁以上患者病死率高达 52%。合并其他疾病，如脑卒中、糖尿病、心脏病、肺气肿、肿瘤等疾病患者的病死率较高。

SARS-CoV 可识别宿主细胞的血管紧张素转化酶 2（angiotensin converting enzyme 2，ACE2），通过细胞膜融合作用侵入宿主细胞，在宿主细胞内进行基因组的复制以及蛋白质的合成，组装成新的冠状病毒，造成宿主细胞的坏死或者凋亡，进而损伤组织器官。肺是 SARS-CoV 的主要靶器官，病毒可直接侵犯支气管上皮细胞和肺泡上皮细胞，造成肺实质的损害；也可激活巨噬细胞和淋巴细胞，释放大量的细胞因子、炎症介质和自由基，使血管通透性增加，大量炎症细胞浸润和纤维蛋白渗出，与坏死脱落的肺泡上皮细胞共同导致透明膜的形成，进一步形成弥漫性肺泡损伤。此外，SARS-CoV 也可侵犯肠道和免疫器官，如淋巴结、脾脏等，造成肠道和免疫功能受损。

SARS 患者以发热为首发和主要症状，体温一般高于 38℃，持续高热伴畏寒、乏力、肌肉酸痛、关节酸痛，头痛；也可有呼吸系统症状，表现为干咳少痰，少部分患者出现咽痛，可有胸闷，严重者逐渐出现呼吸加速，甚至呼吸窘迫；部分患者可出现恶心、呕吐、腹泻甚至水样泻等消化道症状。23%～32% 的患者可进展为危重症 SARS，表现为呼吸困难、低氧血症、休克或多器官功能障碍综合征（multiple organ dysfunction syndrome，MODS）。此外，部分患者还可出现并发症，包括自发肺部感染、肺间质增生、肺纤维化、纵隔气肿、皮下气肿以及气胸、骨缺血坏死（多见于使用糖皮质激素治疗后）等。

除了急性临床症状外，SARS 也可能对人体健康造成长期的损害。据调查，大多数 SARS 患者能治愈，但在患病 1 年后的总体健康状态和社会功能仍低于正常水平，心理健康医疗资源的使用率显著高于正常水平，许多患者反映无法恢复到患病前的工作状态。

（2）SARS-CoV-2 的危害

新型冠状病毒肺炎（简称"新冠肺炎"）目前正在全国和世界范围内迅速传播。截至 2020 年 6 月 23 日 16 时，全国累计确诊病例 85 070 例，死亡病例 4 646 例，死亡病例多见于有基础疾病，如高血压、糖尿病、冠心病等患者。在中国疫情得到遏制之时，全球却暴发了更大规模的疫情，截至 2020 年 6 月 23 日 16 时全球累计确诊病例 8 993 659 例，其中死亡病例 469 587 例。美国是报告病例数最多的国家，累计 2 268 753 例，其中死亡病例 119 761 例。

SARS-CoV-2 通过飞沫或者接触传播进入人体后，通过 S 蛋白与宿主细胞血管紧张素转化酶 2（ACE2）相结合，侵入人体细胞，主要造成呼吸系统的损伤。病毒大量复制可直接导致肺泡上皮细胞和血管内皮细胞裂解死亡，造成肺损伤，同时血管通透性增加，肺内出现细胞黏液样渗出，导致肺水肿和透明膜形成；大量炎症细胞浸润，产生并释放大量细胞因子和炎性介质，包括白细胞介素 -1β（IL-1β）、γ 干扰素（IFN-γ）、γ 干扰素诱导蛋白 -10（IP-10）、单核细胞趋化蛋白 -1（MCP-1）、白细胞介素 -4（IL-4）和白细胞介

素 -10（IL-10），造成机体炎性损伤，甚至导致细胞因子风暴。此外，病毒诱导机体产生的 IgG 虽然可中和病毒，但也可同时触发 FcR 介导的炎症反应造成急性肺损伤。除了对呼吸系统的损伤外，病毒也可能会诱导淋巴细胞的坏死与凋亡，同时病毒的直接破坏与诱导的炎性反应以及药物的使用也可造成肝脏与肾脏损伤。

患者以发热、干咳、乏力为主要临床表现，少数伴有鼻塞、流涕、咽痛、肌痛和腹泻。约 80% 的实验室确诊病例为轻型和普通型，13.8% 的患者可发展为重症，6.1% 的患者可发展为危重症。重症患者多在发病一周后出现呼吸困难和（或）低氧血症，甚至可快速进展为急性呼吸窘迫综合征、脓毒症休克，难以纠正的代谢性酸中毒和凝血功能障碍以及多器官功能衰竭。部分患者还出现气胸、心脏损伤、肝功能衰竭、急性肾损伤等临床症状。

（3）MERS-CoV 的危害

中东呼吸综合征（Middle East respiratory syndrome，MERS）是由 MERS-CoV 引起的高度致死性呼吸系统疾病。2012 年 6 月在沙特阿拉伯吉达从一名因严重呼吸系统疾病死亡的患者中首次被分离出来。截至 2020 年 1 月底，全球报告了 2 519 例实验室确认的 MERS 病例，包括 866 例相关死亡，病死率为 34.3%。大多数病例来自沙特阿拉伯（2 121 例），包括 788 例相关死亡，病死率为 37.1%。尽管大多数 MERS 病例发生在沙特阿拉伯和阿拉伯联合酋长国，但欧洲、美国和亚洲都有中东旅行者或其接触者的病例报道。

MERS 病毒可通过与宿主细胞的二肽基肽酶 -4（DPP-4）受体结合，介导病毒进入宿主细胞内，进行病毒复制。受感染的肺组织中性粒细胞和巨噬细胞浸润以及肺泡水肿，可导致急性高致死性肺炎。病毒可通过直接侵犯肾脏细胞或者通过低氧血症引起肾损伤，从而导致肾功能不全甚至肾衰竭。

MERS 的临床表现从无症状或轻度症状到急性呼吸窘迫综合征和导致死亡的 MODS。MERS 患者通常会在初期出现发热、发冷、咳嗽、咽痛、肌痛和关节痛，随后在一周内发生呼吸困难并迅速发展为肺炎，通常需要通气和其他器官支持治疗。此外，还有部分患者可出现消化道症状，如呕吐、腹泻等。严重症状最常见于有合并症的患者，例如糖尿病、肾衰竭和潜在的免疫抑制患者。目前尚无针对 MERS 的特异抗病毒治疗药物，感染的预防和控制措施对于防止在医疗机构中的传播至关重要。

2. 对社会经济的危害

冠状病毒疫情的暴发不仅对个人身体健康造成直接或间接的危害，还会产生大量用于疫情防控、疾病治疗以及相关科研的费用，更给疫区的交通运输、商品交易、旅游业等带来重大打击，给社会的稳定与经济发展带来挑战与威胁。

据估计，全球 SARS 流行造成的经济损失高达 300 亿美元，加拿大经济损失估计为 32 亿～64 亿美元。东亚的年经济增长率下降 1%，其中新加坡经济损失达 49 亿美元。中国的总经济影响为 253 亿美元，2003 年仅北京旅游部门的损失达 14 亿美元。中国香港经济损失估计为 37 亿美元。

虽然目前 SARS-CoV-2 疫情尚未结束，对中国乃至世界经济的影响还无法准确估计，但有专家推测在暴发的第一季度中国 GDP 增长可能同比下滑 4.5%，全球 GDP 可能下降约 0.42%，其中零售、旅游和酒店业受到的影响最大。

MERS 同样带来了巨大的经济损失。仅韩国的旅游损失就高达 26 亿美元。据估计，与非公民游客减少相关的住宿、餐饮服务和运输行业的损失分别为 5.42 亿美元、3.59 亿美元和 1.06 亿美元。

此外，一些 α 型冠状病毒和 β 型冠状病毒可感染牲畜，引发牲畜之间病毒性传染病，如猪传染性胃肠炎病毒（porcine transmissible gastroenteritis virus）、猪肠道腹泻病毒（porcine enteric diarrhoea virus，PEDV）和猪急性腹泻综合征冠状病毒（swine acute diarrhoea syndrome coronavirus，SADS-CoV）。2016～2017 年，广东省数个养猪场暴发的猪急性腹泻综合征（swine acute diarrhoea syndrome coronavirus，SADS）的病原体就是 SADS-CoV，导致了大量仔猪的死亡，出生 5 天以内的仔猪死亡率高达 90%。

参 考 文 献

［1］ 郝鹏飞，许汪，杜寿文，等. 冠状病毒起源、受体及新型冠状病毒检测与疫苗最新研究进展［J］. 新发传染病电子杂志，2020，5（2）：74-78.

［2］ CUI J, LI F, SHI Z L. Origin and evolution of pathogenic coronaviruses [J]. Nat Rev Microbiol, 2019, 17(3): 181-192.

［3］ PEIRIS J S M, GUAN Y, YUEN K Y. Severe acute respiratory syndrome [J]. Nat Med, 2004, 10 (12Suppl): S88-97.

［4］ ALIMUDDIN Z, HUI DAVID S, STANLEY P. Middle East respiratory syndrome [J]. Lancet, 2015, 386 (9997): 995-1007.

［5］ WAYNE K. Canadians still stung by WHO's SARS travel advisory [J]. Lancet, 2003, 361 (9369): 1624.

［6］ HEESOO J, MASKERY B A, BERRO A D, et al. Economic impact of the 2015 MERS outbreak on the Republic of Korea's Tourism-Related industries [J]. Health Secur, 2019, 17 (2): 100-108.

［7］ LIN C M, SAIF L J, DOUGLAS M, et al. Evolution, antigenicity and pathogenicity of global porcine epidemic diarrhea virus strains [J]. Virus Res, 2016, 226 (12): 20-39.

（肖志强　赵　卫）

第二节　COVID-19 的发现与命名

一、新型冠状病毒肺炎的发现

2019 年 12 月底，武汉市部分医疗机构陆续出现不明原因肺炎患者。2019 年 12 月 31 日，国家卫生健康委员会专家组抵达武汉，开展了相关检测核实工作。同日，武汉市组织同济医院、湖北省疾病预防控制中心、中国科学院武汉病毒所、武汉市传染病医院及武汉市疾病预防控制中心等单位的临床医学、流行病学、病毒学专家进行会诊，初步认为上述病例系病毒性肺炎。

2020 年 1 月 2 日，中国科学院武汉病毒研究所获得新型冠病毒基因组全序列。2020 年 1 月 6 日，中国疾病预防控制中心实验室从 1 例阳性患者样本中分离出病毒。

由于该病毒在电镜下呈现典型的冠状病毒形态，本次不明原因病毒性肺炎病例的病原体初步判定为新型冠状病毒。2020 年 1 月 10 日，上海市公共卫生临床中心、华中科技大学武汉中心医院等研究团队完成了病原核酸基因组全序列测定，并将数据共享。

2020 年 1 月 20 日，国家卫生健康委员会将新型冠状病毒感染的肺炎纳入《中华人民共和国传染病防治法》规定的乙类传染病，并采取甲类传染病的预防、控制措施。将新型冠状病毒感染的肺炎纳入《中华人民共和国国境卫生检疫法》规定的检疫传染病管理。目前，此次新型冠状病毒来源尚不明确，其溯源工作正在进行中。2020 年 1 月 23 日，中国科学院武汉病毒研究所报道了新型冠状病毒基因组全序列与一种蝙蝠冠状病毒（RaTG13）非常相似，同源性高达 96.2%，并且发现该病毒与 SARS-CoV 一样，均使用 ACE2 受体进入宿主细胞。2020 年 1 月 25 日，中国科学家在《新英格兰医学杂志》上发表研究论文表示，新型冠状病毒属于 β 冠状病毒属，并将其列为可感染人类的冠状病毒科中的第 7 个成员。此后，浙江、广东等地也相继分离出新型冠状病毒株。

二、新型冠状病毒肺炎及其病原体的命名

2020 年 1 月 15 日至 3 月 3 日，国家卫生健康委员会先后发布了 7 个版本的《新型冠状病毒肺炎诊疗方案》，将疾病名称从"新型冠状病毒感染的肺炎"改为"新型冠状病毒肺炎"。2020 年 2 月 11 日，WHO 在瑞士日内瓦宣布将疾病命名为"Coronavirus Disease 2019"（2019 年冠状病毒病），简称"COVID-19"。2020 年 2 月 21 日，国家卫生健康委发布了关于修订新型冠状病毒肺炎英文命名事宜的通知，明确规定将"新型冠状病毒肺炎"英文名称修订为"COVID-19"，与 WHO 命名保持一致，中文名称保持不变。

2020 年 1 月 12 日，WHO 将新型冠状病毒命名为"2019 novel coronavirus"，简称"2019-nCoV"，中文名为"2019 新型冠状病毒"。2020 年 2 月 11 日，国际病毒分类学委员会的冠状病毒研究小组（Coronavirus Study Group，CSG）在 *BioRxiv* 上发布了一份手稿，根据相关冠状病毒的系统发育分析，将 2019-nCoV 重命名为"severe acute respiratory syndrome coronavirus 2"（严重急性呼吸系统综合征冠状病毒 2），简称"SARS-CoV-2"。

参 考 文 献

[1]　ZHOU P, YANG X, WANG X, et al. A pneumonia outbreak associated with a new coronavirus of probable bat origin [J]. Nature, 2020, 579 (7798): 270-273.

[2]　ZHU N, ZHANG D, WANG W, et al. A novel coronavirus from patients with pneumonia in China [J]. N Engl J Med, 2020, 382 (8): 727-733.

[3]　JIANG S, SHI Z, SHU Y, et al. A distinct name is needed for the new coronavirus [J]. Lancet, 2020, 395 (10228): 949.

[4]　SHU L. Avoid stigmatizing names for 2019 novel coronavirus [J]. Nature, 2020, 578 (7795): 363.

（肖志强　赵　卫）

第三节　新型冠状病毒肺炎流行病学概况

一、传染源

本病传染源主要是新型冠状病毒感染的患者，隐性感染者（即无症状感染者）也可能成为传染源。潜伏期患者和恢复期患者的传染性尚不明确。

1. 病毒的来源

新型冠状病毒属于 β 冠状病毒属，是一种有囊膜的单链 RNA 病毒。目前研究显示，与蝙蝠 SARS 样冠状病毒（bat-SL-CoVZC45）同源性达 85% 以上，与人类 SARS 病毒的核苷酸同源性达到 78%，与 MERS 病毒的同源性达到约 50%。蝙蝠体内拥有种类最多的冠状病毒，是多种冠状病毒的宿主。研究报道，SARS-CoV-2 与穿山甲分离出的冠状病毒同源性达 99%，提示穿山甲可能为中间宿主。最初的流行病学调查显示，此次疫情与武汉华南海鲜市场（存在野生动物交易）有关。最早 41 例确诊病例中，有 27 例报告曾接触过华南海鲜市场。但在此后的新增病例中发现了无华南海鲜市场接触史的病例在增加，并出现聚集性病例及无武汉旅游史病例，同时世界各地均有疾病暴发，且多处与武汉及中国输入性病例无关。因此，目前认为本次新型冠状病毒最初的来源仍需进一步溯源。

2. 病毒变异情况

病毒样本之间的全长基因组序列几乎完全相同，提示病毒未发生明显的变异。对新型冠状病毒的密切监测也表明，不论是环境中分离的病毒，还是前期在人体中分离的病毒，再到近日分离的病毒，均未发现明显的变异。但目前有研究发现 103 个 SARS-CoV-2 基因组中，SARS-CoV-2 病毒进化为两种主要类型（L 型和 S 型），S 型是祖先型，L 型可能是从 S 型演变而来的，故考虑新型冠状病毒在其发展过程中存在发生突变的可能。

3. 动物宿主

大多数种类的蝙蝠栖息于热带和亚热带雨林或岩洞中，距离人类活动区域较远。目前认为，来自蝙蝠的病毒需要进入某种半野生状态的哺乳动物（即动物宿主）体内继续进化，经过一定的突变和重组后传播到人类。最新研究表明，穿山甲有可能为新型冠状病毒的潜在动物宿主，从穿山甲分离的 β 型冠状病毒与目前感染人的毒株序列相似度高达 99%。动物宿主的发现，可能对新型冠状病毒的源头防控具有重要意义。

4. 传染源的种类

随着华南海鲜市场和多数地区野生动物交易市场的关闭，目前认为野生动物（动物宿主）已经不再是当前疫情流行的主要传染源。传染源主要是新型冠状病毒感染的患者。隐性感染者也可能成为传染源，这种情况既往在 SARS 疫情中并未出现。隐性感染者无症状，难以被及时诊断、隔离，易造成社区中传染源的积累，导致控制疾病传播的难度增大。除了患者和隐性感染者以外，有研究提示，处于潜伏期的患者也可能存在一定的传染性，从而将新型冠状病毒传染给他人。还有研究发现，恢复期的患者也可以检测到病毒，提示也极可能具有传染性。

二、传播途径

目前认为，经呼吸道飞沫传播和密切接触传播是主要的传播途径。在相对封闭的环境中长时间暴露于高浓度气溶胶情况下存在经气溶胶传播的可能。由于在粪便及尿中可分离到新型冠状病毒，存在粪 - 口途径传播风险；母婴传播等途径有待研究证实。

1. 呼吸道飞沫传播

呼吸道飞沫传播是新型冠状病毒传播的主要方式。病毒通过患者咳嗽、打喷嚏、谈话时产生的飞沫传播，易感者吸入后导致感染。

2. 间接接触传播

新型冠状病毒也可通过与感染者间接接触而传播。间接接触传播是指含有病毒的飞沫沉积在物品表面，手接触污染后，再接触口腔、鼻腔、眼睛等黏膜，会导致感染。广州、山东等地在检测确诊患者的居住环境时，在门把手、手机等物品表面检测到了新型冠状病毒。直接接触是指含有病毒的体液直接传播至易感者，当与无症状感染者亲密接触时，可能存在感染风险。

3. 粪 - 口途径传播

粪 - 口途径传播尚待明确。近期，在武汉、深圳地区甚至美国的首例病例中都在确诊患者的粪便中检测到了新型冠状病毒，说明病毒可以在消化道复制并且存在，提示存在粪 - 口途径传播的可能，因此，进食病毒污染且未经消毒的食物有引起感染和传播的风险。也有观点认为，粪便中的病毒可能通过含有病毒的飞沫形成气溶胶的方式再传播，需要进一步的调查研究。

4. 气溶胶传播

气溶胶传播是指飞沫在空气悬浮过程中失去水分而剩下的蛋白质和病原体组成的核，形成飞沫核，可以通过气溶胶的形式漂浮至远处，造成远距离的传播。最新版指南提出在暴露于高浓度气溶胶情况下新型冠状病毒可通过气溶胶传播。

5. 母婴传播

目前已经有报道，母亲为确诊新型冠状病毒肺炎患者，新生儿出生 30 小时后咽拭子病毒核酸阳性的病例，提示新型冠状病毒可能通过母婴传播引起新生儿感染，当然还需要更多的科学研究证实。

三、易感人群

1. 人群普遍易感

新型冠状病毒肺炎是一种新发传染病，人群没有免疫力，普遍易感。从全国患者的年龄分布来看，各年龄段人群均对新型冠状病毒没有抵抗性，只要满足传播条件均可以感染。对一组 4 021 例 2020 年 1 月 26 日前确诊患者的分析表明，各年龄段人群普遍易感，其中 30～65 岁患者占 71.45%，10 岁以下儿童患者占 0.35%。老年人和患有哮喘、糖尿病、心脏病等基础疾病的人感染病毒的风险可能增加。

2. 高危人群

新型冠状病毒肺炎患者、隐性感染者的密切接触者是新型冠状病毒感染的高危人群。医护人员和患者家属在治疗、护理、陪护、探望患者时，同患者近距离接触次数多，感染风险高。发病初期，由于对本病的传染性认识不足，医护人员感染比例较高。一组对来自 31 省（自治区、直辖市）552 家医院的 1 099 例确诊新型冠状病毒肺炎患者（诊断日期截至 2020 年 1 月 29 日）的回顾性分析发现，医务人员的感染比例为 2.09%。

四、流行特征

自 2019 年 12 月中旬以来，新型冠状病毒肺炎疫情经历了局部暴发、社区传播和大范围传播三个阶段。

1. 传播动力学

一项对流行初期 425 例新型冠状病毒肺炎患者（报告时间截至 2020 年 1 月 22 日）的回顾性研究表明，新型冠状病毒肺炎的平均潜伏期为 5.2 天（95%CI：4.1～7.0），P_{95} 为 12.5 天；在早期阶段，流行加倍时间为 7.4 天，即感染人数每 7.4 天增加一倍，平均连续间隔（由一人传至另一人的平均间隔时间）为 7.5 天（95%CI：5.3～19.0），基本再生数（R_0）估计为 2.2（95%CI：1.4～3.9），即每例患者平均感染 2.2 人。WHO 估计的 R_0 为 1.4～2.5。通常随着防控措施的实施，R_0 也会发生变化。值得关注的是，在 2020 年 1 月 1 日前发病的病例中，与市场有关联的患者占 55%，而 2020 年 1 月 1 日以后发病的患者中该比例仅为 8.6%，提示自 2020 年 1 月 1 日以后新型冠状病毒肺炎的流行已经转为社区传播阶段。目前已有新型冠状病毒第四代传播的报道，表明病毒能够实现持续的人际传播。

2. 发病至诊断时间

对初期 425 例新型冠状病毒肺炎患者的分析发现，从发病至首次就诊的平均间隔为 5.8 天（2020 年 1 月 1 日前发病的患者）或 4.6 天（2020 年 1 月 1～11 日发病的患者）；从发病到住院的平均间隔为 12.5 天（2020 年 1 月 1 日前发病的患者）或 9.1 天（2020 年 1 月 1～11 日发病的患者）。对全国 4 021 例确诊患者的分析发现，从发病到诊断的平均间隔为 5 天；并且，两者之间的间隔随发病时间的后移逐步缩短，2020 年 1 月 14 日之前、2020 年 1 月 14～22 日和 2020 年 1 月 22 日之后发病的患者，从发病到诊断的平均间隔分别为 14 天、6 天和 1 天，表明对新型冠状病毒肺炎病例的发现和诊断能力逐渐提高；重症患者从发病到住院的平均时间为 7 天，发病到诊断的平均时间为 8 天，均明显高于轻症患者；与存活患者相比，死亡患者的发病至诊断时间明显延长（平均为 9 天），从发病到死亡的平均时间间隔为 9.5 天。

3. 传播阶段

新型冠状病毒自 2019 年 12 月中旬以来，就在密切接触人群中开始了人际传播。传播过程可以分为三个阶段：①华南海鲜市场暴露所致的局部暴发阶段。该阶段主要在 2019 年 12 月底前，主要在接触华南海鲜市场的人群中形成局部暴发。这一阶段的病例大多与华南海鲜市场的暴露有关。②疫情扩散形成的社区传播阶段。病毒通过接触华南海鲜市场的人群扩散到社区，形成社区传播，在武汉市多个社区和家庭内发生人际传播和聚集性传播。③疫情蔓延形成的大范围传播阶段。由于恰逢中国农历春节，人员流动性很大，疫情迅速扩大和蔓延，从湖北省迅速扩大到我国其他地区。同时，世界范围内病例逐渐增多。2020 年 1 月 30 日，WHO 宣布本次疫情为"国际关注的突发公共卫生事件"（Public Health Emergency of International Concern）。

五、临床特征

概括临床表现、实验室检查和影像学检查，新型冠状病毒肺炎患者分为轻型、普通型、重型和危重型、无症状感染者，多数患者表现为轻型和普通型。

1. 临床表现

一项对 1 099 例确诊患者（诊断日期截至 2020 年 1 月 29 日）的分析发现，新型冠状病毒肺炎患者最常见的症状为发热（87.9%）和咳嗽（67.7%），而腹泻（3.7%）和呕吐（5.0%）少见；25.2% 的患者至少合并一种基础疾病（如高血压、慢性阻塞性肺疾病）；82.1% 的患者出现淋巴细胞减少；50% 患者入院时胸部 CT 表现为磨玻璃样阴影；5% 的患者需要在 ICU 接受治疗。在 ICU 接受治疗的患者年龄更大，更有可能合并基础疾病，也更容易出现呼吸困难；存活出院患者中位住院时间为 10 天。同时此研究发现有 16.7% 的新型冠状病毒肺炎患者出现心律失常，7.2% 的患者超敏肌钙蛋白 I 升高。其中 657 例患者中 90 例（13.7%）肌酸激酶升高（>200 U/L）。另一项研究发现 137 例患者中 7.3% 的患者以心悸为首发症状。均提示在新型冠状病毒肺炎患者中可能出现心肌损害，甚至可引起暴发性心肌炎。在针对武汉 214 例患者的研究中，78 例（36.4%）患者有神经系统表现。病情严重的患者可能会出现神经系统症状，如急性脑血管疾病，意识障碍和骨骼肌损伤。

2. 患者的构成

对全国 4 021 例确诊患者的分析发现，轻型、普通型和重型患者的比例分别为4.5%、69.9% 和 25.5%。对 1 099 例患者的分析发现，重型患者的比例达到 15.7%。可见，新型冠状病毒肺炎患者多数为普通型和重型。

3. 治疗措施

对 1 099 例新型冠状病毒肺炎患者的回顾性分析发现，在治疗方面，分别有38.0%、6.1%、57.5% 和 35.8% 的患者接受吸氧、机械通气、静脉用抗生素和奥司他韦治疗，只有重型患者接受机械通气治疗；18.6% 的患者应用糖皮质激素，重型患者中应用率明显高于非重型患者；5 例重型患者接受体外膜肺氧合治疗；需要接受重症监护室治疗、有创通气治疗的患者分别占 5.00% 和 2.18%；6.10% 的患者预后较差，即需要接受重症监护治疗、进行有创通气治疗或死亡。在抗病毒药物研究中瑞德西韦被 WHO认为可能是目前唯一有效的药物。美国首例确诊患者使用瑞德西韦治疗后，临床症状改善。但仍需进行临床试验，以确保该药的安全性和有效性。在一项以法匹拉韦治疗新型冠状病毒肺炎的临床试验中，对试验组和对照组共 80 例患者的初步研究结果显示，法匹拉韦治疗组尚未发现明显的不良反应，其不良反应明显低于洛匹那韦/利托那韦组，患者依从性好，其抗病毒疗效优于洛匹那韦/利托那韦组。对于危重症患者的治疗，当患者出现肾功能损伤时，可选择连续性肾替代治疗。对于病情进展较快、重型和危重型患者，可选择血液净化系统包括血浆置换、吸附、灌流、血液/血浆滤过等，能清除炎症因子，阻断"细胞因子风暴"，从而减轻炎症反应对机体的损伤，可用于细胞因子风暴早、中期的救治。另外，中医药物治疗也发挥重要作用，目前推荐的药物包括金花清感颗粒，连花清瘟胶囊，疏风解毒胶囊，血必净注射液，痰热清注射液等。

4. 治愈

截至 2020 年 6 月 23 日，全国累计治愈出院病例达到 79 991 例；中国以外国家和地区累计治愈出院病例达到 4 948 876 例。国家卫生健康委员会曾组织专家对 500 多例出院患者的病历和诊疗情况进行总结分析，发现患者平均住院时间为 10 天左右；已出院患者中重症和危重症患者比例极低，但提示重症病例和危重症病例通过合理的积极治疗是可以治愈出院的。

5. 病死率

截至 2020 年 6 月 23 日，中国累计死亡病例达到 4 647 例，中国新型冠状病毒肺炎的病死率为 5.46%（4 647/85 098），国内疫情已得到控制。根据 WHO 的报道，中国以外其他国家新型冠状病毒肺炎的病死率为 5.22%（464 941/8 908 589），但仍有约 39%（3 494 772/8 908 589）的确诊患者尚未治愈。从现有数据看，新型冠状病毒肺炎的病死率低于 SARS 和 MERS。SARS 病死率为 9.6%（774/8 098），MERS 病死率为 34%（858/2 494）。新型冠状病毒肺炎死亡病例中，80% 以上为 60 岁以上老年人，75% 以上患有心脑血管疾病、糖尿病等一种以上基础疾病。研究发现，与其他人群相比，合并基础疾病的老年男性病死率更高；重型患者病死率高于普通型和轻型；诊断时间越晚（发病至诊断时间超过 5 天），死亡风险越大。

6. 疫苗研制

2020 年 1 月 2 日，中国科学院武汉病毒研究所获得了 SARS-CoV-2 的全基因组序列，2020 年 1 月 5 日，该病毒被成功分离，并于 2020 年 1 月 9 日按标准完成国家病毒资源库入库。2020 年 1 月 11 日，受国家卫生健康委员会指定，武汉病毒所向 WHO 提交和发布了 SARS-CoV-2 基因组序列信息。疫苗研制包括灭活疫苗、重组蛋白疫苗、核酸疫苗、腺病毒载体疫苗等，目前部分疫苗品种已进入动物实验阶段。我国采取 5 条技术路线推进疫苗研发：灭活疫苗目前已进展到动物攻毒和动物毒理研究阶段；基因工程重组的亚单位疫苗目前进入到实验动物的有效性和安全性研究阶段；腺病毒载体疫苗目前处于动物实验的有效性和安全性研究阶段；减毒流感病毒载体疫苗目前已进入实验动物的有效性和安全性研究阶段；核酸疫苗，目前全球还没有类似的人用疫苗上市。

参 考 文 献

［1］国家卫生健康委员会办公厅，国家中医药管理局办公室. 新型冠状病毒感染的肺炎诊疗方案（试行第七版）［Z］.［2020-03-03］.

［2］ LU R, ZHAO X, LI J, et al. Genomic characterisation and epidemiology of 2019 novel coronavirus: implications for virus origins and receptor binding [J]. Lancet. 2020. DOI: 10.1016/s0140-6736 (20)30251-8 [publishedOnline First: 2020/02/03] [Epub ahead of print].

［3］ CHAN J F, YUAN S, KOK K H, et al. A familial cluster of pneumonia associated with the 2019 novel coronavirus indicating person-to-person transmission: a study of a family cluster [J]. Lancet, 2020. DOI: 10.1016/s0140-6736 (20)30154-9 [publishedOnline First: 2020/01/28] [Epub ahead of print].

［4］ DE WIT E, VAN DOREMALEN N, FALZARANO D, et al. SARS and MERS: recent insights into emerging coronaviruses [J]. Nature reviews Microbiology, 2016, 14 (8): 523-534. DOI: 10.1038/nrmicro.2016.81 [publishedOnline First: 2016/06/28] [Epub ahead of print].

［5］ BENVENUTO D, GIOVANNETTI M, CICCOZZI A, et al. The 2019-new coronavirus epidemic: evidence for virus evolution [J]. J Med Virol, 2020, 92 (4): 455-459.

［6］ WU F, ZHAO S, YU B, et al. A new coronavirus associated with human respiratory disease in China [J]. Nature, 2020. DOI: 10.1038/s41586-020-2008-3 [publishedOnline First: 2020/02/06] [Epub ahead of print].

［7］ CHEN N, ZHOU M, DONG X, et al. Epidemiological and clinical characteristics of 99 cases of 2019 novel coronavirus pneumonia in Wuhan, China: a descriptive study [J]. Lancet, 2020. DOI: 10.1016/s0140-6736 (20)30211-7 [publishedOnline First: 2020/02/03] [Epub ahead of print].

［8］ ZHOU P, YANG X L, WANG X G, et al. A pneumonia outbreak associated with a new coronavirus of probable bat origin [J]. Nature, 2020. DOI: 10.1038/s41586-020-2012-7 [publishedOnline First: 2020/02/06] [Epub ahead of print].

［9］ TANG X, WU C, LI X, et al. On the origin and continuing evolution of SARS-CoV-2[J]. National Science Review, nwaa036, 2020. https://DOI.org/10.1093/nsr/nwaa036 [Epub ahead of print].

［10］ MAHASE E. China coronavirus: mild but infectious cases may make it hard to control outbreak, report warns [J]. BMJ, 2020 (368) m325. DOI: 10.1136/bmj.m325 [publishedOnline First: 2020/01/30].

［11］ ROTHE C, SCHUNK M, SOTHMANN P, et al. Transmission of 2019-nCoV Infection from an Asymptomatic Contact in Germany [J]. The New England journal of medicine, 2020. DOI: 10.1056/NEJMc2001468 [publishedOnline First: 2020/02/01] [Epub ahead of print].

［12］ WANG F S, ZHANG C. What to do next to control the 2019-nCoV epidemic? [J]. Lancet, 2020, 395 (10222): 391-393. DOI: 10.1016/s0140-6736 (20)30300-7 [publishedOnline First: 2020/02/10].

［13］ ZHU H, WANG L, FANG C, et al. Clinical analysis of 10 neonates born to mothers with 2019-nCoV pneumonia [J]. Translational Pediatrics, 2020. DOI: 10.21037/tp.2020.02.06 [publishedOnline First: 2020/02/10] [Epub ahead of print].

［14］ YANG Y, LU Q, LIU M, et al. Epidemiological and clinical features of the 2019 novel coronavirus outbreak in China [J]. medRxiv preprint, 2020. DOI: https://DOI.org/10.1101/2020.02.10.20021675 [Epub ahead of print].

［15］ GUAN W J, NI Z Y, HU Y, et al. Clinical characteristics of 2019 novel coronavirus infection in China [J]. medRxiv preprint, 2020. DOI: http: //dx. DOI.org/10.1101/2020.02.06.20020974 [Epub ahead of print].

［16］ LI Q, GUAN X, WU P, et al. Early Transmission Dynamics in Wuhan, China, of Novel Coronavirus-Infected Pneumonia [J]. The New England journal of medicine, 2020. DOI: 10.1056/NEJMoa2001316 [publishedOnline First: 2020/01/30] [Epub ahead of print].

［17］ PHELAN A L, KATZ R, GOSTIN L O. The Novel Coronavirus Originating in Wuhan, China: Challenges for Global Health Governance [J]. Jama, 2020. DOI: 10.1001/jama.2020.1097 [publishedOnline First: 2020/01/31] [Epub ahead of print].

［18］KUI L, FANG Y Y, DENG Y, et al. Clinical characteristics of novel corona virus cases in tertiary hospitals in Hubei Province [J]. Chin Med J, 2020. DOI: 10.1097/CM9.0000000000000744 [Epub ahead of print].

［19］MAO L, WANG M, CHEN S, et al. Neurological Manifestations of Hospitalized Patients with COVID-19 in Wuhan, China: a retrospective case series study [J]. medRxiv preprint, 2020. DOI: https:// DOI.org/10.1101/2020.02.22.20026500 [Epub ahead of print].

［20］HOLSHUE M L, DEBOLT C, LINDQUIST S, et al. First Case of 2019 Novel Coronavirus in the United States [J]. N EnglJ Med, 2020, 382 (10): 929-936.

［21］DECLERCQ E. New nucleoside analogues for the treatment of hemorrhagic fever virus infections [J]. ChemAsianJ, 2019, 14 (22): 3962-3968.

［22］ZHOU P, YANG X L, WANG X G, et al. Apneumonia outbreak associated with a new coronavirus of probable bat origin [J]. Nature, 2020, 579 (7798): 270-273.

（王　晶　王荣品　张　莉）

第四节　新型冠状病毒肺炎中国现行诊断标准

新型冠状病毒肺炎疫情暴发后，国家卫生健康委员会 2020 年 1 月 15 日发布了《新型冠状病毒感染的肺炎诊疗方案（试行）》，并随着疫情变化和研究进展，在分析、总结医疗救治工作的基础上，对方案进行多次修订。国家卫生健康委员会于 2020 年 3 月 4 日发布了《新型冠状病毒肺炎诊疗方案（试行第七版）》。

一、新型冠状病毒肺炎的诊断标准

值得注意的是，在 2020 年 2 月 8 日发布的《新型冠状病毒肺炎诊疗方案（第五版修正版）》诊断标准中曾提出关于"湖北省和湖北省以外其他省份的区别"，在第六版诊断标准中已对其进行修订，统一划分为疑似病例和确诊病例两类，第七版诊断标准中仍沿用这种分类方法。

新型冠状病毒肺炎的诊断依据包括流行病学史、临床表现、实验室检查及影像学检查。具体诊断标准如下：

（一）疑似病例与确诊病例

1. 疑似病例

综合流行病学史和临床表现综合分析。

1）流行病学史

（1）发病前 14 天内有武汉市及周边地区，或其他有病例报告社区的旅行史或居住史；

（2）发病前 14 天内与新型冠状病毒感染者（核酸检测阳性者）有接触史；

（3）发病前 14 天内曾接触过来自武汉市及周边地区，或来自有病例报告社区的发热或有呼吸道症状的患者；

（4）聚集性发病（2 周内在小范围如家庭、办公室、学校班级等场所，出现 2 例及以上发热和（或）呼吸道症状的病例）。

2）临床表现

（1）发热和（或）呼吸道症状；

（2）具有新型冠状病毒肺炎影像学特征（参见第四章及第五章）；

（3）发病早期白细胞总数正常或降低，淋巴细胞计数正常或减少。

有流行病学史中的任何一条，且符合临床表现中任意 2 条。无明确流行病学史的，符合临床表现中的 3 条。

2. 确诊病例

疑似病例同时具备以下病原学或血清学证据之一者：

（1）实时荧光 RT-PCR 检测新型冠状病毒核酸阳性；

（2）病毒基因测序，与已知的新型冠状病毒高度同源；

（3）血清新型冠状病毒特异性 IgM 抗体和 IgG 抗体阳性；血清新型冠状病毒特异性 IgG 抗体由阴性转为阳性或恢复期较急性期 4 倍及以上升高。

（二）临床分型

1. 轻型

临床症状轻微，影像学未见肺炎表现。

2. 普通型

具有发热、呼吸道等症状，影像学可见肺炎表现。

3. 重型

1）成人符合下列任何一条：

（1）出现气促，呼吸频率（RR）≥30 次 / 分；

（2）静息状态下，指氧饱和度≤93%；

（3）动脉血氧分压（PaO_2）/ 吸氧浓度（FiO_2）≤300 mmHg（1 mmHg＝0.133 kPa）。

高海拔（海拔超过 1 000 m）地区应根据以下公式对 PaO_2/FiO_2 进行校正：PaO_2/FiO_2×［大气压（mmHg）/760］。

肺部影像学显示 24～48 小时内病灶明显进展＞50% 者按重型管理。

2）儿童符合下列任何一条：

（1）出现气促（<2 月龄，RR≥60 次 / 分；2～12 月龄，RR≥50 次 / 分；1～5 岁，RR≥40 次 / 分；>5 岁，RR≥30 次 / 分），并且除外发热和哭闹的影响；

（2）静息状态下，指氧饱和度≤92%；

（3）辅助呼吸（呻吟、鼻翼扇动、三凹征），发绀，间歇性呼吸暂停；

（4）出现嗜睡、惊厥；

（5）拒食或喂养困难，有脱水征。

4．危重型

符合以下情况之一者：

（1）出现呼吸衰竭，且需要机械通气；

（2）出现休克；

（3）合并其他器官功能衰竭需 ICU 监护治疗。

（三）重型、危重型临床预警指标

1．成人

（1）外周血淋巴细胞进行性下降；

（2）外周血炎症因子如 IL-6、C 反应蛋白进行性上升；

（3）乳酸进行性升高；

（4）肺内病变在短期内迅速进展。

2．儿童

（1）呼吸频率增快；

（2）精神反应差、嗜睡；

（3）乳酸进行性升高；

（4）影像学显示双侧或多肺叶浸润、胸腔积液或短期内病变快速进展；

（5）3 月龄以下的婴儿或有基础疾病（先天性心脏病、支气管肺发育不良、呼吸道畸形、异常血红蛋白、重度营养不良等），有免疫缺陷或低下（长期使用免疫抑制剂）。

（四）鉴别诊断

（1）新型冠状病毒感染轻型表现需与其他病毒引起的上呼吸道感染相鉴别；

（2）新型冠状病毒肺炎主要与流感病毒、腺病毒、呼吸道合胞病毒等其他已知病毒性肺炎及肺炎支原体感染鉴别，尤其是对疑似病例要尽可能采取包括快速抗原检测和多重 PCR 核酸检测等方法，对常见呼吸道病原体进行检测；

（3）还要与非感染性疾病，如血管炎、皮肌炎和机化性肺炎等鉴别。

（五）出院标准和出院后注意事项

1．出院标准

（1）体温恢复正常 3 天以上；

（2）呼吸道症状明显好转；

（3）肺部影像学显示急性渗出性病变明显改善；

（4）连续两次痰、鼻咽拭子等呼吸道标本核酸检测阴性（采样时间至少间隔 24 小时）。

满足以上条件者可出院。

2．出院后注意事项

（1）定点医院要做好与患者居住地基层医疗机构间的联系，共享病历资料，及时将出院患者信息推送至患者辖区或居住地居委会和基层医疗卫生机构；

（2）患者出院后，建议应继续进行14天的隔离管理和健康状况监测，佩戴口罩，有条件的居住在通风良好的单人房间，减少与家人的近距离密切接触，分餐饮食，做好手卫生，避免外出活动；

（3）建议在出院后第2周和第4周到医院随访、复诊。

二、新型冠状病毒肺炎诊疗标准的演变

《新型冠状病毒肺炎诊疗方案（试行第七版）》根据疫情发展趋势，增加对境外输入新病例的提醒。同时，随着对疾病临床表现、病理认识的深入和诊疗经验的积累，在传播途径、病理改变、疑似病例排除标准等方面都做出了更深入的修改和调整，在治疗方案上也更加丰富，突出降低病死率的目的。

参 考 文 献

［1］　佚名. 新型冠状病毒感染的肺炎简称"新冠肺炎"英文简称"NCP"［EB/OL］. 人民网.［2020-02-08］.

［2］　国家卫生健康委办公厅. 新型冠状病毒肺炎诊疗方案（试行第五版　修正版）［Z］.［2020-02-18］.

［3］　WHO Director-General's remarks at the media briefing on 2019-nCoV on 11 February [EB/OL]. 2020. https://www.who.int/zh/dg/speeches/detail/who-director-general-s-remarks-at-the-media-briefing-on-2019-ncov-on-11-february-2020.

［4］　国家卫生健康委办公厅. 新型冠状病毒肺炎诊疗方案（试行第六版）［Z］.［2020-02-18］.

［5］　国家卫生健康委办公厅. 新型冠状病毒肺炎诊疗方案（试行第七版）［Z］.［2020-03-04］.

（马晓璇　时惠平　李伟峰　杨　立）

第五节　新型冠状病毒肺炎免疫及炎症风暴病理机制

一、炎症风暴基本概念

炎症对哺乳动物来说是一种与生俱来的正常免疫反应。通常的炎症反应在机体的精确调控下，释放的细胞因子和招募适当的免疫细胞与感染的外源病原体相匹配，清除病原体及受损伤的细胞或组织，机体再通过有效的负向调控机制使这种炎症反应随之消退。如果机体免疫调控网络的负反馈机制失控，免疫反应持续不断放大，导致多种炎症介质过度释放，产生重度的全身性炎症反应并导致脏器功能的严重损害。这种现象称为炎症风暴或细胞因子瀑布。在感染性疾病或非感染性疾病过程中发生炎症风暴是引起急性呼吸窘迫综合征和多脏器衰竭的重要原因。

二、新型冠状病毒感染的途径和炎症风暴反应

新型冠状病毒肺炎的感染机制尚不十分清楚。研究表明，新型冠状病毒（简称"新冠病毒"）感染的基本过程包括病毒入侵吸附、感染扩散和炎症反应过程。新型冠状病毒和呼吸道黏膜上皮细胞表面的血管紧张素转换酶-2（ACE-2）受体结合后侵入细胞；病毒在细胞内大量复制，病毒沿呼吸道向周围浸润和进入血流；ACE-2受体在肺泡Ⅱ型上皮细胞高度表达，在气道黏膜上皮也有少量表达。肺泡上皮成为新型冠状病毒的重要攻击靶点。因此，新型冠状病毒感染后上呼吸道症状较轻，而下呼吸道症状较重。新型冠状病毒入侵人体后在细胞内不断复制，大量破坏正常细胞，导致气道和肺部组织损伤。新型冠状病毒感染的潜伏期为1～14天，多数为感染后3～7天出现临床症状，主要表现为发热、干咳、气短、乏力和肌肉酸痛等，部分人出现腹泻、心肌损害和肝肾功能异常。病毒攻击入侵人体细胞后同时激活机体的免疫系统。在正常免疫过程中，机体通过"正反馈"调节过程刺激非特异性免疫应答和特异性免疫应答的强度。免疫细胞直接黏附、吞噬病毒，或被激活后释放炎症细胞因子产生炎症反应而抑制和攻击病毒，直到病原体被逐步清除；然后在机体"负反馈"机制调节下，免疫反应强度逐渐恢复正常状态。

如果入侵的病毒数量很大或者病毒的毒力很强，会直接导致肺泡上皮和气道黏膜上皮严重的损伤，刺激上皮细胞释放大量炎性因子，肿瘤坏死因子-α（TNF-α）、白细胞介素-6（IL-6）、人干扰素-α（IFN-α）、人干扰素-β（IFN-β）、人干扰素-γ（IFN-γ）、单核细胞趋化蛋白-1（MCP-1）和白细胞介素-8（IL-8）等炎症细胞因子过度释放；过度的炎症因子导致严重的炎症反应加剧了肺泡上皮细胞死亡；细胞死亡过程释放的死亡物质进一步刺激免疫细胞引发更强烈的免疫反应，最终形成炎症风暴。炎症风暴可能是重症、危重症新型冠状病毒肺炎病例病情快速进展的重要原因。

新型冠状病毒导致机体发生炎症风暴的诱发机制仍需进一步研究。研究表明，除病毒的因素之外，炎症风暴的发生可能还和患者自身的免疫状态有关。免疫状态非常敏感的中青年病例，对新型冠状病毒感染产生过于强烈的免疫反应而诱发炎症风暴；合并高血压、糖尿病和阻塞性肺病的老年患者，机体的免疫系统长期处于慢性炎症刺激状态，在受到新型冠状病毒感染后，机体免疫系统容易发生过度免疫反应而出现炎症风暴，这也是很多老年人病死率高的一大原因。

炎症风暴导致全身的严重炎症反应是新型冠状病毒肺炎病情快速进展和死亡的重要原因。在病毒对被感染细胞直接破坏和大量炎症因子对细胞无差别攻击的损伤作用下，肺泡细胞肿胀脱落，肺泡周围间隔和小叶核心间质细胞肿胀和炎性渗出，血管内皮损伤和通透性增加，大面积肺泡透明膜形成和小气道内黏液栓形成；其他脏器也不同程度地受到损害。肺部影像显示病变快速弥漫进展，在24～48小时内病变进展超过50%，肺部透亮度明显下降，胸片出现大片白肺征。患者表现为急性呼吸窘迫综合征和多脏器功能衰竭。炎症风暴过程中的炎性因子和临床的关系见图1-5-1。

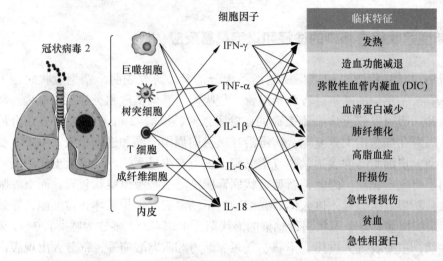

图 1-5-1　新型冠状病毒感染诱导炎症因子类型及临床特征

炎症风暴是危重症患者病情加剧的重要因素，早期发现和积极的正确处理是治疗炎症风暴的关键。炎症风暴主要见于老年危重病例的临床过程；在轻症患者中出现的概率很低。部分患者初始症状较轻，患者多无呼吸困难和（或）低氧血症，在治疗过程中出现突然病情加剧，快速转入重症或危重症状态，可快速进展为急性呼吸窘迫综合征、感染性休克、难以纠正的代谢性酸中毒、凝血功能紊乱和多器官功能障碍等。病情的重症化表现常在疾病发生一周后出现。部分患者会首先出现临床症状加重，表现为持续性发热和持续加重的呼吸困难，一些重型、危重型患者在病程中也可仅表现为中低热，甚至无明显发热而进入重症加剧过程。患者的外周血淋巴细胞下降、持续氧合指数下降、乳酸脱氢酶升高、D-二聚体升高和肺部影像显示病变范围快速进展等指标具有重要的预警作用。结合临床表现、实验室检查和影像检查能够使炎症风暴的早期预警时间提前。

三、新型冠状病毒感染诱导炎症因子风暴的治疗策略

在针对新型冠状病毒感染患者的治疗中，除依据国家卫生健康委员会正式公布的抗病毒治疗方案外，临床医生应密切关注炎症因子风暴带来的巨大冲击，这对于重症患者的治疗、降低病死率具有重大意义。目前，针对炎症因子风暴的治疗，进行了以下尝试。

1. 皮质类固醇疗法

皮质类固醇是一类类固醇激素，具有明显的抗炎功能。在 2003 年 SARS 流行期间，皮质类固醇是免疫调节治疗的主要手段。及时给予皮质类固醇激素通常可以在减少发热、缓解肺部浸润和改善氧合作用方面带来益处。然而，一些回顾性研究数据显示，SARS-CoV 感染期间使用皮质类固醇激素治疗后不能改善患者预后，反而会出现治愈延迟、继发性感染和骨质疏松等不良后果。因此，在新型冠状病毒肺炎的治疗过程中，对糖皮质激素的使用再次成为临床医师选择的两难决策。一般认为，治疗新型冠状病毒肺炎过程要慎重使用糖皮质激素，需要仔细权衡利弊。皮质类固醇可以明显

抑制患者肺部炎症反应，也可以明显抑制患者对病毒的免疫应答过程，关于治疗新型冠状病毒肺炎的适应证和收益还缺乏循证医学的大数据支持，对应用糖皮质激素的疗效仍存在较大争议。目前认为，如果存在炎症风暴的客观证据，在危重患者中建议短期、适量地谨慎使用。

2. 中和抗体

目前科学家们已研发出几种针对细胞因子风暴相关因子的中和抗体，例如中和IL-6 受体的单克隆抗体 - 托珠单抗，已被美国食品药品监督管理局（Food and Drug Administration，FDA）批准用于治疗由嵌合抗原受体 T 细胞免疫疗法（CAR-T 细胞疗法，一种新的癌症靶向治疗方法）引起的细胞因子风暴。新型冠状病毒进入人体后，通过血管紧张素转化酶 2（angiotensin converting enzyme 2，ACE2）进入细胞，迅速激活机体免疫系统 T 淋巴细胞，产生粒细胞 - 巨噬细胞集落刺激因子（GM-CSF）和IL-6。GM-CSF 会进一步激活外周血单核细胞 CD14、CD16 炎症性单核细胞，产生更大量的 IL-6 和其他炎症因子，从而形成炎症风暴，大量的免疫细胞和组织液聚集在肺部导致肺泡细胞损伤，间质细胞炎症水肿会阻塞肺泡与毛细血管间的气体交换，导致急性呼吸窘迫综合征，当出现肺部和其他器官的严重免疫损伤时，最终可导致多器官衰竭，危及生命。也就是说，IL-6 是触发新型冠状病毒肺炎细胞因子风暴的"导火线"；IL-6 是某些炎症风暴中的关键节点。针对 IL-6 通路，重组人 IL-6 单克隆抗体 - 托珠单抗（tocilizumab）可用于阻断 IL-6 与其受体的结合，有可能阻断新型冠状病毒肺炎的细胞因子风暴，进而阻止疾病向重型或危重型转化。托珠单抗用于治疗新型冠状病毒肺炎细胞因子风暴的疗效还需要进一步临床试验验证。

3. 干扰素（IFN）

尽管 IFN 属于炎症因子，但它是一把"双刃剑"。为了治疗目的，已经在 HCoV 感染的个体中研发出了聚乙二醇化和非聚乙二醇化的干扰素。然而，这些药物的治疗用途在 HCoV 感染的人类和动物模型中产生了混合的结果。早期给予 IFN 在降低病毒载量方面略有益处，并导致临床表现适度改善。相反，与安慰剂对照相比，延迟给药IFN 没有任何优势。同样，早期联合应用 IFN 和利巴韦林可适度改善疾病严重程度，但不影响死亡率。

4. IFN-$\alpha\beta$ 抑制剂和 IFN-λ

IFN-$\alpha\beta$ 通过诱导 IFN 刺激的基因（IFN-stimulated genes，ISG）限制病毒复制，但是 IFN-$\alpha\beta$ 也可以通过增强炎症单核巨噬细胞（inflammatory mononuclear macrophage，IMM）和其他先天免疫细胞的募集和功能来加剧疾病。尽管早期 IFN 对 SARS-CoV 感染的小鼠中具有保护作用，但延迟的 IFN-$\alpha\beta$ 信号会导致抗 SARS-CoV 免疫反应失调，这表明 IFN 治疗的时机对确定疾病结局至关重要。基于这些结果，应考虑在疾病的后期给予 IFN-$\alpha\beta$ 受体阻滞剂或拮抗剂以防止过激的炎症反应。另外，IFN-λ 刺激上皮细胞中的抗病毒基因而不过度刺激免疫系统，因此推测使用 IFN-λ 可能是一种有效的治疗选择。

5. 氧化磷脂的抑制

在甲型流感病毒（influenza A virus，IAV）感染的小鼠中，氧化磷脂（oxidized

phospholipids，OxPL）通过增加经由 Toll 样受体 4- 干扰素调节因子（toll-like receptor 4-interferon regulatory factor，TLR4-TRIF）信号传导的肺巨噬细胞细胞因子 / 趋化因子的产生，可以促进急性肺损伤（acute lung injury，ALI）。在最近的一项研究中，TLR4 拮抗剂 Eritoran 的治疗性给药可通过降低 OxPL 和炎症细胞因子和趋化因子的水平来保护小鼠免受致命的 IAV 感染。由于致病性人冠状病毒会引起急性肺损伤并促进肺中 OxPL 的产生，因此通过使用 Eritoran 或其他类似化合物抑制 OxPL 的策略对缓解冠状病毒引起的过度炎症反应具有重要意义。

6. 鞘氨醇 -1- 磷酸受体 1 激动剂治疗

在感染了 IAV 的小鼠中，内皮细胞中的鞘氨醇 -1- 磷酸受体 1（sphingosine-1-phosphate receptor 1，S1P1）信号转导表明可致病性炎症反应。有针对性的 S1P1 激动作用可抑制过度的炎症细胞募集，抑制促炎性细胞因子和趋化因子，降低 IAV 诱发疾病的发病率和死亡率。

7. 连续性肾脏替代治疗（continuous renal replacement therapy，CRRT）

研究表明，CRRT 通过去除潜在有害成分并稳定血流动力学和代谢状态，可以为重症患者带来益处。除了替代肾功能的常规目标外，CRRT 还经常用于调节败血症中的免疫反应，影响炎症介质（如细胞因子和趋化因子）的循环水平，如有效去除包括细胞因子（TNFα、IL-1β、IL-6、IL-8）和补体（补体因子 C3a、C5a 和 D）在内的炎症介质的作用。对于严重的新型冠状病毒感染患者，CRRT 是一种有希望的疗法，可以降低死亡率和减少长期并发症。

8. 中医治疗炎症因子风暴的策略

人体的免疫系统在引发炎症反应时处于一种可控的动态平衡状态，这样才能有效清除外源病原体，保证机体健康。当平衡状态被打破，发生炎症风暴，治疗的主要目的也从杀灭病原体转变为阻止过激的炎症反应对机体造成损伤。中医关注感染病原微生物后的机体反应，通过"补虚泻实"的双向调节方式，来辩证地纠正机体异常反应。对于感染性疾病，重视机体自身的异常反应，治疗理念重点在于免疫调节，因此结合中医传统理论与中药药理研究，从清除病原体、调节免疫紊乱、改善组织损伤等多方面筛选一些药物，可在新型冠状病毒肺炎治疗中发挥重要作用。部分新型冠状病毒肺炎患者病情变化急剧，特别是炎症风暴一旦发生，病情瞬息万变，需密切监测患者生命体征和相应指标，准确判断病情变化，及时予以生命支持和相应的药物治疗，传统中医针对病情迅速变化的治疗，有待进一步的经验总结。

四、结论

当前的研究表明，感染新型冠状病毒后，一些患者在发病几天内出现全身性炎症反应综合征和多脏器功能障碍综合征，并以引起炎症因子风暴为明显特征，如果不能对其有效地加以控制，可成为新型冠状病毒肺炎致死的主要因素。深入开展新型冠状病毒肺炎患者免疫系统变化的基础研究、探讨诱导细胞因子表达异常致炎症因子风暴发病的机理，研发可特异性阻断或减少炎性因子过度产生的药物，有可能成为缓解炎症因子风暴、提高患者生存率的重要方法。

参 考 文 献

［1］　TEIJARO J R, WALSH K B, RICE S, et al. Oldstone, Mapping the innate signaling cascade essential for cytokine storm during influenza virus infection [J]. Proc Natl Acad Sci USA, 2014, 111 (10): 3799-3804.

［2］　AUYEUNG T W, LEE J S, LAI W K, et al. The use of corticosteroid as treatment in SARS was associated with adverse outcomes: a retrospective cohort study [J]. J Infect, 2005, 51 (2): 98-102.

［3］　HO J C, OOI G C, MOK T Y, et al. High-dose pulse versus nonpulse corticosteroid regimens in severe acute respiratory syndrome [J]. Am J Respir Crit Care Med, 2003, 168 (12): 1449-1456.

［4］　YAM L Y, LAU A C, LAI F Y, et al. Corticosteroid treatment of severe acute respiratory syndrome in Hong Kong [J]. J Infect, 2007, 54 (1): 28-39.

［5］　AL-TAWFIQ J A, MOMATTIN H, DIB J, et al. Ribavirin and interferon therapy in patients infected with the Middle East respiratory syndrome coronavirus: an observational study [J]. Int J Infect Dis, 2014, 20 (1): 42-46.

［6］　CHANNAPPANAVAR R, FEHR A R, VIJAY R, et al. Dysregulated type I interferon and inflammatory monocyte-macrophage responses cause lethal pneumonia in SARS-CoV-infected mice [J]. Cell Host Microbe, 2016, 19 (2): 181-193.

［7］　CHANNAPPANAVAR R, FEHR A R, VIJAY R, et al. Identification of oxidative stress and Toll-like receptor 4 signaling as a key pathway of acute lung injury [J]. Cell, 2008, 133 (2): 235-249.

［8］　SHIREY K A, LAI W, SCOTT A J, et al. The TLR4 antagonist Eritoran protects mice from lethal influenza infection [J]. Nature, 2013, 497 (7450): 498-502.

［9］　CHEN N, ZHOU M, DONG X, et al. Epidemiological and clinical characteristics of 99 cases of 2019 novel coronavirus pneumonia in Wuhan, China: a descriptive study [J]. Lancet, 2020, 395 (10223): 507-513.

［10］　李贝金，李潇，薛嘉睿，等. 新冠肺炎炎症风暴的机制探讨及中医药的干预作用 [J]. 中国实验方剂学杂志，2020，13（26）：32-38.

（王　晶　李小荣　欧陕兴）

第二章　影像学检查技术规范与防护

第一节　放射科常用清洁与消毒措施及医疗废品处理规定

一、放射科设备清洁与消毒

（一）日常清洁

（1）金属表面和有油漆的物品表面可以用柔和去污剂擦拭，再用干的毛巾擦干。切勿使用腐蚀性的清洗剂、腐蚀性的去污剂以及腐蚀性的抛光剂。如果不能确定清洁剂的特性，暂勿使用。

（2）镀铬部件只能用干的毛巾擦拭。不要使用磨蚀性的抛光剂。为了保护表面的涂层，可使用非磨蚀性的蜡。塑料材质表面只能用肥皂和水清洁，如果使用其他去污剂（例如高浓度乙醇），塑料材料会失去光泽并容易开裂。

（3）任何标准的玻璃清洁剂都可用于清洁触摸屏，注意避免使用含有氨的产品。把玻璃清洁剂喷洒在布或毛巾上，然后擦拭触摸屏，务必及时除去液滴防止流淌至设备缝隙。灰尘和指印一般不影响密封触摸屏的使用。

（二）设备消毒

（1）DR、CT、MR 等设备在每位患者做完检查后使用 75% 乙醇擦拭消毒，如有污物或肉眼可见污渍，先使用一次性吸水材料完全清除污渍后，再行消毒。

（2）切勿使用含氯消毒剂等腐蚀性消毒剂或灭菌剂。

（3）谨慎使用消毒喷雾装置，这些喷雾可能会渗入设备，导致电气短路、金属腐蚀或其他损坏。如需使用喷雾消毒装置，必须先关闭设备并待其冷却，然后用塑料薄膜将设备完全盖住，才能开始喷雾。待所有喷雾散尽，才能揭去塑料薄膜，然后对设备自身进行擦拭消毒。

（三）地面消毒

1. 机房地面

使用 2 000 mg/L 的含氯消毒液（氯己定除外）进行地面擦拭消毒，有肉眼可见污染物时，使用一次性吸水材料完全清除污渍后再行消毒。

2. 候诊区、走廊地面消毒

使用 2 000 mg/L 含氯消毒剂（氯己定除外）对候诊区、走廊通道（包括栏杆、门把手、窗户、墙面开关等）进行消毒，如有污染物，处理方法同机房内消毒法。

（四）空气消毒

专用机房配备空气净化消毒机，风量最大可以达到 5 000 m³/h，洁净度最高可以达到 1 000 级。可在有人的状态下连续动态消毒。在机房无人状态下采用紫外线照射辅助消毒（安装紫外线灯数量为平均 ≥1.5 W/m³，照射时间 ≥30 min，灯管吊装高度为距离地面 1.8～2.2 m），继续开窗和（或）通风管道通风 30 min 以上。新型冠状病毒肺炎疑似或者确诊患者检查结束后，辅助紫外线照射消毒一次。

新型冠状病毒肺炎疑似或者确诊患者检查结束后，对设备、地面及空气消毒一次。

（五）防护用品消毒

1. 护目镜

护目镜一般可重复使用，建议使用后放入 1 000 mg/L 的含氯消毒溶液中浸泡 30 min 以上，再用流水冲洗，纸巾擦干净后放入密封袋保存。

2. 自吸过滤式防毒面罩

自吸过滤式防毒面罩一般可以重复使用，建议用 75% 乙醇溶液或过氧化氢消毒湿巾擦拭消毒后，放入密封袋保存备用。每天需更换滤芯。

二、放射检查医疗废品处理措施

（一）管理条例

新型冠状病毒肺炎患者所有的废弃物应当视为感染性医疗废品，严格依照《医疗废物管理条例》和《医疗卫生机构医疗废物管理办法》管理。

（二）医疗废品收集流程

所有使用过的一次性防护用品均要里面朝外，放置于指定的投放处，便于处理和消毒。感染性废品（包括被患者血液、体液污染的物品；隔离患者产生的生活垃圾；使用后的一次性医疗器械、用品如注射器、针头等利器必须装入利器盒中）装入双层黄色医疗废品收集袋，3/4 满，袋内喷洒 5 000 mg/L 含氯消毒剂（氯己定除外）后，内层鹅颈式封口，内层袋表面喷洒 5 000 mg/L 含氯消毒剂（氯己定除外），外层鹅颈式封口，贴专用标识，注明"新型冠状病毒肺炎医疗废品"。外层袋表面再喷洒 5 000 mg/L 含氯消毒剂（氯己定除外），置于科室医疗废品暂存处存放。

（三）医疗废品收集人员防护

专职医疗废品收集员或保洁员需穿戴个人防护服（二级防护）进行感染性医疗废

品收集。做好交接登记、密闭转运、医院暂存地点贮存。

参 考 文 献

[1] 中华医学会影像技术分会. 新型冠状病毒肺炎放射检查方案与感染防控专家共识（试行第一版）[J]. 新发传染病电子杂志，2020，5（2）：65-73.

[2] 中华人民共和国卫生部. 中华人民共和国卫生行业标准 WS/T367-2012 医疗机构消毒技术规范[S].［2012-04-05］.

[3] 中华人民共和国国家卫生和计划生育委员会. 中华人民共和国卫生行业标准 WS/T512-2016 医疗机构环境表面清洁与消毒管理规范［S］.［2016-12-27］.

[4] 中华人民共和国国务院. 医疗废物管理条例（2011 年修正本）[Z].［2011-01-08］.

[5] 中华人民共和国卫生部. 医疗卫生机构医疗废物管理办法[Z].［2003-10-15］.

（郑秋婷　乔国庆　钟　铖　陆普选）

第二节　放射科院内感染防控策略及 X 线防护原则

一、放射科院内感染防控策略

（一）组建放射科院感防控工作小组

影像检查科室应设立高度传染性疾病疫情院感防控工作小组，由科室主任 / 负责人担任组长，科室副主任、科室秘书、技师长、护士长等作为组员，并指派专人作为科室院内感染管理员。放射科院感防控工作小组应依据疫情的形式，结合医疗工作实际，制订放射科疫情相关防控制度、计划、措施和流程，安排小组成员分别负责与行政部门、临床科室等部门协调、沟通，落实物资领取保管及分配、机房建设、岗位调配、消毒防护流程执行、全员培训、医务人员健康管理和心理疏导等工作，分工合作，各司其职，使防控工作更加规范有序。

放射科院感防控相关制度包括以下内容：

（1）放射科院感防控管理小组及其职责；

（2）放射科院感防控管理制度；

（3）放射科新型冠状病毒肺炎疫情应急预案和工作流程；

（4）放射科新型冠状病毒肺炎疑似病例报告制度；

（5）放射科医务人员新型冠状病毒肺炎疫情相关培训制度；

（6）放射科医务人员手卫生制度；

（7）放射科清洁和消毒制度；

（8）放射科预检分诊制度；

（9）放射科个人防护制度；

（10）放射科医疗废弃物管理制度；

（11）放射科职业暴露报告处置制度。

放射科院感防控工作小组应接受医疗机构对放射科院感防控管理工作的监督、检查与指导，落实相关改进措施，评价改进效果，做好相应记录。

（二）配备独立检查机房，进行区域划分

（1）为防止交叉感染，应设立独立的医学影像检查区域和专用放射检查设备（例如，感染人群专用 X 线摄影设备和 CT 设备）及胶片报告打印机。独立检查区域地理位置尽量远离放射科其他机房，避免共用同一操作室。按照院内感染防控要求明确划分污染区、半污染区和清洁区，均执行严格消毒措施。若无条件单独划分专用检查机房的，需要在当前患者扫描结束后进行严格的设备和空气消毒，再进行下一位常规患者的检查（确诊患者检查后必须终末消毒后才能进行疑似患者检查）。发热门诊、放射科污染区和半污染区、医院隔离病房等区域属于院内感染防控的重点区域。

（2）应设立专用放射检查通道，选择发热门诊到专用 CT 机房的最佳路线，划分并隔离出患者至检查机房的专用通道，路径设定为单向流动，通道路程近、通风、相对封闭。临时封闭无关的出入口，与其他区域进行物理分隔，将发热患者、普通患者、医护人员的路线进行隔离，并做好醒目的标识。

（3）对发热门诊以及病房的疑似和确诊患者进行分批次、分时段集中检查，并严格执行消毒。

（4）尽可能选择较高端的 CT 机型，应用高分辨率扫描方法，提高新型冠状病毒肺炎检出率。

（三）人员合理分工，定岗定防护级别

在发热门诊、放射科污染区和半污染区、医院隔离病房等重点区域内实行专人专职专责管理。放射科院感防控工作小组针对放射科现有每个岗位职责特点进行分类，对所有人员进行相关知识培训并经放射科院感防控工作小组考核合格方可上岗。科室院内感染管理员具体负责指导、监督全科工作人员的消毒、防护工作，将防护级别和该级别所需配备的防护用品和所分类岗位一一对应，以便上下一致、分工明确，防范病毒在医院放射科内部传播。

1．移动床旁 X 线摄影技师

安排放射技师专岗、专人执行重点区域内的移动床旁 X 线摄影，进行标准化摄片。要求技师严格执行二级防护，若遇到如吸痰、呼吸道采样、气管插管和气管切开等有可能发生患者呼吸道分泌物、体内物质的喷射或飞溅的工作时，必须执行三级防护。摄片完成后对设备进行消毒处理（用 75% 乙醇擦拭）。

2．X 线摄影技师和 CT 检查技师

摆位技师在污染区，严格执行二级防护，若遇到如吸痰、呼吸道采样、气管插管和气管切开等有可能发生患者呼吸道分泌物、体内物质的喷射或飞溅的工作时，必须执行三级防护。操作技师可执行一级或二级防护，需对患者进行标准化图像采集，扫描结束后及时按照院内感染要求对设备和机房进行消毒处理。

3. 影像检查登记人员

应禁止重点区域内患者前往常规预约登记服务窗口办理业务。建议充分利用医院信息系统（hospital information system，HIS）、医学图像存储与传输系统（picture archiving and communication system，PACS）和放射信息系统（radiology information system，RIS），实现无纸化填写电子申请单及病史，或者持纸张申请单，由在重点区域内工作的放射技师完成登记工作，对患者接触过的单据进行单独管理和安全处置。

4. 在非重点区域内工作的其他影像技术与诊断的专业人员

未明确进入污染区和半污染区，可戴医用防护口罩或 N95 医用防护口罩、帽子、工作服和手套。进入污染区后，严格执行二级防护，若遇到如吸痰、呼吸道采样、气管插管和气管切开等有可能发生患者呼吸道分泌物、体内物质的喷射或飞溅的工作时，必须执行三级防护。

5. 重点区域内放射技师的工作模式（试行）

在隔离区域内工作的移动床旁 X 线摄影技师、X 线摄影技师和 CT 检查技师由于存在与患者密切接触的可能性，故条件允许的情况下推荐采用"2＋2"工作模式。安排专人食宿在医院内的特定隔离区域，并在发热门诊、放射科污染区和半污染区、医院隔离病房等重点区域内负责承担并完成移动床旁 X 线摄影、X 线摄影和 CT 检查等工作 14 天（也可视具体情况缩短工作时间）。倒班完成摄影工作后，需要食宿在医院专门安排的特定隔离区域内休息待命，以随时应对突发事件，工作期间不得离开特定隔离区，一切工作以及生活所需均在重点区域和指定的特定隔离区内完成。

放射技师完成 14 天工作任务后，离开特定隔离区域，进入特定专用隔离病区进行监督性医学观察 14 天，期间不得离开该指定区域。监督性医学观察 14 天后如无异常则可返回正常工作岗位。根据以往历次重大新发传染病防控经验及最新新型冠状病毒流行病学调查数据，设定医学观察期为 14 天较为适宜。

（四）确定工作人员穿脱防护用品顺序

1. 科室工作人员要求

为防止交叉感染，科室人员上下班通道关闭，使用门禁，无关人员不得进出。放射技师在清洁区穿戴防护用品，在缓冲区脱掉防护用品。摆位技师在污染区工作，在规定时间换岗前不能进入清洁区。换岗时按流程在缓冲区脱去防护服，卫生清洁后才能进入清洁区。

2. 个人防护级别

一级防护：适用于预检分诊、发热门诊与感染性疾病科门诊的医务人员；穿戴一次性工作帽、一次性医用口罩（接触有流行病学史的戴 N95 防护口罩）、工作服、隔离衣（预检分诊必要时穿一次性隔离衣），必要时戴一次性乳胶手套，严格执行手卫生。

二级防护：适用于医务人员从事与疑似或确诊患者有密切接触的诊疗活动；穿戴一次性工作帽、防护目镜或面罩（防雾型）、医用防护口罩、防护服或隔离衣、一次性乳胶手套、一次性鞋套，严格执行手卫生。

三级防护：适用于为疑似或确诊患者实施可能产生飞沫、气溶胶的操作者，如吸痰、呼吸道采样、气管插管和气管切开等有可能发生患者呼吸道分泌物、体内物质的喷射或飞溅的工作时；穿戴一次性工作帽、戴医用防护口罩、防护面罩（或全面型呼吸防护器或正压式头套）、防护服、一次性乳胶手套、一次性鞋套，严格执行手卫生。

3. 放射科工作人员穿脱防护用品流程

（1）穿防护用品流程

七步洗手 - 戴帽子 - 戴医用防护口罩（漏气试验）- 穿防护服（脱鞋后）- 戴乳胶手套（内层）- 穿一次性隔离衣 - 戴乳胶手套（外层）- 穿胶靴 - 穿靴套 - 戴护目镜 / 防护面屏 - 检查穿戴严密性。

（2）脱防护用品流程

污染区（清除可见污物 - 手卫生 - 脱外层鞋套 - 手卫生 - 脱隔离衣连同外层手套 - 手卫生）- 半污染区（摘护目镜 / 面罩 - 手卫生 - 脱防护服连同内层手套、靴套 - 手卫生 - 摘医用防护口罩 - 摘帽子 - 七步洗手）。

（3）注意事项

① 在清洁区时，戴医用防护口罩一定要做漏气试验，确保医用口罩佩戴严密；穿防护服一定要确保拉链前面胶带严密；穿防护用品区域要有一面镜子，穿好全套防护用品，进污染区之前一定要检查穿戴严密性和伸展性，应该在监督员指导及协助下完成，以确保安全。

② 在污染区、半污染区时，脱防护用品动作要轻柔，避免产生气溶胶，以免发生暴露；脱防护服时注意皮肤不要触及防护服污染面，防止皮肤暴露；脱防护服区域污染程度自高向低，不可逆向操作，有条件的可以安排监督员在清洁区观察指导。

③ 在进出各房间或隔离病房时，需执行快速手卫生消毒，避免造成表面污染。在穿脱防护用品时，必须遵照指定流程，严格执行手卫生。科室人员需切实落实 WHO 五个手卫生指征及"七步洗手法"，五个指征包括：接触患者前，清洁或无菌操作前，接触患者后，接触患者血液、体液后，接触患者周围环境后。七步洗手法为：第一步（内），洗手掌：流水湿润双手，涂抹洗手液（或肥皂），掌心相对，手指并拢相互揉搓；第二步（外），洗背侧指缝：手心对手背沿指缝相互揉搓，双手交换进行；第三步（夹），洗掌侧指缝：掌心相对，双手交叉沿指缝相互揉搓；第四步（弓），洗指背：弯曲各手指关节，半握拳把指背放在另一手掌心旋转揉搓，双手交换进行；第五步（大），洗拇指：一手握另一手大拇指旋转揉搓，双手交换进行；第六步（立），洗指尖：弯曲各手指关节，把指尖合拢在另一手掌心旋转揉搓，双手交换进行；第七步（腕），洗手腕、手臂：揉搓手腕、手臂，双手交换进行。尽量避免佩戴戒指、手表及其他装饰物，如有佩戴者，需提前摘下饰物再彻底清洁。

④ 若密切接触技师无法单独专职于隔离病房，则需按照感染防护原则，在放射科设置固定半污染区域和清洁区域，严格执行操作顺序穿脱防护衣物；并设置指定分类投放处，便于后续感染性医疗废品处理及可重复使用物品消毒。

二、放射科 X 线防护原则

影像学检查在新型冠状病毒肺炎的诊断中起到十分重要的作用，放射科在尽力做好患者的胸部影像学检查同时，要尽量减少患者和放射技术人员的辐射，尽可能按照以下辐射防护原则进行防护。

（1）投照技师应加强责任心，增强辐射防护意识。

（2）患者进行 X 线透视、摄影及 CT 检查时，尽量避免或减少在场陪同人员。

（3）X 线胸部摄影必须根据投照方向恰当选择受检者体位，尽量避免非检查部位受到射线束的照射。

（4）CT 检查把握好胸部 CT 扫描范围，扫描范围自胸廓入口到肾上腺水平，避免扫描范围过大。

（5）对受检者的非检查部位，尤其是对 X 线敏感部位用铅橡皮遮挡，特别注意保护性腺、活性骨髓、女性乳腺、胎儿及儿童骨骺等辐射敏感器官。

（6）施行 X 线透视检查，应尽量缩短曝光时间。

（7）尽可能应用数字化摄影，在不影响获取最佳诊断信息的同时，一般用"高电压、低电流、小射野"，再通过后处理功能处理影像，减少不必要的照射。

（8）床旁摄片时，利用房间的拐角和病房内的卫生间做保护，做好投照技术员的自身 X 线防护，减少不必要的辐射带来的伤害。

（9）专人投照便于掌握摄片条件，避免投照条件过高或照片达不到诊断要求而重照引起的不必要辐射。

在做好放射科科室人员感染及放射双防护之余，也要采取强有力措施，及时有效地为一线科室人员解除后顾之忧，根据国务院应对新型冠状病毒肺炎疫情联防联控机制发布《关于全力做好一线医务人员及其家属保障工作的通知》结合放射科的实际，可从以下几个方面解决放射科科室人员的后顾之忧。

（1）安全保障：防护用品必须到位，班次安排必须合理，形成梯队，尽可能缩短工作时间，确保充分的休息，高危岗位的科室人员建议每4小时进行轮岗换休。

（2）生活保障：关注科室人员身体健康，开展主动健康监测。每日三餐提供营养膳食，定期了解他们的需求和困难，建立台账，积极协调解决。

（3）心理保障：从多种角度主动关心，通过不同形式进行谈心疏导，减少他们的心理焦虑，给予积极的精神关怀。

（4）人文保障：为科室人员和家属建立沟通联络渠道，让科室人员和家属互相支持鼓励，构筑战胜病毒的信心、决心。

（5）其他保障：认真落实参与防治工作的科室人员的临时性工作补助，落实加班费、误餐补助等福利措施。加大典型人物、事迹的发掘和宣传力度，及时表扬表彰，弘扬正气，传播正能量，增强一线医务人员及其家属荣誉感。

参 考 文 献

［1］ 中华医学会影像技术分会. 新型冠状病毒肺炎放射检查方案与感染防控专家共识（试行第一版）［J］. 新发传染病电子杂志，2020，5（2）：65-73.

［2］ 中华人民共和国卫生部. 中华人民共和国卫生行业标准 WS/T311-2009 医院隔离技术规范［S］. ［2009-04-01］.

［3］ 王嵩，傅小芳，华佳，等. 2019 新型冠状病毒感染背景下放射科防控管理经验总结［J/OL］. 上海医学，2020，43（5）：266-270. http://kns.cnki.net/kcms/detail/31.1366.R.20200217.1345.002.html.

［4］ 中华人民共和国国家卫生健康委员会. 医疗机构内新型冠状病毒感染预防与控制技术指南（第一版）［EB/OL］. http://www.nhc.gov.cn/xcs/zhengcwj/202001/b91fdab7c304431eb082d67847d27e14.shtml. ［2020-01-22］.

［5］ 雷子乔，史河水，梁波，等. 新型冠状病毒（2019-nCoV）感染的肺炎的影像学检查与感染防控的工作方案［J］. 临床放射学杂志，2020，39（1）：12-16.

［6］ 华婷，李励，沈永菊，等. 新型冠状病毒感染防控背景下专用计算机断层扫描机房设置的经验浅谈［J/OL］. 上海医学，2020，43（5）：271-273. http://kns.cnki.net/kcms/detail/31.1366.R.20200219.1459.002.html.

［7］ 中国医师协会医学技师专业委员会. 新型冠状病毒肺炎放射诊断检查中感染控制与放射卫生防护管理专家共识［J］. 中华放射医学与防护杂志，2020（3）：161-167.

［8］ 中华人民共和国国家卫生健康委员会. 中华人民共和国卫生行业标准 WS/T591-2018 医疗机构门急诊医院感染管理规范［S］. ［2018-05-10］.

［9］ 中华人民共和国国家卫生和健康委员会. 中华人民共和国卫生行业标准 WS/T311-2019 医务人员手卫生规范［S］. ［2019-11-26］.

［10］ 中华医学会放射学分会传染病学组. 新型冠状病毒肺炎影像学诊断指南（2020 年第一版）［M/OL］. ［2020-01-24］.

（郑秋婷　陆普选　季乐财　郭　琳　李向东）

第三节　新型冠状病毒肺炎影像检查方案及 CT 与 DR 操作规程中的质控

影像检查在新型冠状病毒肺炎的早期筛查、诊断、疗效评估和随访观察方面发挥着非常重要的作用，作为国家卫生健康委员会《新型冠状病毒感染的肺炎诊疗方案（试行第七版）》公布的新型冠状病毒肺炎的重要诊断和评估手段，在患者的整个诊治过程起着不可替代的作用。由于新型冠状病毒肺炎属于急性呼吸道传染病，传染性强，需与日常的影像检查工作区分开，因此放射科在积极做好科室医务人员和普通患者院内新型冠状病毒感染防控工作的前提下，应专门制定周密安全科学的检查方案和流程，并在实际操作中不断完善。重点做好新型冠状病毒肺炎患者的影像学检查保障，高效完成检查和诊断任务，保证疫情防控和临床诊治及时有效进行。

一、科室成立应急领导小组

　　科室全员应迅速明确新型冠状病毒肺炎影像学检查工作性质，并按照应急预案，成立由科室主任任组长，副主任、技师长、护士长为组员的新型冠状病毒肺炎影像检查领导小组，护士长同时兼任感控协调员，负责与感控科的联络和对接。影像检查领导小组统筹协调所有新型冠状病毒肺炎患者的影像检查与诊断相关工作，并与相关重点科室建立专项沟通联络机制（图 2-3-1）。

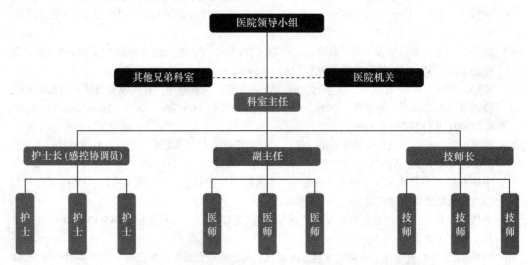

图 2-3-1　新型冠状病毒肺炎（COVTD-19）影像检查组织协调架构图

二、确立专人专机进行新型冠状病毒肺炎患者影像检查的方案和流程

（一）指定专用 DR 机及 CT 机

　　发热患者的检查根据应急预案和科室专门制定的新型冠状病毒肺炎患者影像检查流程，发热门诊及收治病房应分别放置一台专用 DR 摄片机以备使用。有条件的医院应指定专用的 CT 检查室进行新型冠状病毒肺炎患者的影像学检查（如无法保证专用 CT 检查室，可定时进行新型冠状病毒肺炎患者的检查，检查完毕后立即进行终末消毒），并且 CT 检查室应开辟专用通道及候诊区域，每天定点定时开展检查（可每天一次或上下午各一次影像检查，具体可与临床医生沟通协调），尽量减少技师暴露时间及多次穿脱防护衣对人员体力和防护用品的消耗。确定检查时段后通知医院感控科、保卫科等部门人员协助，避免疑似及确诊患者与普通患者接触交叉感染，重症患者根据病情需要随时进行检查。CT 机房应封闭通风系统，以免检查过程中污染物随通风系统扩散至室外或其他检查室。

（二）检查方法的选择与时机

　　检查方法的选择和时机应根据患者的病情特点进行灵活调整。发热就诊的患者，进行胸部 CT 检查后等待新型冠状病毒核酸检测结果。如胸部 CT 及新型冠状病毒核酸检测均阴性，或者胸部 CT 阳性而新型冠状病毒核酸检测阴性，可根据流行病学史，予以合理安排；CT 和新型冠状病毒核酸检测结果均为阳性则确定诊断；出院前行胸部 CT 检查，以便出入院前后对比，决定随访时间；胸部 CT 阴性新型冠状病毒核酸检测阳性，需酌情根据流行病学史和临床病情，另行安排时间复查 CT，以明确肺部是否有病灶或两肺隐匿位置病灶。确诊患者住院期间可根据病情安排床旁数字 X 线摄影（DR）检查，避免患者多次反复 CT 检查，增加患者院内感染风险（图 2-3-2）。

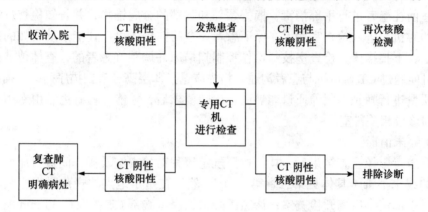

图 2-3-2　发热患者新型冠状病毒肺炎排查流程

（三）检查顺序及流程

检查顺序及流程由放射科会同院内其他相关科室提前协调，规定好发热门诊、留观病房及确诊病房患者每天的预约检查时间段，按照发热门诊就诊患者、疑似患者、确诊患者的顺序进行 CT 检查。发热门诊确诊后的患者在出院前统一安排 CT 检查（可置于每次终末消毒后下批次发热患者检查前）（图 2-3-3）。

设置单独的"发热门诊"患者取报告处，设置明确标识与指引，避免患者多次询问及走动。病房患者影像报告单由隔离病房内工作人员自行打印。

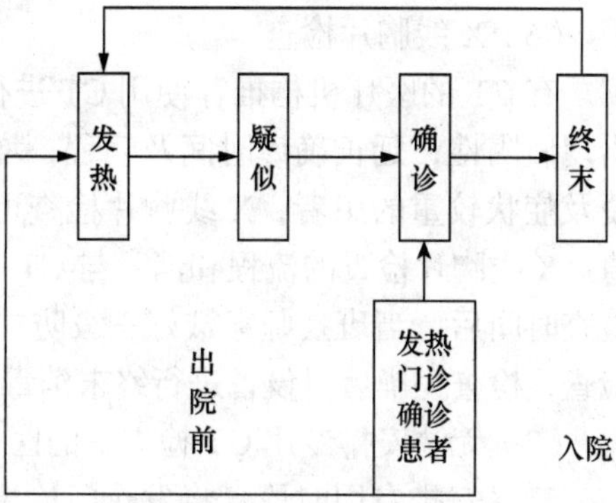

三、具体检查方案及流程

图 2-3-3　新型冠状病毒肺炎 CT 检查流程

（1）协调检查时间

在为发热门诊者、疑似及确诊新型冠状病毒肺炎患者行影像检查前，由放射科根据预约申请和患者临床病史提前确定预约检查时间，并通知申请科室（包括发热门诊）医生及医院感控科、保卫科等科室做好接诊及检查准备，清空专用通道及电梯非相关人员，并由申请科室指定专人穿戴防护用具陪同，尽量减少患者在 CT 室或 X 线室候诊区的等候时间，减少停留和接触时间。

（2）检查前准备工作

放射科 2 名当班技师提前做好影像检查准备，包括提前录入患者检查信息、对检查 CT 机进行预热等工作，并按规定穿戴好个人防护用具，在检查患者到科前协同保卫科人员及感控科人员对科室非检查患者及其他无关人员进行疏导撤离。

（3）规范进行影像检查

检查患者及其家属必须全程规范佩戴口罩，有情况需要沟通时，禁止摘口罩。进入检查室前让患者进行手部消毒，摘去颈部和胸部的金属饰物，并告知检查过程中需要屏气的时机。进入检查室后，在保证患者安全的前提下可以让能活动自如的患者自己完成上、下扫描床，检查室技师操作控制扫描床并调整好患者的检查体位。检查过程中尽可能通过 CT 对讲机与患者沟通，扫描应选择薄层高分辨扫描序列，扫描结束后对图像质量进行甄别，图像质量能够满足诊断要求后，才能让检查患者由专用通道返回发热门诊或相关科室。

（4）终末消毒

所有患者影像检查结束后，技师按照规定流程对检查室及操作间进行床面、地面和空气的终末消毒（具体见第二章第一节），然后在指定地点按规范脱去相关防护用具，进行手部消毒后离开检查室；诊断医师根据患者胸部 CT 图像在 30 min 内尽快完成报告书写及审核，对具有流行病学史和病毒性肺炎表现的发热患者，按照所在科室及医院相关流程上报，并通知申请科室的临床医师，建议由相关科室的指定人员或患者家属替患者在自助打印机上打印报告及检查胶片。

（5）处理医疗废弃防护用具

使用完毕确定弃用的防护用具必须严格按相关规定作为医疗垃圾及时处理，且要严格按流程操作，防止污染。

（6）X 线胸片检查

有 CT 的医疗机构推荐使用 CT 进行检查，X 线胸片检查提供诊断信息有限，容易出现假阴性，延长确诊时间及病程，增加感染机会，但在部分医疗机构和对于行动不便及症状较重的患者，X 线胸片检查可以帮助随时了解患者病情，具有一定的应用价值。X 线胸片检查的流程和消毒与 CT 类似，放射科与临床申请科室或发热门诊确定好检查时间后，当班技师穿戴好三级防护用具，前往专用 X 线检查室，为患者进行 X 线检查，检查完毕后对设备进行终末消毒。

（7）无法安排专用 CT 检查室的医疗机构

建议安排专用时段，将发热门诊患者、疑似患者及确诊患者与普通患者检查时间分开，在进行疑似及确诊新型冠状病毒肺炎患者检查前，应由医院保卫科及科室工作人员一起疏导普通检查患者和家属有序撤离。当班技师进行患者检查前务必做好自己和患者的防护，防止交叉感染。在进行完疑似及确诊新型冠状病毒肺炎患者的检查后，立即进行终末消毒，严格按流程消毒完毕后才能进行普通患者的 CT 检查。

四、扫描操作规程及质控

（1）数字 X 线摄影（DR）检查操作规程及质控

检查前认真核对患者信息、申请单检查项目及注意事项，明确检查目的和患者既往病史。患者检查过程中应规范佩戴口罩，并在检查前摘除患者本人颈部及胸部的佩饰和其他影响成像的高密度物品（如内衣、拉链、金属商标等）。如为儿童或者行动不便或症状较重的患者，应由穿戴防护用具的家属或申请科室指定人员陪同协助完成检查，技师同时要做好陪同人员的射线防护，必要时可穿戴铅围裙等辐射防护用品。

① 成人检查：成人 X 线摄影投照距离约 180 cm，使用滤线栅，曝光选用自动曝光模式，管电压选择高千伏，通常为 120 kV，投照体位为后前位，患者面向摄影架直立，前胸紧靠暗盒，两足分开，使身体站稳。身体正中面对暗盒中线，头部稍向后仰，将下颌置于暗盒上缘，暗盒上缘要超出两肩。肘部弯曲，手背放于髋部，两肩尽量内转靠近暗盒，如此可使两侧肩胛骨分开，不致和肺部重叠。两肩尽量放平，不可高耸，使锁骨成水平位，肺尖部就不会被锁骨影遮盖。如患者不能做到上述姿势，可嘱其抱住摄影架，也能得到同样效果。女性患者头发应结于头上，检查中心线对准第 6 胸椎，并且与暗盒垂直，同时使用铅质防护帘等尽可能遮挡身体其他部位避免受照。曝光时嘱患者深吸气后屏住。

② >3 岁儿童检查：>3 岁儿童 X 线摄影投照距离约 150 cm，不使用滤线栅，曝光条件可根据被检者年龄、体厚进行相应调整，投照体位为后前位，患者面向摄影架直立，前胸紧靠暗盒，两足分开，使身体站稳。身体正中面对暗盒中线，头部稍向后仰，下颌略抬，将下颌置于暗盒上缘，暗盒上缘要超出两肩。肘部弯曲，手背放于髋部，两肩尽量内转靠近暗盒。两肩尽量放平，不可高耸，使锁骨成水平位，肺尖部就不会被锁骨影遮盖。如患者年龄较小不能做到上述姿势，可嘱其抱住摄影架，也能得到同样效果。检查中心线对准第 4 胸椎，并且与暗盒垂直，同样使用铅质防护帘等尽可能遮挡身体其他部位避免受照。曝光时嘱患者深吸气后屏住，如患者不能配合，可观察患者呼吸节律在其吸气末抓拍曝光。

③ 0~3 岁儿童检查：0~3 岁儿童 X 线摄影投照距离约 100 cm，不使用滤线栅，曝光条件可设置在管电压 50~60 kV，管电流 0.6~2.0 mAs 范围内调整，投照体位为仰卧位，患者仰卧于检查床上，身体正中矢状线垂直于检查床并处于台面中线附近，将患者双臂上举，用就近辅助物品或在家属协助下将其头部及四肢固定，并保持头部正直，下颌略抬，使之与肺尖不致重叠，中心线对准两乳头连线的中心垂直射入，同样使用铅质防护帘等尽可能遮挡身体其他部位避免受照。曝光时可观察患者呼吸节律在其吸气末抓拍曝光。

（2）移动床旁 X 线摄影操作规程及质控

使用病区专用移动床旁 X 线机进行行动不便或危重症患者的影像学检查时，检查前需先确认设备状态良好，图像传输网络畅通，如有异常尽快进行报修。此外，应做好平板探测器或者 IP 板的防护，可使用塑料袋套上平板，使用后进行消毒处理。

① 成人检查：成人床旁 X 线摄影投照距离约 100 cm，滤线栅使用或不使用均可，指导患者进行呼吸屏气训练，并协助患者或医务人员去除胸部可能产生伪影的衣物和其他物品，患者取仰卧位，平板探测器或 IP 板紧贴患者背部放置，中心线对准两乳头连线的中心垂直射入，若患者无法平卧，可结合实地情况对患者位置和投照角度进行调整。同样使用铅质防护帘等尽可能遮挡身体其他部位避免受照。曝光时嘱患者深吸气后屏住。

② 儿童检查：儿童床旁 X 线摄影投照距离约 100 cm，不使用滤线栅，曝光条件设置在管电压 50～60 kV，管电流 0.6～2.0 mAs 范围内调整。投照体位为仰卧位，患者仰卧于病床上，平板探测器紧贴患者背部放置，将患者双臂上举，用就近辅助物品或在家属协助下将其头部及四肢固定，并保持头部正直，下颌略抬，使之与肺尖不致重叠，中心线对准两乳头连线的中心垂直射入，若患者无法平卧，可结合实际情况对患者位置和投照角度进行调整，使中心线与探测器垂直。曝光时可观察患者呼吸节律在其吸气末抓拍曝光。

（3）CT 操作规程及质控

科室可安排 2 名技师进行疑似及确诊新型冠状病毒肺炎患者 CT 检查，一名技师操作 CT 设备，另一名技师专职在检查机房内协助患者摆位并对患者进行呼吸和屏气训练。如条件不允许，可让随行家属或临床陪同人员协助，但应做好个人防护。开始检查前技师应认真核对患者信息、申请单检查项目及注意事项，明确检查目的和患者既往病史；检查床铺一次性检查单，防护用品要用一次性检查单与患者隔离。患者检查过程中应规范佩戴口罩；并在检查前摘除患者本人颈部及胸部所有金属物品。扫描过程中患者应保持静止体位，婴幼儿及无法配合的成人患者可由穿戴防护用具的家属或申请科室的指定人员陪同协助或适当采取镇静措施完成检查，技师同时要做好陪同人员的射线防护，必要时可穿戴铅围裙等辐射防护用品。

① 成人检查：患者通常取仰卧位，身体平躺于检查床中间处，双上肢上举抱头，如手臂上举困难，可放于身体两侧。扫描方式为横断面螺旋扫描，扫描范围从肺尖扫描至较低侧膈的肋膈角下 1 cm 处，无法长时间憋气的危重症患者扫描范围从膈底至肺尖以减少因不能屏气造成的呼吸运动伪影，保证图像符合诊断要求。扫描显示野可视情况而定，在 35～45 cm 范围内调整。重建层厚 1.0～1.5 mm；重型及危重型患者优先缩短扫描时间，采用大螺距 1.5 或 1.7，提高球管转速、加大准直器宽度，以减少患者呼吸运动伪影。

② 儿童检查：患儿通常取仰卧位，身体平躺于检查床中间处，双上肢上举抱头，如手臂上举困难，可放于身体两侧。定位像扫描参数一般选用轴扫，推荐 80 kV、25 mA。横断面扫描一般采用螺旋扫描，低剂量，管电压 100 kV；使用智能辐射剂量跟踪技术；采集层厚 2～5 mm；重建层厚 / 重建层间距 0.5～1.0 mm；球管转速 0.27～0.80 s/r；螺距 0.5～1.0；开启迭代重建技术。扫描显示野应根据患者体型进行调整。此外应严格按照辐射防护规定，遮挡防护患儿的其他身体部位，尤其是患儿性腺等对射线敏感部位；婴幼儿的检查应积极做好协助陪护人员的辐射防护。

（4）CT 图像后处理

常规以 5 mm 层厚分别重建出肺窗图像和纵隔窗图像，同时使用标准算法或骨算法以 1 mm 以下层厚重建出薄层肺窗图像，基于重建的薄层 CT 图像，在横轴位、冠状位和矢状位多层面、多方位观察，有利于病灶的检出以及对病变范围性质的评估。

在疫情流行的特殊时期，针对新型冠状病毒肺炎患者影像检查的过程，需特别注意以下 4 个方面：一是为感染患者安排设置专用检查设备和机房，开辟专用检查通道和候诊区域，安排专门时段开展影像检查；二是发热、疑似和确诊感染患者数量多、病毒传染性强、检查频次高，因此检查方案和流程需要不断完善和优化；三是要保证影像检查图像质量符合诊断要求，同时还须避免影像检查过程中患者与医务人员间的交叉感染，需要培训和规范医务人员的检查和防护流程；四是要对科室的清洁区、半污染区、污染区进行明确划分，对各个区域的防护用具穿着佩戴明确规范，同时要考虑空气、物品、设备和人员着装可能造成的污染，规定好污染废弃物定点丢弃的位置，并及时安排进行空气、物品和设备的消毒，还要兼顾普通患者和感染患者的检查需求，以及工作流程的高效性。

此外，为了最大限度地减少设备、空气和地面的污染以及消毒对时间和消毒用品的消耗。在此提供 3 点建议供不同机构参考实施：①发热门诊患者每天定时（不超过 3 次）进行影像检查；②疑似患者隔离区及确诊患者病房，每天安排一次床旁 DR 检查；③有条件的科室应为新型冠状病毒肺炎患者影像检查设置独立专用的 CT 设备和机房，或对原有 CT 机房进行改造，封闭排风口，每天安排固定时间段集中一次按照发热患者、疑似患者、确诊患者的顺序进行检查，检查后进行终末消毒。

新型冠状病毒肺炎患者影像检查的保障工作，需要各部门的协调与合作，各部门间高效顺畅的专项沟通机制可以使影像检查工作更加周密顺畅，满足临床需求。放射科室检查相关人员需要关注和重视最新的指南内容，不断调整优化影像检查流程，与其他相关科室及时沟通，确保影像检查顺利完成。其次，感控协调员需要在与感控科的协调对接、防护物资准备及日常消毒等方面发挥重要作用。

总之，在影像检查方案及流程优化方面应当尽量做到高效顺畅、统筹安排预约检查时间、注意各种防控措施的切实实施，尽量避免和减少工作人员体力消耗、医患人员反复出入机房和防护物资过度消耗等。鉴于指南和防控要求的不断更新，科室要不断地优化检查方案和流程，集思广益提出创新措施，持续提高工作效率和防护能力。

参 考 文 献

［1］ 国家卫生健康委员会. 新型冠状病毒感染的肺炎诊疗方案（试行第七版）［Z］. 2020.
［2］ 解放军放射医学专业委员会. 新型冠状病毒肺炎影像检查与诊断规范专家共识［Z］. 2020.
［3］ 国家卫生健康委员会. 医疗机构内新型冠状病毒感染预防与控制技术指南（第一版）［Z］. 2020.
［4］ 国家卫生健康委员会. 新型冠状病毒感染的肺炎防控中常见医用防护用品使用范围指引（试行）［Z］. 2020.
［5］ 中华医学会影像技术学会. 新型冠状病毒（2019-nCoV）感染肺炎放射检查方案与感染防控专家共识（第一版）［Z］. 2020.
［6］ 中华传染病放射学专委会. 新型冠状病毒肺炎影像学诊断指南（2020 年第一版）［Z］. 2020.

［7］雷子乔，史河水，梁波，等. 新型冠状病毒（2019-nCoV）感染的肺炎的影像学检查与感染防控的工作方案［J］. 临床放射学杂志，2020，39（1）：12-16.

（安维民　董景辉　刘　渊　欧阳林）

第四节　医院方舱 CT 操作规程中的防护与消毒

一、方舱式应急 CT 使用中的放射防护

方舱式应急 CT 机房安装前放射防护检测结果需符合国家相关标准，工作人员在方舱式应急 CT 机房内隔室操作可以不再附加其他防护措施，针对被检者需按照规范进行防护，对检查部位邻近器官需要铅遮挡防护，检查室内如有陪同人员需要进行铅遮挡防护。

1. 机器防护

依据 GB 18871-2002、GBZ 165-2012 和 GBZ 130-2013 标准，在距离机房的外表面 0.3 m 处，空气比释动能率<2.5 μSv/h。方舱式应急 CT 机房出厂前需要经过有资质检测机构的放射防护检测，并确保结果符合相关标准。

2. 医护人员防护

设备操作为隔室操作，在操作间的医护人员不需要再附加其他防护措施；CT 扫描时医护人员必须在机房内陪同患者时，需要穿铅衣、铅围裙、铅围脖、铅帽等进行遮挡防护。

3. 患者防护

被检者与检查部位相邻的腺体、器官需要铅遮挡防护，检查室内如有陪同人员要穿铅衣、铅围裙、铅围脖、铅帽等进行遮挡防护。

二、方舱式应急 CT 使用注意事项

方舱式应急 CT 不同于医院影像科 CT 室的配置，独立于影像科室之外，通常位于室外，空间相对较小，因此方舱式应急 CT 的安全使用尤其需要重视。

（1）相对固定影像技师负责设备的运行管理，在工程技术人员的指导下共同做好设备的维护、保养和检修工作，定期校正各种参数，严禁设备带故障运行。每天填写工作日志和设备运转情况。

（2）在新型冠状病毒肺炎疫情期间，严格做好消毒隔离工作。

（3）技师每日上班后先检查 CT 设备运行情况，扫描室和控制室温度及湿度应符合规定要求，一般控制室和扫描室温度控制在（22±4）℃，相对湿度为 65% 以下。保持机房内整洁，维护良好的工作环境。

（4）工作人员必须严格按操作规程使用机器，在使用过程中如发现机器有异常现

象，应立即停止操作，及时上报，待故障排除后方可继续使用。

（5）严格遵守操作规程，不擅自更改设备的性能及参数。

（6）及时进行球管预热及空气校准。

① 预热：球管预热到合适热容将得到最佳性能和稳定一致的图像，并且延长球管使用寿命，每天早晨开机后立刻预热，闲置超过 3 小时应再做预热。

② 空气校准：每天早晨开机执行空气校准。空气校准有利于获得最佳性能和稳定一致的图像，若长时间不校准图像可能会产生伪影。空气校准时扫描架内必须无任何物体。

（7）热情和耐心接待前来检查的患者，仔细核对患者姓名、性别、年龄、检查号，严防错号和重号。

（8）扫描前做好患者的辐射防护，无关人员不得在检查室内逗留，如必须有家属或医务人员陪同，要做好辐射防护。

（9）扫描结束后要核对图像质量是否符合影像诊断要求；患者所有资料应及时保存，防止遗失。

（10）工作结束后要及时整理机房，擦除设备上的污物，保持设备清洁，做好机房、控制室和设备的终末消毒。

三、方舱式应急 CT 感染控制

（一）清洁剂和消毒剂

1. 清洁剂

中性肥皂水或者普通家用漂白剂按 10∶1 比例稀释擦拭。

2. 消毒剂

（1）卡瓦布、卡瓦液：安全无毒，无刺激性、无致敏性、无致癌性，可用于皮革、塑料、各种金属、油漆、有机玻璃等的消毒，擦拭 2～3 min 可以达到消毒效果。

（2）75% 乙醇：使用 75% 乙醇液体消毒液，不可喷洒（易燃）只可用于擦拭，作用至少 1 min，尽量不作用于塑料表面以防材质变性、开裂。

（3）1 000 mg/L 的含氯消毒液：对金属有腐蚀作用，对织物有漂白作用，用于 CT 消毒时不可在房间内喷洒消毒或者直接喷于设备表面，应用纱布擦拭消毒，作用 30 min 后清水擦拭干净。

（二）方舱式应急 CT 设备感染控制

1. 方舱式应急 CT 使用前清洁消毒

巡视 CT 设备表面卫生情况，保持室内的整洁干净，更换新的一次性检查床单。

2. 方舱式应急 CT 使用后清洁消毒

CT 设备使用后必须对设备和机房进行全面的清扫、消毒以避免给接班人员及患者带来健康安全隐患。巡视 CT 设备如设备表面有肉眼可见污物时先用一次性吸水材料完全清除污渍后再进行消毒，可以用纱布蘸取75%乙醇擦拭设备表面，患者有可能接触或喷溅的物品表面可以擦拭两遍。清扫地面垃圾杂物，使用2 000 mg/L的含氯消毒液进行地面擦拭消毒。

影像设备的清洁及消毒方案：操作机房设备首先应进行全面彻底的清洁，不要使用除肥皂和清水以外的清洁用品清洗系统表面。禁止使用清洁剂或有机溶剂清洁CT系统。因为强力清洁剂、乙醇和有机清洗剂可能会损害设备表面光泽，削弱结构强度。应按照CDC指导（http://www.cdc.gov/hicpac/pdf/guidelines/disinfection_nov_2008.pdf）定义的中低水平消毒建议进行消毒。清洁和消毒时可使用以下试剂：①与漂白剂等效的喷雾清洁剂或湿巾（浓度＜10%）；②低水平或中等水平的消毒杀菌湿巾或液体；③3%过氧化氢；④乙醇；⑤经脱硫处理的液化石油气；⑥季铵化合物；⑦苄基-C12-18-烷基二甲基；⑧盐兑1, 2-苯丙异噻唑-3（2H）-酮1, 1-二氧化物（1∶1）；⑨蒸馏水；⑩工业酒精。

清洁设备过程中需注意：①清洁扫描仪的前后盖时，要遮住麦克风，以免清洁剂漏入。②清洁按钮和机架孔洞内部时要严格小心，避免清洁液渗透到机架内部。③血液和对比剂可能带来健康方面的风险。在除去血液或残留对比剂时，应采取适当的安全防护措施。④不推荐使用喷雾状消毒工具。⑤严禁使用易燃或有爆炸危险的消毒喷雾剂。⑥机房消毒不建议使用高浓度含氯消毒液，特别是夜晚使用会在滑环表面形成膜，中断扫描。可以改换其他消毒方式或在白天设备运行情况下使用。

3. 方舱式应急CT设备清洁消毒程序

方舱式应急CT设备清洁消毒程序（图2-4-1）：

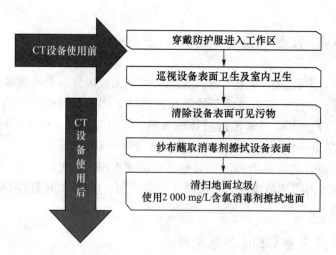

图2-4-1　方舱式应急CT设备清洁消毒程序

（三）方舱式应急CT机房空气感染控制

1. 方舱式应急CT使用前机房的空气净化消毒

开启通风设备，保持机房的空气与室外交换，开启空气消毒机。

2. 方舱式应急 CT 使用后机房的空气净化消毒

机房可采取紫外线间接照射法和直接照射法消毒。间接照射法：高强度紫外线空气消毒器，一般开机消毒 30 min 即可达到消毒合格。直接照射法：在室内无人条件下，可采取紫外线灯悬吊式或移动式直接照射。采用室内悬吊式紫外线消毒时，室内安装紫外线消毒灯（30 W 紫外线灯，在 1.0 m 处的强度 > 70 μW/cm²）的数量 ≥1.5 W/m²，照射时间不少于 30 min。一般来说，工作结束后在无人的状态下开启紫外线灯（30 W/16 m²）照射消毒 30 min 以上，同时继续保持机房与室外的通风。

3. 方舱式应急 CT 机房清洁消毒程序

开启通风设备，保持机房的空气与室外交换，开启 CT 室内紫外线循环风空气消毒机，并按照操作说明确保正常运行。方舱式应急 CT 机房清洁消毒程序见图 2-4-2。

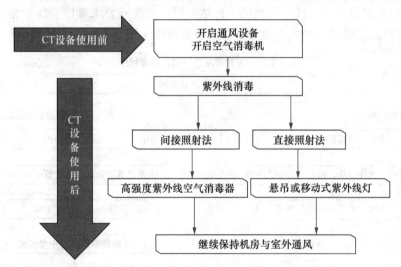

图 2-4-2　方舱式应急 CT 机房清洁消毒程序

（四）医技人员感染控制

1. 医技人员操作方舱式应急 CT 的消毒隔离

针对不同 CT 检查场景和目的，根据患者临床诊断情况，医技人员操作方舱式应急 CT 有不同消毒隔离要求。

（1）普通发热患者的 CT 检查的消毒隔离

这部分患者大多是普通发热患者，部分可能是新型冠状病毒疑似感染患者。影像科医师应当及时做出诊断，发现疑似新型冠状病毒肺炎患者时，及时隔离患者并按规定流程逐级报告。①操作技师采用二级防护。戴一次性工作帽、N95 型医用防护口罩、护目镜或防护面屏、一次性乳胶手套，穿医用防护服、一次性鞋套。严格执行手卫生。②检查前整个 CT 检查床面铺一次性中单，检查患者一人一换。③患者行动能够自理的，采取隔室操作，语音控制指挥患者配合检查，如 CT 具有自动摆位功能则可采用自动摆位。④遇重症患者，需要陪同人员或技师（采用三级防护）进机房协助摆位，技师不得返回控制室。⑤CT 操作技师完成检查后立即快速手消毒。⑥发现疑似病例，应在检查每个患者之间更换防护服。⑦发现新型冠状病毒疑似感染患者，机房要消毒后再使用。

（2）新型冠状病毒疑似感染和确诊患者CT检查的消毒隔离

①操作技师采用三级防护，在二级防护基础上，加戴防护面罩、护目镜或正压式头套。注意按院感要求顺序穿防护衣。严格执行手卫生。②检查前整个CT检查床面铺一次性中单。③患者行动能够自理的，技师采取隔室操作，患者和操作技师分别通过机房门和控制室门进入。语音控制指挥患者配合检查，如CT具有自动摆位功能则可采用自动摆位。④遇重症患者，需要一位陪同人员或技师（采用三级防护）进机房协助摆位，技师不得返回控制室。⑤每次触碰患者后立即用速干消毒液进行手消毒。⑥新型冠状病毒疑似感染患者和确诊患者的CT连续检查无须更换防护衣。⑦CT操作技师完成检查后立即快速手消毒。⑧当班工作结束后，按院感要求顺序脱防护服。

2. 医技人员操作方舱式应急CT清洁消毒程序（图2-4-3）

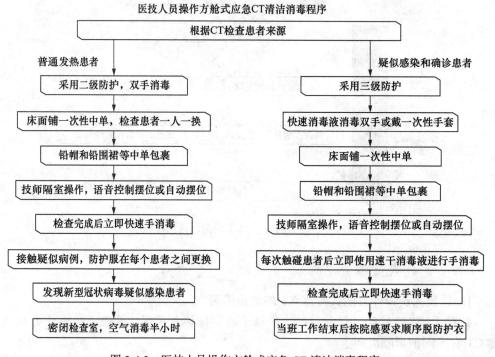

图 2-4-3　医技人员操作方舱式应急 CT 清洁消毒程序

（五）方舱式应急CT被检查者感染控制

1. 患者接受方舱式应急CT检查消毒隔离

（1）普通发热患者CT检查

①患者在CT检查中应全程戴医用外科口罩（包括陪护人员）；②进机房前使用手部快速消毒液消毒双手；③检查前CT检查床面铺一次性中单；④铅帽和铅围裙等防护用品使用时要用一次性中单包裹，与患者身体、衣物相隔离；⑤交代检查注意事项时尽量采用声控方式，技师必须与患者接触时，也要尽量保持相隔1.5 m以上的距离；⑥先后

检查的患者要有间隔，避免交谈，避免近距离接触；⑦患者（包括陪护人员）从机房门进出，不得随意走动；⑧发现新型冠状病毒疑似感染患者，机房要消毒后再使用。

（2）新型冠状病毒疑似感染和确诊患者 CT 检查

①患者在 CT 检查中全程戴 N95 医用防护口罩（包括陪护人员）；②进机房前使用手部快速消毒液消毒双手或戴一次性手套；③检查前 CT 检查床面铺一次性中单；④铅帽和铅围裙等防护用品使用时要用一次性中单包裹，与患者身体和衣物相隔离；⑤交代检查注意事项时尽量采用声控方式，技师必须与患者接触时，也要尽量保持一定距离；⑥患者（包括陪护人员）从机房门进出；⑦限制活动范围，不得随意走动；⑧检查完成即回病房，不得逗留。

2. 患者接受方舱式应急 CT 检查消毒隔离程序（图 2-4-4）

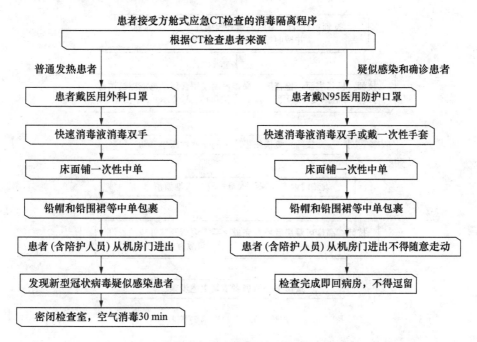

图 2-4-4　患者接受方舱式应急 CT 检查的消毒隔离程序

（六）感染控制注意事项

（1）方舱式应急 CT 操作人员应接受医疗机构院感培训，在工作中注意自我防护。

（2）熟悉感染防控要求，熟悉防护用品及其使用方法，严格执行手卫生。

（3）按照院感要求穿脱防护用品。

（4）熟悉设备、机房、控制室消毒方法和要求。

（5）熟悉所在感染防控分区，不任意穿越。

（6）有序安排患者检查时间，减少患者之间交汇。

（7）尽量避免与患者近距离交谈，如有必要应与患者保持 1.5 m 以上的距离。

（8）医用防护口罩使用 6～8 小时应更换，遇污染或潮湿应及时更换。

（9）防护目镜使用后放置于指定消毒处消毒，以备再用。

（10）用过的防护用品、医疗垃圾按院感要求处理，不得随意丢弃。

（七）方舱式应急 CT 感染控制流程

专用 CT（以发热门诊为例）的技师接班后，应更换防护服，检查机房环境和各种消毒装置、设置齐全，严格按照图 2-4-5 消毒操作流程的步骤实施。

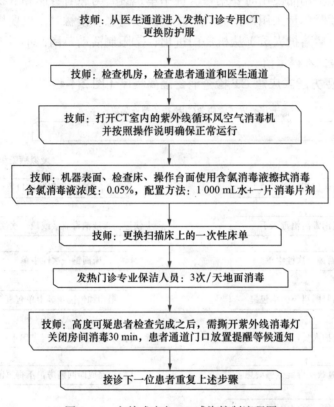

图 2-4-5　方舱式应急 CT 感染控制流程图

四、方舱式应急 CT 感染控制效果生物安全性评价

病毒的分离和培养是病毒检测的金标准。然而，由于普通医学实验室不能进行病毒的培养，所以对于方舱式应急 CT 消毒效果的评价，采用院感监测的方法和病毒核酸检测的手段进行。需要注意的是，院感监测的方法主要是针对细菌，如果细菌已经被消灭了，类比达到了消灭病毒的消毒效果；此外，病毒核酸并不等于病毒，只是病毒的重要成分，检测病毒核酸可以间接地推断病毒的存在情况。

1. 消毒效果的院感评价

（1）物体表面采样及监测

① 采样时间：在消毒处理后或怀疑存在污染时进行采样。② 采样方法：如采样面积≥100 cm²，连续采样 4 个位置（不可有重叠），每个位置采 5 cm×5 cm 的大小，用

浸有含相应中和剂的无菌洗脱液的棉拭子 1 支，在该区域内横竖往返均匀涂擦各 5 次，并随之转动棉拭子，剪去手接触部位后，将棉拭子投入 5 mL 含无菌生理盐水试管内，立即送检。③检测方法：将采样管用力振荡 80 次以上，或在振荡器上振荡不少于 10 s。按照污染程度做相应的稀释后用无菌吸管吸取 0.5 mL 待检样品加入普通营养琼脂平板中，培养 48 小时进行菌落计数。④计算公式：细菌总数（CFU/cm²）＝（平板菌落数×稀释倍数）/采样面积（cm²）。⑤结果判断：物体表面细菌菌落总数≤10 CFU/cm²。⑥注意事项：送检时间不得超过 6 小时，若样品保存于 4℃环境中，则不得超过 24 小时；被采样本面积≤100 cm² 时取全部表面，被采样本表面积≥100 cm² 时取 100 cm²；消毒后采样一定要采用中和剂，不同消毒剂所用中和剂不同，可参考 2002 年版《消毒技术规范》。

（2）空气采样

①采样时间：在消毒或规定的通风换气后与从事医疗活动前采样或怀疑污染时采样。采样前，关闭门、窗，在无人走动的情况下，静止 10 min 后采样。②采样高度：距地面垂直高度 80～150 cm。③采样点设置：室内面积≤30 m²，在对角线上设里、中、外三点。里、外两点位置各距墙壁 1 m。室内面积＞30 m²，设东、西、南、北、中五点。其中东、西、南、北四点均距墙壁 1 m。④采样方法：未采用洁净技术净化空气的房间采用沉降法：室内面积≤30 cm²，设内、中、外对角线三点，内、外点应距墙壁 1 m；室内面积＞30 cm²，设四角及中央五点，四角的布点位置应距墙壁 1 m。将普通营养琼脂平板（直径 90 mm）放置各采样点，采样高度为距地面 80～150 cm；采样时将平板盖打开，扣放于平板旁，暴露规定时间后盖上平板盖及时送检。将送检平板置于（36±1）℃恒温箱培养 48 小时。⑤结果计算。

（A）沉降法按平均每平板的菌落数报告：CFU/平板暴露时间。

（B）浮游菌法计算公式如下：

$$空气中菌落总数（CFU/m³）＝\frac{采样器各平板菌落数之和（CFU）}{采样速度（L/min）×采样时间（min）}×1\,000 \qquad (2\text{-}4\text{-}1)$$

（C）浮游菌法结果判定：

空气中的细菌菌落总数≤4 CFU/（15 min、直径 9 cm 平板）。

（3）手卫生监测

①采样时间：每月监测所有部门皂液及快速手消毒液的用量情况；每周 2 次到现场督查医务人员手卫生依从性情况；不定期监测医务人员手污染状况。②手卫生和消毒效果监测方法：被检者手消毒后五指并拢，用浸有含相应中和剂的无菌洗脱液浸湿的棉拭子在手指曲面从指跟到指端往返涂擦 2 次，一只手涂擦面积约 30 cm²，涂擦过程中同时转动棉拭子。将棉拭子接触操作者的部分剪去，接触被检者部分投入 5 mL 无菌生理盐水试管内。将试管振荡 80 次，无菌吸管吸取 0.5 mL 待检样品加入普通营养琼脂平板中，培养 48 小时进行菌落计数，对可疑致病菌落进行鉴定。③快速手消毒后的手卫生要求：医务人员的手卫生要求应＜15 CFU/cm²，不得检出致病微生物。

2. 针对新型冠状病毒消毒效果评价

（1）物体表面监测

①采样时间：在消毒处理后或怀疑存在污染时进行采样。②采样方法：如采样面

积≥100 cm²，连续采样 4 个位置（不可有重叠），每个位置采 5 cm×5 cm 的大小。用咽拭子 1 支，在该区域内横竖往返均匀涂擦各 5 次，之后将咽拭子投入含 RNA 病毒保存液的专用试管，密闭，用 75% 乙醇消毒外表面后立即送检。③检测方法：按咽拭子样本进行新型冠状病毒核酸的荧光定量 PCR 检测。④结果判断：按咽拭子样本新型冠状病毒核酸检测试剂盒说明书进行。如果内参基因出现扩增而病毒靶基因没有扩增判断为阴性，如果病毒靶基因出现扩增片段为阳性。⑤注意事项：样品需保存于相应的病毒保存液，并在 4～8℃温度中送检，送检时间不得超过 24 小时。

（2）手监测

①采样时间：每月监测所有部门皂液及快速手消毒液的用量情况；每周 2 次现场督查医务人员手卫生依从性情况；不定期监测医务人员手污染状况。②监测方法：被检者手消毒后五指并拢，用咽拭子在手指曲面从指跟到指端往返涂擦 2 次，一只手涂擦面积约 30 cm²，涂擦过程中同时转动咽拭子。将咽拭子投入含 RNA 病毒保存液的专用采样试管，密闭，用 75% 乙醇消毒外表面后立即送检。③结果判断：按咽拭子样本新型冠状病毒核酸检测试剂盒说明书进行。如果内参基因出现扩增而病毒靶基因没有扩增判断为阴性，如果病毒靶基因出现扩增片段为阳性。④注意事项：样品需保存于病毒保存液，并在 4～8℃温度中送检，送检时间不得超过 24 小时。

参 考 文 献

［1］　中华人民共和国卫生部、中国国家标准化管理委员会. X 射线计算机断层摄影装置质量保证检测规范［S］. GB 17589-2011.

［2］　中华人民共和国卫生部、中国国家标准化管理委员会. X 射线计算机体层摄影装置质量控制检测规范［S］. WS 519-2019.

［3］　河南省医学会医学影像技术学分会. 新型冠状病毒肺炎 CT 检查流程专家共识（第二版）［EB/OL］. https://mp.weixin.qq.com/s/iu6MuxmIiam8TWpRMWBEYQ.

［4］　中华人民共和国卫生部. 医疗机构消毒技术规范［S］. WS/T 367-2012.

［5］　中国医师协会医学技师专业委员会. 新型冠状病毒肺炎放射诊断检查中感染控制与放射卫生防护管理［J］. 中华放射医学与防护杂志，2020，40（3）：161-167. DOI: 10.3760/cma.j.issn.0254-5098.2020.03.001.

［6］　中国医学装备协会. 防控疫情 CT 清洁及消毒方案［EB/OL］. https://mp.weixin.qq.com/s/aNDsFXZYmYa7Z9d-Lz1uAA.

［7］　中华人民共和国卫生部. 医院隔离技术规范［S］. WS/T 311-2009.

［8］　国家卫生健康委员会. 关于印发新型冠状病毒肺炎诊疗方案（试行第七版）的通知［EB/OL］. http://www.nhc.gov.cn/yzygj/s7653p/202003/46c9294a7dfe4cef80dc7f5912eb1989.shtml.

［9］　国家卫生健康委员会. 新型冠状病毒肺炎诊疗方案（试行第七版）解读［EB/OL］. http://www.nhc.gov.cn/yzygj/s7652m/202003/a31191442e29474b98bfed5579d5af95.shtml.

（高文文　李传东　李海梅　马国林　张　冰

袁建华　郑　芳　徐海波　张笑春）

第五节 新型冠状病毒肺炎无专用机房医院影像检查中的流程管理及应对措施

新型冠状病毒肺炎疫情以来，CT 检查在筛查、诊断、分流、定量分级、疗效评估和随访中占有重要的地位，广大影像工作者尤其是技师人员，直接面对患者，面临诊断、自身防护和感染防控的多重责任和压力，同时由于各医院硬件设施的差异，使得众多非传染病专科医院，特别是无专用机房的医院影像科，在此次重大疫情防控工作中面对更多新的问题和挑战，所以提供一种实用、可操作的流程，达到专人、专机的防控效果，做好自身防护、控制院内交叉感染对无专用机房医院影像科尤为重要，具有普遍的现实意义。

一、建立科室组织结构，明确责任分工

面对疫情，科室首先要在医院职能部门的指导下，健全科室组织机构（图 2-5-1），明确责任分工，医技护协同，专人专项负责，建立有效的督导反馈工作机制，确保科室各项工作的顺利展开。

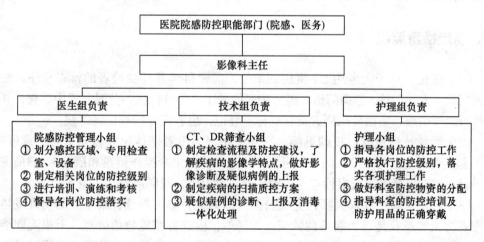

图 2-5-1 科室组织结构

二、划分感染控制区域

院感防控管理小组的首要工作是划分感染控制区域，建立污染区、半污染区和清洁区，引导标识要清楚，需要严格按照专用路径，尽最大可能减少患者在影像科的逗留时间，禁止人员的跨区走动，以最大限度地避免交叉感染。

三、规定放射检查中的防控等级

（1）一般防护：适用于放射诊断室、后处理室、信息管理室等远离患者场所的工作人员。戴一次性工作帽、一次性医用外科口罩，穿工作服，注意手卫生。

（2）一级防护：适用于非发热患者的预检分诊、登记处、取片处、普通放射检查室等区域的工作人员。戴一次性工作帽、一次性医用外科口罩（接触有流行病学史患者时戴 N95 型或以上等级医用防护口罩），穿工作服（接触有流行病学史患者时加穿隔离衣），必要时戴一次性乳胶手套，严格执行手卫生。

（3）二级防护：适用于发热门诊/感染门诊/呼吸门诊、隔离病房、专用影像检查室等场所对疑似和确诊患者进行影像检查的近距离操作人员。戴一次性工作帽、N95型或以上等级医用防护口罩、护目镜/防护面屏、一次性乳胶手套，穿医用防护服（在隔离病房时加穿隔离衣）、一次性鞋套/靴套，严格执行手卫生。

（4）三级防护：适用于相对封闭环境中长时间暴露在疑似或确诊患者之间、对重症患者进行近距离影像检查的操作人员。在二级防护基础上，加戴防护面屏/护目镜或全面型呼吸防护器或正压式头套，严格执行手卫生。

（5）感染防控等级的确定，应以所接触患者的类型，以及与患者接触的暴露风险程度为依据，而不应仅限定于以上提及的具体场所。

四、制定检查流程

（1）登记：对于无专用 CT 机房的单位，需要科学管理受检者的检查顺序，按照普通门诊、发热门诊/感染门诊、隔离病房的顺序进行分批次、分时段集中检查，并严格执行消毒措施，由医院陪同人员在登记室登记，患者在专门候诊区等候。

（2）影像技师检查：技师更换一次性中单，为患者摆体位并告知患者注意事项，脱手套、手卫生，进入操作间（尽可能不坐、禁止戴手套操作键盘和鼠标），扫描完毕戴手套，协助患者下床送出检查室、脱手套、手卫生，脱隔离衣、手卫生。

（3）影像医师：要求医师在完成扫描后即刻进行影像判读，第一时间明确发热门诊患者有无肺炎及是否为病毒性肺炎，如疑似，应立即按危急值处理，上报院职能科室、发热门诊医师。对于普通门急诊胸部检查患者，也参照上述流程，发现肺炎样病例时及时报告。此后，第一时间通知护理组参与并指导技师执行终末消毒。在此工作流程中，影像技师、影像医师及护士均需要第一时间交流沟通、密切合作才能达到及时、顺利的检查、诊断及消毒一体化处理。

五、院内感染防控

（1）设备消毒：每天至少 3 次擦拭消毒，重点是患者接触到的检查床、探测器等区域，遇污染时须随时消毒。有肉眼可见污染物时应先使用一次性吸水材料清除污染物后再行常规消毒。疑似或确诊新型冠状病毒感染患者的污染物用纱布蘸取 2 000 mg/L 的含氯消毒液（氯己定除外，下同）小心移除；大量污染物应使用含吸水成分的消毒粉或漂白粉完全覆盖，或用一次性吸水材料完全覆盖后用足量的 2 000 mg/L 的含氯消毒液浇在吸水材料上，作用 30 min 以上后小心清除干净。清除过程中避免接触污染物，清理的污染物按医疗废物集中处置。

（2）设施消毒：机房内外门把手、屏蔽防护用品、设备操作面板、操作台屏幕及键盘鼠标、患者候诊区域等擦拭消毒，每天至少 3 次。

（3）地面消毒：对机房、操作间和候诊区执行湿式消毒，每天至少 3 次，遇污染时须随时消毒。有可见污染物时完全清除后再行常规消毒。

（4）空气消毒：在设备运行中可使用循环空气消毒机持续消毒，或紫外线照射消毒 30 min，每日至少 3 次。增加通风频次，保持通风最佳。

无专用机房单位，普通门诊患者、发热门诊/感染门诊患者、隔离病房疑似和确诊患者共同使用时，普通门诊和发热门诊者发现疑似病例时立即启动终末消毒，疑似和确诊患者检查完毕后执行终末消毒。

机房和操作间应装有独立空调，禁止使用中央空调。

六、认真进行培训，快速做出诊断

影像科工作人员无菌观念和院感防控意识相对淡薄，而医院感染防控和个人防护是疫情防控中的重要环节，应通过多种形式进行感染防控和个人防控的培训、实战练习和考核等，增强防控意识，正确使用防护用品。

在患者检查、诊断及消毒一体化处理过程中，及时发现病变，快速做出诊断是关键的一环，应通过多种形式对包括技师在内的医技人员进行必要的培训，掌握新型冠状病毒肺炎影像诊断及其他相关疾病的业务学习，以便及时发现病变，快速诊断，及时进行消毒处理，控制并避免交叉感染，提高基层医院放射科的院感防控管理水平。

七、小结

当医疗机构放射科无专用机房时，在新型冠状病毒肺炎检查、诊断和院感防控过程中会面临多重责任和压力，对其提供一种实用、操作性强的流程方案，具有普遍的现实意义。通过专人、分时段、分批次检查，诊断医师快速诊断，实现 CT 检诊及消毒一体化的处理，在一台 CT 机上兼顾临床与发热门诊需求，并有效控制和避免传染源的扩散和交叉感染。

参 考 文 献

［1］中华医学会影像技术分会. 新型冠状病毒肺炎放射检查方案与感染防控专家共识（试行第一版）［J］. 新发传染病电子杂志，2020，5（2）：65-73.
［2］范丽，萧毅，王晨光，等. 影像科面对新型冠状病毒肺炎科室工作模式的转变［J］. 中华放射

学杂志, 2020, 54 (5): 495-497. DOI: 10.3760/cma.j.issn.1005-1201.2020.0013.

(谭晓天　欧陕兴　乔国庆　李小荣)

第六节　胸部平片及移动 DR 临床应用及注意事项

一、临床应用背景

　　CT 具有密度分辨率高、图像无重叠且可以进行多维重建、无盲区等特点，能更加清楚地显示肺部病变，是新型冠状病毒肺炎筛查和诊断的重要方法之一。国内专家组也建议有条件的医疗机构，对新型冠状病毒肺炎患者进行影像检查时首选胸部 CT 扫描。但针对部分还没有 CT 设备的医院，可应用 X 线平片对新型冠状病毒肺炎患者进行影像检查。此外，重症患者需要随时观察病情变化，各种医疗监测设施的使用，使患者不能脱离监护病区，此时可选择移动 X 线摄片的影像检查手段。

　　当新型冠状病毒肺炎患者行 X 线检查时，同样面临着医患交叉感染的风险，需要规范操作以避免医患交叉感染。

二、新型冠状病毒肺炎动态 DR 应用及评价

　　20 世纪 80 年代初，国内由于 CT 临床应用的普及，传统 X 线断层摄影技术逐步被淘汰；然而，基于数字化成像技术的发展，影像设备不断升级换代，老式的 X 线机已发展为间接数字化成像的 CR，再到直接数字化 DR，近些年来已逐步发展为可视化成像的动态 DR，显著拓展了 X 线机一机多用的临床应用范围。

　　动态 DR 与静态 DR 比较有如下优点：能实行可视化摄影，保障摄影位置完全符合临床诊断要求，动态记录运动器官图像并进行视频回放，曝光条件自动化控制（AEC），照片清晰度高，且 X 线辐射剂量低，大面积（43 cm×43 cm）成像视野，实现大范围的摄影检查，有效缩短检查时间。动态 DR 的全身拼接功能可在全景摄影模式下，根据临床需求拍摄人体各部位图像后，由计算机重新合成一幅全景图像，适用于全脊柱和全下肢摄影，为脊椎外科矫形、康复提供高精度图像。数字化断层融合技术（tomosynthesis）是在数字化 X 线摄影原理基础上，通过选定所需的人体一定截面范围，在 X 线球管 - 被照体 - 动态平板探测器三者之间，经人工控制让 X 线管和平板探测器逆向弧形运动扫描，获取选定人体截面的容积数据后，由计算机读取容积数据并经一定的数学方法进行图像融合重建的过程（图 2-6-1），最后形成不同厚度的断层图像，供临床诊断，解决了普通 DR 照片因图像重叠而导致人体深部解剖结构及病变显示不清的难题，检查过程简单、快速、X 线曝光剂量低，图像清楚（图 2-6-2），明显优于普通 DR 照片（图 2-6-3），这种断层技术非常适用于胸部疾病的筛查和诊断，可作为临床影像检查中 CT 和 MRI 等影像技术的重要补充。因此，应用动态 DR 融合断层摄影技术对新型冠

状病毒肺炎的诊断筛查具有很好的效果，实践证明，DR 融合断层摄影相对 DR 摄影能早期发现新型冠状病毒肺炎肺部病变，为临床进一步诊疗提供依据。

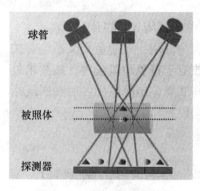 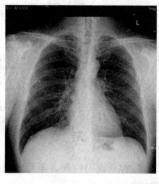 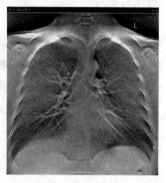

图 2-6-1　融合断层原理图　　图 2-6-2　DR 融合断层照片　　图 2-6-3　普通 DR 照片与
　　　　　　　　　　　　　　　　显示右肺病变呈磨玻璃结节　　图 2-6-2 为同一患者，DR 胸
　　　　　　　　　　　　　　　　　　　　　　　　　　　　　　片未显示右上肺病灶

三、检查方案

1. 检查区的划分

为了防止交叉感染，应设立独立的影像检查区域或专用检查设备（感染人群专用 DR 设备）及胶片打印机，按照要求明确划分污染区、半污染区和清洁区，严格执行消毒措施。

若无条件单独划分专用检查机房（例如 DR 检查机房），需要在当前患者检查结束后进行严格的设备和空气消毒，再进行下一位患者的检查。

2. 胸部 X 线检查流程

1）胸部站立后前位

（1）检查前准备：①技师为三级防护，尽可能保持距离防护；②工作区域为污染区；③认真核对检查会诊单及注意事项，明确检查目的和要求；患者检查应全程佩戴医用外科口罩或 N95 医用防护口罩；去除颈部、胸部饰物和其他高密度物品（如内衣、拉链、扣子等）；进行呼吸屏气的训练。

（2）操作方法及程序：①患者站立于立位摄影架前，取后前位，两足分开，站稳；②人体正中矢状面与暗盒长轴中线重合，下颌略仰，使暗盒上缘超出两肩；③双肘屈曲，手背置于臀部，肘部尽量向前贴紧摄影架；④摄影距离为 150～180 cm；⑤中心线呈水平方向，经第 6 胸椎垂直射入暗盒；⑥深吸气后，屏气曝光。

（3）检查后消毒：按规范流程对扫描间和操作间进行消毒。

2）胸部前后位（移动床旁 DR）

（1）检查前准备：①技师为三级防护；②经过培训，熟练掌握穿、脱防护服等控制感染的措施；③明确清洁区、缓冲区、半清洁区、污染区；④认真核对检查会诊单及注意事项，明确检查目的和要求；患者检查应全程佩戴医用外科口罩或 N95 医用防护口罩；去除颈部、胸部饰物和其他高密度物品（如内衣、拉链、扣子等）；进行呼吸屏气的训练；⑤做好平板探测器或者 IP 板的防护，建议用塑料袋套上平板，使用后进行消毒处理。

（2）操作方法及程序：①患者取仰卧位或半卧位；②吸气闭气后摄片。

（3）检查后消毒：设备为专用机，不建议和其他病房混用，以避免交叉感染。按照操作顺序穿、脱防护衣物，清洁通过，将防护用品放置于黄色垃圾袋内，按要求处理。条件允许时，建议拍摄技师在隔离病区内待命工作 2 周，出隔离病区后在医院指定区域医学观察 14 天，确定无感染后再重返正常工作岗位。

参 考 文 献

［1］ 丁金立，章礽荫. 新型冠状病毒肺炎放射检查方案与感染防控专家共识（试行第一版）［J］. 新发传染病电子杂志，2020，5（2）：65-73.

［2］ 雷子乔，史河水，梁波，等. 新型冠状病毒（2019-nCoV）感染的肺炎的影像学检查与感染防控的工作方案［J］. 临床放射学杂志，2020，39（1）：12-16.

（向子云　吴政光　黄　旭　全江涛）

第三章 肺部影像解剖与肺部感染性病变常见影像征象

第一节 肺部解剖与高分辨率 CT 影像解剖

一、肺部解剖

肺位于胸腔内，形似圆锥形，具有一尖一底，两面三缘。

1. "一尖一底"

肺尖圆钝向上经胸廓上口突至颈根部，高出锁骨中线内侧 1/3 上方 2～3 cm。肺底与膈相贴，又称膈面，凹向上。

2. "两面"

肺与肋骨和肋间隙相邻的为肋面；内侧面朝向纵隔，又称为纵隔面，其中部偏后有一长椭圆形凹陷，称肺门，是支气管、肺动脉、肺静脉、支气管动脉、支气管静脉、淋巴管和神经管等进出肺的位置，这些结构被结缔组织包绕称为肺根。肺根内主要结构的排列从前向后为上肺静脉、肺动脉、主支气管；从上而下，左肺根为肺动脉、支气管、上肺静脉；右肺根为上叶支气管、肺动脉、下肺静脉。左、右下肺静脉位于肺根最下方。肺门周围有支气管肺门淋巴结；右肺门后方有食管压迹，下方有奇静脉沟。左肺门上方和后方有主动脉弓和胸主动脉的压迹。两肺门前下方均有心压迹，左肺明显。

3. "三缘"

包括前缘、后缘和下缘。肺的前缘和下缘薄锐，左肺前缘下肺有向外侧的凹陷，为左肺心切迹，肺下缘伸入肋膈隐窝内；肺的后缘钝，与脊柱相邻。

肺被肺裂分隔形成肺叶。左肺被自后上斜向前下的斜裂分为上、下两叶。右肺除斜裂外，还有水平裂，起自斜裂后部，向前到右肺内侧面，右肺被分为上、中、下三叶。

在胚胎发育过程中，一部分人出现额外的胸膜副裂，分隔肺组织形成的完整或不完整的肺副叶，使左二右三的肺叶构成出现变异。常见副裂包括奇裂、下副裂、上副裂和左侧水平裂。有 20% 的 CT 肺部可以见到副肺裂变异。其中以奇叶和下副叶变异较为常见。左肺出现中叶形成三个肺叶变异相对少见。副裂变异的临床意义在于副裂本身会影响病变的扩散范围和在肺部手术时对切除范围的设计。

两侧肺叶分别有同名的肺叶支气管进入。肺叶支气管进入肺内后再分为段支气管和亚段支气管，各级支气管向下反复分支，越分越细，最后止于肺泡。各级支气管分支构成支气管树状结构。每个肺段支气管及其所属的肺组织构成一个肺段。每一侧肺叶可以再细分为 10 个肺段。由于左肺上叶的尖段和后段及下叶的内基底段和前基底段支气管常共干发出，故左肺也可仅分为 8 个肺段。

二、肺部高分辨率 CT 影像解剖

高分辨率 CT（high resolution CT，HRCT）是诊断弥漫性肺疾病的基础，只有认识正常肺的 HRCT 影像，才能准确的鉴别正常与异常。以下总结了 HRCT 于肺部结构中的重要作用。

1. HRCT 可显示次级肺小叶（简称肺小叶）

肺小叶由小叶细支气管发出终末细支气管、呼吸性细支气管、肺泡管、肺泡囊和肺泡构成。小叶动脉行程伴随小叶细支气管，供应肺泡的毛细血管网。肺小叶是肺结构和功能的基本单位，以小叶间隔为边界，呈多边形，直径 1.0～2.5 cm。在肺周边或肺前内侧部分呈立方形或锥形，在肺中央更小且不规则。

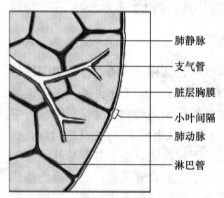

图 3-1-1　次级肺小叶线形图

肺小叶可以分为小叶核心、小叶实质和小叶间隔三个组成部分。小叶核心位于肺小叶的中心，由小叶细支气管和小叶动脉组成；小叶实质是小叶内肺泡及周围毛细血管网以及小叶内的肺动脉、肺静脉和细支气管的微细分支组成的功能性肺实质，受小叶中心间质支持。小叶间隔由包裹在肺小叶周围的薄层纤维隔膜、静脉和淋巴管构成，小叶间隔厚度为 0.10～0.15 mm（图 3-1-1）。

每个肺小叶包含 4～12 个肺腺泡（每个腺泡 4～8 mm，并由呼吸性细支气管供应）。HRCT 扫描中可以看到小叶中央动脉或其分支，表现为胸膜表面 1 cm 以内的点状或分支结构，直径约 0.5 mm（图 3-1-2）。正常人细支气管的可见度取决于其壁的厚度而不是直径。在 HRCT 上可见的最小小叶细支气管壁厚 0.1 mm，直径约 1 mm，在胸膜表面 1 cm 以内可见。终末细支气管和小叶内细支气管正常情况下在 HRCT 上不可见。

2. 肺的骨架 - 肺间质解剖

肺间质是疏松结缔组织的纤维网，对肺结构起支撑作用。肺间质是由三个相互交通的间质系统构成，即①中轴间质（支气管血管间质）和周围间质（胸膜下间质）构成。中轴间质包绕支气管血管束，从肺门延伸到肺周，和次级肺小叶的小叶中央动脉、支气

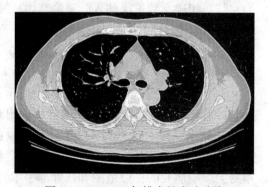

图 3-1-2　HRCT 扫描中的小叶动脉

HRCT 示小叶动脉（箭号）；正常的小叶细支气管在 HRCT 上不可见。

管周围包绕的小叶中央间质相延续；②周围间质位于脏层胸膜下，从胸膜面向内插入，形成了肺小叶的边缘（即小叶间隔）；③小叶内间质，小叶中央间质和周围间质之间是由小叶内间质（又称肺实质间质、肺泡间质）形成的纤维结缔组织网络。这三种间质共同构成肺连续的纤维骨架，保证肺结构的稳定性和功能性。

受空间分辨率的限制，HRCT 并不能清楚地显示正常的肺小叶结构。只有在小叶间隔增厚的病理情况时，HRCT 才可以较好地显示肺小叶的多边形结构（图 3-1-3）。

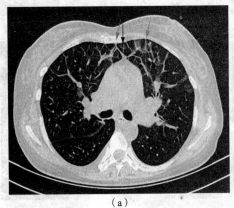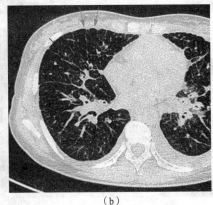

（a）　　　　　　　　　　　　　　　　（b）

图 3-1-3　肺间质病变，轴位 CT 肺窗

（a）增厚的小叶间隔围成的肺小叶的多边形外观（灰箭号）和（b）位于小叶中央呈点状的小叶中心动脉（黑箭号）。

3. 气道解剖

气道是逐渐变细的管状结构，气管是最大的管状结构，在隆突下分为左右主支气管（图 3-1-4）。

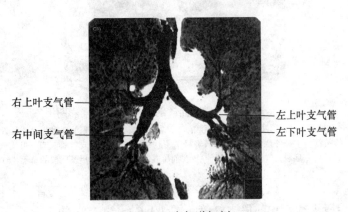

图 3-1-4　大气道解剖

右主支气管较左主支气管短，分为右上叶支气管和中间支气管。右上叶支气管分为尖段、后段、前段支气管。中间支气管分为右中叶支气管和下叶支气管，中叶支气管长 1～2 cm，分为内侧段支气管和外侧段支气管。下叶支气管很短，很快就分出向上的背段支气管，下叶支气管远端逆时针方向分为内、前、外、后 4 个基底段支气管（图 3-1-5）。

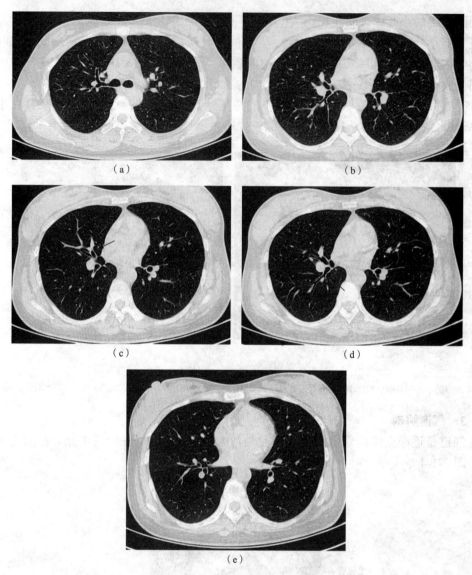

图 3-1-5 支气管横断面解剖（一）（见文前彩图）

（a）上叶前段支气管（蓝箭号）和后段支气管（黄箭号）；（b）右中叶支气管（细箭号）和下叶支气管（粗箭号）；（c）右中叶内侧段支气管（橘黄箭号）和外侧段支气管（黄箭号）；（d）右肺下叶背段支气管起自下叶支气管的后外侧（绿箭号）；（e）逆时针排列的下叶基底段支气管，内（黄箭号）、前（橘黄箭号）、外和后基底段的总干（红箭号）。

　　左上叶支气管长 2～3 cm，分为左上段支气管和舌段支气管。上段支气管长约 1 cm，分出尖后段支气管和前段支气管（图 3-1-6）。约 25% 的人上叶支气管分为尖后段、前段和舌段支气管。舌段支气管位于左上叶的下方，长 2～3 cm，分为上舌段和下舌段。左肺下叶支气管分为前内、外、后基底段支气管（图 3-1-6）。

　　气道分为传导区和呼吸区，终末细支气管支配次级肺小叶，终末细支气管以上均为传导区，呼吸性细支气管、肺泡管、肺泡囊及肺泡为呼吸区。支气管动脉比例

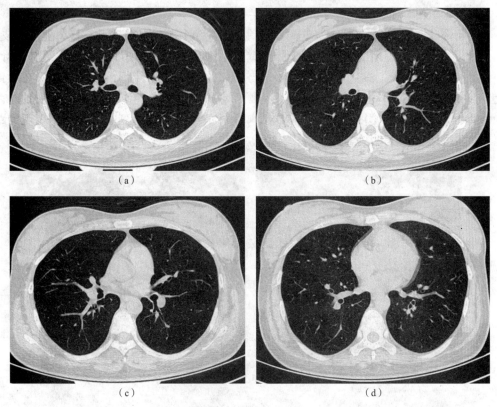

图 3-1-6　支气管横断面解剖（二）（见文前彩图）

（a）左肺上叶尖后段支气管（白箭号）和前段支气管（黄箭号）；（b）舌段支气管（蓝箭号）；
（c）左肺下叶背段支气管（红箭号）；（d）顺时针方向左肺下叶前内、外、后基底段支气管。

指支气管内径除以邻近的肺动脉的直径，正常值为 0.65～0.70，超过 1 即认为是异常（图 3-1-7）。支气管壁的厚度与直径的比例为 0.2。正常肺小叶内支气管壁厚 0.1 mm，HRCT 上观察不到。如果在肺周围区域（1 cm 内）观察到支气管结构，则表示支气管壁增厚或小气道扩张。

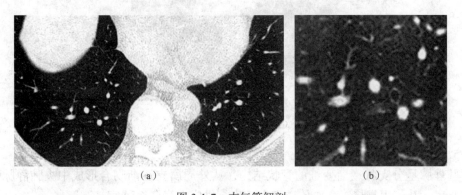

图 3-1-7　支气管解剖

（a）横断面 HRCT 和（b）局部放大图显示右下肺正常支气管和肺动脉（箭号）。

4. 肺动脉解剖

右心室发出肺动脉干，分为左、右肺动脉。左、右肺动脉分为叶、段、亚段分支。肺动脉逐级分支，逐渐变细，终止于肺泡壁的毛细血管网（图 3-1-8）。在次级肺小叶，小叶动脉位于中心位置，直径约 1 mm，与相邻的细支气管伴行，直径相似。在影像上，当成像垂直于肺动脉长轴时，表现为圆形或椭圆形阴影，当成像平行于长轴时表现为管状逐渐变细的密度增高影。在次级肺小叶的中心可以看到小叶动脉，表现为距离胸膜表面 1 mm 范围内点状影（图 3-1-9）。

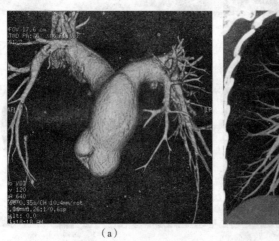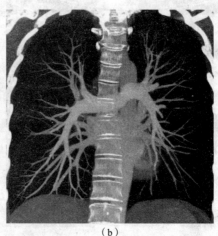

（a）　　　　　　　　　　　　　　　（b）

图 3-1-8　肺动脉解剖
（a）容积再现图；（b）最大密度投影图。

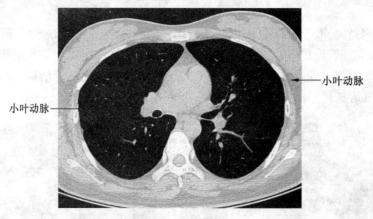

图 3-1-9　小叶动脉

5. 肺静脉解剖

肺静脉呈分支状逐渐变细的管状结构，从外周属支逐渐吻合形成中央肺静脉引流入左心房。其作用是将氧合血传送到左心房，供应全身各个器官。

肺静脉走行于肺单元（肺叶、肺段、肺小叶、肺腺泡）的周围，引流来自支气管血管壁毛细血管网、次级肺小叶的间隔静脉、肺泡毛细血管网及脏层胸膜的静脉。次级肺小叶的静脉引流肺泡毛细血管网、气道壁上支气管动脉来源的毛细血管网、胸膜的静脉。在 HRCT 上，当小叶间隔增厚时，在次级肺小叶的周围可以辨认小叶静脉，直径约 0.5 mm（图 3-1-10）。

6. 淋巴管

淋巴管是聚集在肺、胸膜、肺门和纵隔的淋巴组织的复杂网络，从胸膜腔、脏层胸膜和肺组织收集淋巴液。在大体上，淋巴管位于从气管到呼吸性细支气管水平，小叶间隔及脏层胸膜的结缔组织内。在次级肺小叶水平，淋巴管位于支气管血管周围（沿着小叶肺动脉和小叶气道直到呼吸性细支气管水平），小叶间隔内以及脏层胸膜下。在 HRCT 上，次级肺小叶的淋巴管不可见。当淋巴管病变时，可以通过辨认次级肺小叶的边界来确定小叶间隔和胸膜下的淋巴管，辨认小叶动脉的位置来识别小叶中央的淋巴管（图 3-1-11）。

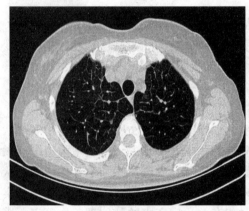

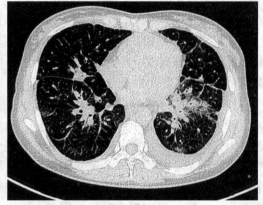

图 3-1-10　风湿性心脏病左心衰间质性肺水肿患者的肺动脉情况

肺窗 CT 示小叶间隔增厚，肺静脉扩张（箭号）。

图 3-1-11　癌性淋巴管炎

HRCT 显示淋巴管浸润性小叶间隔及叶间裂弥漫的结节状增厚，小叶中心结节及支气管血管束增粗。

参 考 文 献

［1］　葛内. 肺部高分辨 CT：解剖基础，影像特征，鉴别诊断［M］. 北京：人民卫生出版社，2010：10.

［2］　DIGUMARTHY S R, ABBARA S, CHUNG J H. Problem solving in chest imaging [M]. Philadelphia: Elsevier-Health Sciences Division, 2020.

［3］　OIKONOMOU A, PRASSOPOULOS P. Mimics in chest disease: interstitial opacities [J]. Insights Imaging, 2013, 4 (1): 9-27.

［4］　KAZEROONI E A. High-resolution CT of the lungs [J]. AJR Am J Roentgenol, 2001, 177 (3): 501-519.

［5］　WEBB W R. Thin-section CT of the secondary pulmonary lobule: anatomy and the image-the 2004 Fleischner lecture [J]. Radiology, 2006, 239 (2): 322-338.

（李　涛　时惠平　是德海　杨　立）

第二节　肺部感染性病变常见影像征象

影像征象是对疾病影像特点的高度概括总结，把复杂的影像表现予以直观形象地表达，在疾病诊断过程中具有非常重要的作用。一些典型征象具有很高的特异性，能提供关键的诊断线索，多数征象本身特异性不强，但可以明显缩小鉴别诊断的范围，结合其他临床资料综合分析，可以明显提高诊断准确性。

日益普及的多排CT，采用常规扫描就能够很容易地获得肺部高分辨率CT图像，利用多平面图像重组技术（MPR），可以在三个方向更加清晰地反映肺部病变的病理学特征。CT成像在肺部疾病诊断中的地位日益彰显。本节重点描述肺部感染病变相关的常见CT征象，简要论述肺部常见病变鉴别诊断相关的CT和X线征象；结合临床和病理学基础，讨论影像征象的鉴别诊断意义。

按影像征象和肺结构的关系，肺部影像征象大致分为肺实质相关性、肺间质相关性和支气管血管束相关性三大类。由于肺实质和肺间质结构的紧密连续性，实质病变和间质病变不好截然分开。为了叙述方便，本节按肺实质/间质病变相关征象和支气管血管束相关征象两个大类分别进行表述。

1. 肺实变（consolidation sign）

肺实变是指肺泡腔内的气体被液体、血液、细胞或其他物质所代替的一种病理状态，影像学表现为致密的密度增高影。实变病灶的范围大小不一，可表现为边缘模糊的腺泡样结节（气腔结节）致密阴影，或由腺泡结节融合成斑片状肺小叶性或大片状节段实变；在大片实变病灶周围常可见到尚未融合的腺泡结节影。感染性病变是肺实变的常见病因，病变密度和致病因素、病变时相有关；病变内的肺纹理（血管束）模糊不清；实变病变不伴有肺体积缩小征象。

肺实变是肺部感染最常见的影像征象之一。急性期肺炎性实变的边缘模糊，慢性期病变边缘则逐渐清楚；受到叶间裂阻隔的病变边缘清晰锐利。在肺炎早期或吸收消散期，病变可呈现磨玻璃影或密度较低的不均匀实变影，在进展期则逐渐转为密度均匀的致密实变阴影；肺炎性致密实变区内常混杂存在小片状局灶性透亮影（肺泡充气征），常见光滑柔顺的空气支气管影；CT增强后病变内可见明显强化的柔顺血管影（CT增强血管造影征）。大叶肺炎肺实变见图3-2-1。

理化性刺激因素、机体免疫异常、肺循环障碍等非感染因素也是肺实变的常见原因；淋巴瘤浸润和肺炎型肺癌也可出现肺实变样改变。对肺实变的病因鉴别诊断中要结合临床资料综合分析。急性感染性肺炎常伴有发冷发热、全身不适、咳嗽、咳痰和相关的实验室检查异常。病毒性肺炎主要以间质性肺炎病变为主要特点，细菌性肺炎常见节段性气腔实变特征；理化因素损伤性肺炎，如创伤性湿肺、放射性肺炎等病因比较明确，肺循环障碍引发的肺实变，如心源性肺水肿和肺栓塞等伴有相应的临床症状。综合分析影像资料和临床症状体征，结合实验室检查等临床资料多可以获得明确的病因诊断。

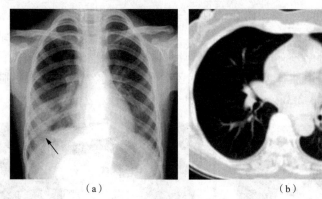

图 3-2-1　大叶肺炎肺实变

胸部正位 X 线片（a）示右下肺野大片实变影，肺纹理模糊（箭号）。

CT 肺窗（b）示左肺节段性实变，边缘模糊，可见支气管充气征（箭号）。

（1）气腔结节（airspace nodule）：气腔是指肺的含气部分，包括呼吸细支气管，但不包括单纯的传导性气道，如终末细支气管。气腔结节的同义词是腺泡结节，是指起源于腺泡气腔的致密性结节。气腔结节属于典型的小叶中心性结节，沿小叶核心周围分布；病理基础为呼吸性细支气管周围气腔实变。在 CT 图像中，气腔结节表现为直径 5～10 mm 的圆形或花瓣形小叶中心性结节，或表现为均匀软组织密度或磨玻璃密度，病变边缘不清，和胸膜有数毫米的间隔。气腔结节见图 3-2-2。气腔结节多提示为细菌性炎症、病毒性炎症和过敏性肺炎、尘肺等气道源性病变，也可见于肺泡出血、弥漫性肺泡细胞癌和血管炎性肉芽肿等病变。病因的鉴别诊断必须综合分析影像特点和其他临床资料。

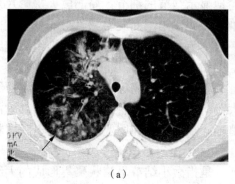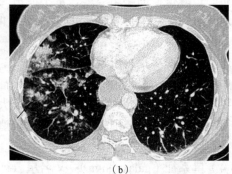

图 3-2-2　气腔结节

（a）支原体肺炎：CT 肺窗显示右肺多发气腔结节病变，边缘模糊，结节和胸膜存在数毫米的间隔（箭号）。

（b）吸入性肺炎：CT 肺窗显示两肺多发小结节样病变，边缘模糊，部分结节融合呈小片状病变（箭号）。

（2）树芽征（tree-in-bud sign）：是由于终末细支气管周围炎及其远端气道扩张和黏液嵌塞形成的类似"春天树枝发芽"的征象。树芽征是小气道感染性病变的典型影像征象。小气道直径小于 2 mm，管壁厚度小于 0.1 mm，正常情况下 CT 不能显示。在小气道周围炎合并终末细支气管管腔黏液栓的病理情况下，病变的小气道在薄层 CT 表现为直径 2～3 mm 的软组织密度微小结节和与之相连的分支线状细线状影，构成致密性"Y"形和"V"形影像征象。树芽结节和气腔结节同属于小叶中心性结节，但两种病变在肺泡结构的部位不同。树芽结节较小，是病原体感染累及小气道的结果。最典型树芽征见于继发性肺结核肺内支气管播散灶和弥漫性泛细支气管炎病例；在吸入性肺炎、支原体肺炎、细菌性肺炎和肺部真菌感染病例中也较常见；病毒性肺炎很少出现树芽征。树芽征见图3-2-3。

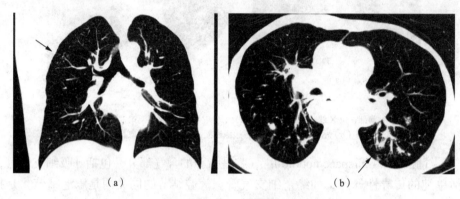

（a）　　　　　　　　　　　　　　（b）

图3-2-3　树芽征

（a）浸润型肺结核：冠状面肺窗CT示肺内树芽状支气管播散灶（箭号）。

（b）吸入性肺炎：轴位肺窗CT示肺内小片树芽状病变（箭号）。

（3）粟粒结节（miliary nodule）：粟粒结节表示肺内弥漫分布的多发的微小结节，直径1～3 mm，主要沿血管周围分布，在胸膜面和肺裂表面和小叶间隔则较少分布。粟粒结节意味着疾病的血行播散。最常见于血性播散型肺结核，也见于真菌病的血源性播散。胸片可见两侧肺野的透亮度下降，在云雾状磨玻璃影背景中，隐约可见弥漫性分布的边缘模糊的小结节影，常不能清楚地显示结节的细节；局部放大摄影片可以较好地分辨弥漫分布的粟粒结节影。CT图像中，两侧肺野可见弥漫性分布的多发微小结节，结节边界欠清晰，密度均匀，大小一致。免疫功能低下的患者感染组织包浆菌病或球孢子菌病后也可出现肺部粟粒结节。肿瘤病变也可以发生肺部粟粒样转移性结节，如甲状腺癌、黑色素瘤、绒毛膜癌、肾细胞癌、乳腺癌等。通常转移性粟粒结节直径要比结核结节大，边缘较清晰，结节大小不均。尘肺患者也可以出现肺部弥漫性分布微小结节，密度差别较大，边缘比较清晰。临床病史和职业病史有助于肺粟粒结节的鉴别诊断，见图3-2-4。

（4）星系征（galaxy sign）：又名星云征，是指微小结节呈簇状聚集形成的大结节及其周围散在的簇状分布的多发微小结节一起构成星系状的影像征象。星系征属于微小结节聚集征的一个类型。其病理机制是无数非干酪性肉芽肿微小结节向心性聚集构成星系中央的大结节，多个密集的微小结节分散围绕在大结节的周围区域；中央区域的肉芽肿结节的数量比周围区域更密集。肉芽肿主要由类上皮细胞、郎汉斯巨细胞、Schaumann小体和星形小体组成。在HRCT平扫图像上，星系征的大结节由无数小结节聚合而成，周围围绕多个散在或簇状分布的微小结节，伴有向中心融合趋势。星系征是结节病的典型表现，但也可见于活动性肺结核。结节病除星系征外，肺部的微小结节主要表现淋巴管周围优势分布特点，常合并两侧肺门淋巴结对称性增大；结核病的星系征常合并有树芽征；而结节病一般不伴有树芽征。星系征见图3-2-5。

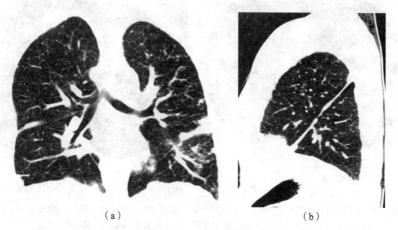

(a)　　　　　　　　　　　　　　　(b)

图 3-2-4　急性血源性播散型肺结核

重建冠状面（a）和矢状面（b）CT 肺窗显示两肺弥漫性均匀分布的大小和
密度一致的微小结节影，边缘欠清晰。

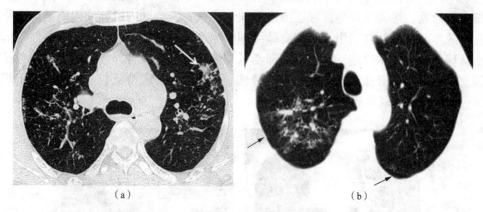

(a)　　　　　　　　　　　　　　　(b)

图 3-2-5　星系征

（a）结节病：横断面肺窗 CT 显示左肺大结节和周围密集的小结节构成的星系样病变（箭号）；两肺多发小结节沿支气管血管束周围和胸膜分布；纵隔和肺门淋巴结肿大。（b）活动性肺结核：横断面肺窗 CT 显示右肺星系状病变（长箭号）和左肺的小片树芽状结节病变（短箭号）。

（5）烟花征（firework sign）：也称之为"菊花征"。是由多发的小叶中央型结节成簇状聚集形成的一种影像征象，外形类似烟花样。烟花征是活动性肺结核的一种特殊表现，多数同时伴发树芽和空洞等结核常见征象。其病理基础为结核菌沿小气道播散并累及相应的肺泡，在终末气道和肺泡腔形成的干酪性肉芽肿。近来发现，在新型冠状病毒肺炎早期阶段也可出现单发或多发的烟花状的腺泡样磨玻璃影病变，随病程进展病变融合成斑片状磨玻璃影。结节病的丛集微小结节偶尔也可形成烟花样外观的病变；沿淋巴管周围分布为主的丛集状微小结节影合并对称性肺门淋巴结肿大有助于结节病诊断。烟花征见图3-2-6。

（6）暴风雪征（snowstorm sign）：肺暴风雪征是指双肺多发弥漫分布的絮状、结节状和斑片状密度增高影，部分可融合成团片状。病理基础是肺泡腔内气体被渗出性液

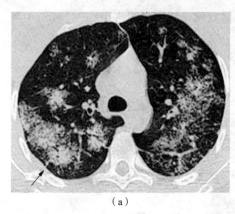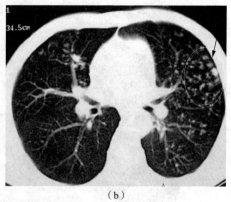

（a）　　　　　　　　　　　　　（b）

图 3-2-6　烟花征

（a）活动性肺结核：CT 肺窗示两肺散在的斑片状烟花样病变（箭号）。（b）活动性肺结核：CT 肺窗示，肺腺泡结节聚集
形成的烟花状征（环形圈）；两肺可见分散存在的树芽状病变（箭号）。

体或其他物质所取代形成的病变。典型暴风雪征常见于肺脂肪栓塞综合征。长骨骨折或软组织挫伤等因素导致大量脂肪滴沿着血流进入肺部，导致大面积肺部微小血管和毛细血管栓塞，患者出现急性呼吸困难和缺氧症状，两侧肺内沿肺纹理周围出现弥漫性分布的絮状和团片样阴影，可伴有肺纹理增粗和边缘毛糙。也可见于血源性的肺弥漫性转移瘤，如甲状腺癌、肾癌。肺部暴风雪征不具有病因特异性。鉴别诊断包括脂肪栓塞综合征、血源性粟粒样肿瘤肺部转移、急性血源播散性粟粒型肺结核、组织胞浆菌病等病变。暴风雪征见图 3-2-7。

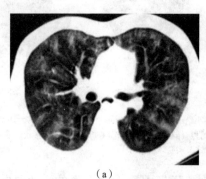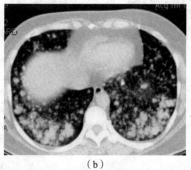

（a）　　　　　　　　　　　　　（b）

图 3-2-7　暴风雪征

（a）长骨骨折后肺脂肪栓塞：CT 肺窗示两肺弥漫性分布的斑片状磨玻璃影，边缘模糊。（b）弥漫性肺泡癌：CT 肺窗示
两侧肺大小不一的棉花团状结节影，背侧部分病变融合。

（7）磨玻璃影（ground-glass opacity，GGO）：肺内 GGO 是指 CT 图像上的云雾状密度的阴影，其内的肺血管束边缘仍可辨认。胸部平片对 GGO 病变显示效果不佳。肺 GGO 的病理基础是各种致病因素导致的肺泡壁炎症、肺泡壁间质增厚、肺泡腔塌陷或肺泡腔内气体被液体、细胞或组织碎片等物质部分填充，使得肺泡腔透明度降低。GGO 病变可以呈结节状或斑片状或两肺弥漫性大片阴影。GGO 病变是非特异的，见于各类肺部炎症、肿瘤或特发性病变。GGO 病变和肺实变只是病变的密实程度不同，随着病程的发展，两者可以相互转换。肺炎病灶可由早期的 GGO 密度进展为肺实变密度；吸收消散期，致密实变病变区逐渐转为 GGO 病变。斑片状 GGO 病变常提示病变具有活动性，常见于病毒、肺孢子菌、支原体和细菌等病原体感染性肺炎，也见于间质性肺水肿、肺泡出血、过敏性肺炎或特发性间质性肺炎等非感染性病变，经过有效治疗后 GGO 病变可全部或部分吸收。如果 GGO 病变合并牵拉性细支气管扭曲扩张和病变体积的萎缩征象时，则提示病灶内存在慢性纤维化过程，吸收时间慢，治疗效果较差。结节状 GGO 则多见于感染性炎性肉芽肿结节或早期肺癌，GGO 结节的边界多比较清晰。磨玻璃影见图 3-2-8。

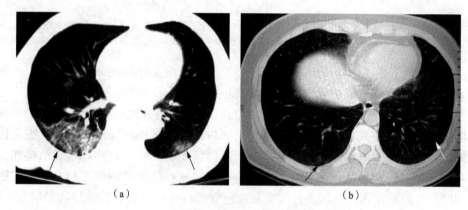

（a）　　　　　　　　　　　　　　（b）

图 3-2-8　磨玻璃影

（a）新型冠状病毒肺炎：CT 肺窗示两肺胸膜下斑片状混杂 GGO 病变，穿行血管增粗（箭号）。（b）隐球菌肉芽肿结节：
　　CT 肺窗示两肺多发大小不一的 GGO 结节，结节密度浅淡，和肺血管束关系密切（箭号）。

（8）晕征（halo sign）：又称晕轮征。晕征是一种肺部 CT 影像征象，是指在肺结节或肿块周边环绕的磨玻璃密度的月晕状阴影。晕征的病理基础是病灶周围微小血管栓塞和肺泡出血，或者是肿瘤细胞向邻近肺泡浸润。最初晕征用于对侵袭性肺曲霉病的描述，被认为是侵袭性肺曲霉菌病的特有征象。后来发现，肺部的晕征并无特异性；晕征除常见于肺部真菌感染病变外，也可见于肺部其他细菌感染性结节、肿瘤以及肉芽肿类病变。如不典型浸润性肺结核、隐源性机化性肺炎、周围型肺癌、韦格纳肉芽肿结节等病变均可伴发晕征。晕征的出现不能明确疾病的病因诊断，但是结合临床病史综合分析，可以明显缩小鉴别诊断的范围。晕征多见于侵袭性肺曲菌病、毛霉菌病、肺念珠菌病和球孢子菌病等真菌感染。在免疫抑制或缺陷的患者中，肺部结节伴发晕征强烈提示肺部侵袭性肺真菌感染。通过对侵袭性曲菌病患者的系列 CT 扫描研究显示，在侵袭性曲菌病的早期，晕征出现频率最高。在发病第 1 天的晕征出现率达 80% 左右；在第 3 天、7 天、14 天，晕征出现率分别为 68%、22% 和 19%；随着时间推移，在晕征出现频率逐渐降低的同时，空气新月征的出现频率则不断增加。一般而言，感染性病变的晕 - 肺界面常不清楚，肿瘤病变的晕 - 肺界面多比较清楚。结合晕征的变化规律和晕 - 肺界面的清晰度观察，有助于良恶性病变的鉴别诊断。晕征见图 3-2-9。

（9）反晕征（reversed halo sign）：是指病变周围的完整或不完整的致密带环绕磨玻璃密度中心区域的一个 CT 影像征象。也有人称为环礁征（atoll sing）和仙女环征

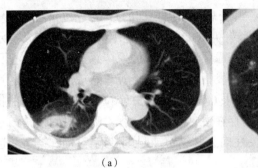
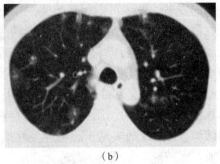

（a）　　　　　　　　　　　　　（b）

图 3-2-9　晕征

（a）肺曲霉菌病：CT 肺窗显示右侧肺部背段团块状实变病灶，内部夹杂小斑片低密度灶，周边环绕环状晕影，晕 - 肺边界模糊。（b）隐球菌肉芽肿结节：CT 肺窗示肺内多个磨玻璃密度结节，周围环绕淡薄的 GGO 晕环；晕 - 肺界面较清楚。

（fairy ring）。为了表述的统一性，2008 年美国弗莱施纳（Fleischner）学会公布的胸部影像术语词典中，反晕征和环礁征、仙女环征统一称为反晕征。反晕征周围包绕的环形致密带不少于 3/4 周，环带厚度不少于 2 mm。反晕征在 1996 年最先报道于隐源性机化性肺炎患者，认为其具有诊断特异性。后来发现，本征亦可见于肺结核、细菌性肺炎、病毒性肺炎和肺曲霉菌病等多种疾病。不同病变的反晕征在病理组织结构和临床意义各不相同。隐源性机化性肺炎的中心磨玻璃样密度区为肺泡间隔的炎症和细胞残骸，周围的环形致密影为气腔炎性实变和肺泡管内机化性肺炎；在结核病和结节病中，中央磨玻璃影为非特异性渗出性炎症，周围包绕的致密环则由多发密集的微小结节肉芽肿构成。在肺真菌病中，肺毛霉菌感染常出现反晕征，其中央磨玻璃影区为大量真菌菌丝和小血管梗死出血区，周围致密环为肺泡炎性和纤维性渗出实变和出血病变混合区。反晕征经常提示病灶处于活动状态。反晕征不具有诊断特异性，感染性病变常见于侵袭性肺真菌病和肺结核等，非感染性病变常见于隐源性机化性肺炎、结节病和肺血管炎性病变。也可于细菌性肺炎和淋巴瘤或肺癌治疗过程中出现。鉴别诊断需要结合临床病史和反晕征出现的时机进行综合分析。反晕征见图 3-2-10。

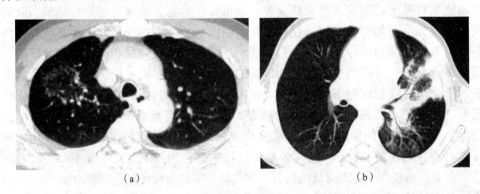

（a）　　　　　　　　　　　　　（b）

图 3-2-10　反晕征

（a）隐源性机化性肺炎：CT 肺窗示右肺病变的中央区为磨玻璃影，周围环绕不均匀略高密度带状阴影；穿刺活检病理提示机化性肺炎；采用激素治疗后病变消散。（b）左侧大叶肺炎：吸收消散期，CT 肺窗显示大片实变内出现环绕磨玻璃影的反晕征。提示病变消散过程存在区域性差异，并无诊断特异性。

（10）铺路石征（crazy paving sign）：在肺部薄层 CT 或者高分辨率 CT 上表现为斑片状 GGO 病变内合并有光滑的细线状网格影，好似由石头块铺成的小路。铺路石征首先由默奇（Murch）等于 20 世纪 80 年代在肺泡蛋白沉积症病例中发现。在肺泡蛋白沉积症中，铺路石征相应的病理改变多为肺泡内富含磷脂蛋白样物质和希夫（Schiff）阳性物质充填，并沉积在小叶内和小叶间隔导致小叶间隔增厚所致；后来发现，病原体感染累及肺泡壁、肺泡间隔和小叶间隔时也可出现。铺路石征是一种肺部非特异性征象，不仅见于肺泡蛋白沉积症患者，在其他肺间质性病变和感染性病变，如病毒性肺炎、肺孢子菌肺炎、急性呼吸窘迫综合征（ARDS）、肺出血、嗜酸性粒细胞性肺炎等 CT 图像中也可以出现。感染性病变的网格状细线影比较模糊，非感染病变的网格状细线影边缘较清晰。铺路石征的鉴别诊断要密切结合临床资料。当患者两肺显示典型的片状网格状铺路石征、肺部病变明显但临床症状相对较轻时，强烈提示肺部蛋白沉积症的诊断。铺路石征见图 3-2-11。

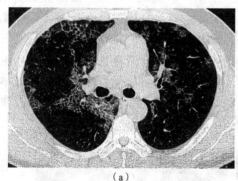 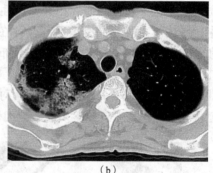

（a） （b）

图 3-2-11 铺路石征

（a）肺泡蛋白沉积症：中年男性，慢性干咳伴轻度气短半年。CT 肺窗显示两肺多发斑片状铺路石状病变影。

（b）甲型流感病毒肺炎：CT 肺窗示右侧上肺斑片状 GGO 病变和边缘较模糊的铺路石征。

（11）蜂窝征（honeycomb sign）：指高分辨率 CT 显示胸膜下区多发密集的小含气囊腔，囊壁较厚，分界清晰。病理学可见肺泡壁和周围间质严重的纤维化破坏，肺腺泡结构全部丧失，肺泡管和肺泡囊壁纤维化合并囊腔牵拉性扩张，构成大量分隔清晰的囊状厚壁气腔。囊腔直径从几毫米到几厘米不等，壁厚薄不一，内衬化生的支气管上皮。蜂窝征代表肺实质纤维化改变的终末期，是肺结构的完全破坏。在高分辨率 CT 图像，蜂窝肺表现为胸膜下区密集的囊状空气腔隙，病变区在连续多个 CT 层面出现，壁厚薄不一，囊壁间分界清晰，含气囊腔大小不一，直径 3～10 mm，偶然合并肺大疱囊腔病变。病变区内可见细支气管牵拉性扭曲扩张，可以合并不同程度的 GGO 病变背景。肺部高分辨率 CT 显示的肺蜂窝样改变和病理组织学镜下所见的病变形态基本相似；HRCT 所见是特发性肺纤维化确定诊断的最重要证据。继发性肺纤维化也出现蜂窝征，其蜂窝的囊腔较小，病变范围也较小，病变分布范围和继发性病因有关。结合既往病史和蜂窝的特点有助于鉴别诊断。蜂窝征见图 3-2-12。

（12）肉冻征（headcheese sign）：胸部 CT 图像中，肺内正常肺密度区、磨玻璃样致密影区域和低密度灌注区镶嵌分布构成的地图样改变，类似于肉冻切面外观。病理

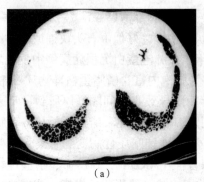
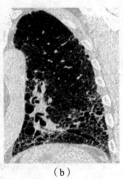

（a）   （b）

图 3-2-12　蜂窝征（特发性肺纤维化）

（a）横断面肺窗：HRCT 示两肺底部胸膜下区可见密集的微小含气囊腔，囊壁清晰。（b）冠状面肺窗：HRCT 示胸膜下区
密集的小囊状气腔和细支气管牵拉性扭曲扩张，病变在上肺部较轻，下肺部较重。

机制是由于肺实质浸润性病变与小气道炎性阻塞性病变同时存在，浸润性病变以累及肺实质为主，也累及肺间质；小气道炎性病变导致细支气管管腔狭窄性空气潴留。CT图像中，肺内有多种不同密度区混合存在，斑片实变影、磨玻璃影、更低密度气体潴留区和正常肺密度区呈地图样镶嵌状分布。本征主要见于亚急性过敏性肺炎，也可见于不典型病原体导致的肺部炎症，如支原体肺炎和病毒性肺炎。肉冻征影像提示肺部弥漫性轻度渗出病变合并小气道病变，对病因诊断不具有特异性。病变性质需要结合临床症状和实验室检查进行鉴别诊断。肉冻征见图 3-2-13。

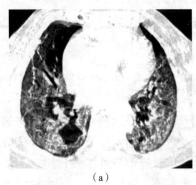
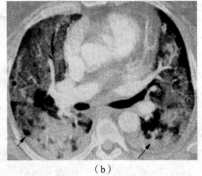

（a）   （b）

图 3-2-13　肉冻征

（a）新型冠状病毒肺炎和（b）支原体肺炎：CT 肺窗显示肺内镶嵌状分布的不同密度病变区。
短箭号示小片气体潴留影；长箭号示地图状分布的斑片状实变、GGO 和气体潴留影。

（13）马赛克灌注征（mosaic perfusion）和空气潴留征（air trapping）：马赛克灌注征是指由于肺局部血液灌注异常而出现的肺部弥漫性密度不均区域。CT 图像表现为不均匀的异常透亮影和斑片状的磨玻璃影呈马赛克状镶嵌分布的 CT 征象。肺血流灌注较低区域内血管变细，血流减少，受肺通气血流比例影响，相应区域的肺密度减低，呼气相不伴有空气滞留样透亮区。空气滞留征是指小气道病变导致的小气道通气不畅，在呼气相 CT 出现斑片状透亮区和淡薄磨玻璃密度区域镶嵌分布的征象。斑片状透亮区代表小气道阻塞的气体潴留区，磨玻璃影反映的是正常肺结构密度。空气潴留征是小气道病变典型的间接 CT 征象。马赛克灌注和空气潴留征常并行存在，只有在呼气相才能更好地显示空气潴留的实际状态。马赛克灌注征和空气潴留征见图 3-2-14。

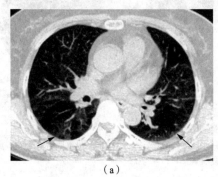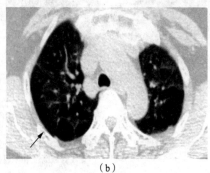

（a）   （b）

图 3-2-14 马赛克灌注征及空气潴留征

（a）马赛克灌注征：CT 肺窗示肺内透亮区内的血管变细（箭号）。（b）空气潴留征：呼气相 CT 肺窗示空气潴留区为斑片状的透亮区（箭号）；正常肺组织为淡薄的磨玻璃影，肺血管无明显改变。

（14）分叶征（leaf separation）、毛刺征（spurs）、胸膜牵拉征（pleural distraction）和支气管截断征（bronchus truncation）：这些征象主要用于描述肺结节或肺肿块的边缘征象。分叶征是结节或肿块边缘轮廓呈多个弧形凸起构成的分叶状外观；毛刺征是指肺结节或肿块边缘向周围肺实质放射状伸展且不与胸膜相连的密集毛刺状影像征象。胸膜牵拉征是指结节或肿瘤的边缘伸出的长毛刺牵拉邻近的脏层胸膜向肺内凹陷的征象；支气管截断征是指支气管壁受结节或肿块的侵蚀破坏和压迫，使支气管腔在肿块边缘突然截断的征象；在肿瘤边缘截断的近端含气的支气管即为阳性支气管征。这些征象多见于恶性结节或肿块的边缘征象，其中以分叶征、密集短毛刺征和支气管截断征提示恶性的价值最大。这些征象可以单个出现，也可以是多个征象的组合。这些征象也见于慢性炎性结节、结核性肉芽肿等良性病变。良性结节较少出现分叶和支气管截断征，毛刺较长和数量较少。结合病变内部的密度和增强特点进行综合分析，可以提高结节病变性质的定性把握度。明确诊断需要病变组织的病理学检查。分叶征、毛刺征见图 3-2-15（a），胸膜牵拉征、支气管截断征见图 3-2-15（b）。

（15）界面征（interface sign）：正常情况下，胸膜下 / 纵隔脂肪与血管支气管等肺实质结构之间的界面是线样的、规则的。在肺间质纤维化时，支气管血管束周围间质增厚，肺实质回缩，在支气管血管束边缘或肺脏层胸膜面之间出现不规则的界面增厚，称为界面征阳性。界面征阳性见于肺间质纤维化疾病，提示肺间质增厚。如非特异性间质性肺炎、慢性过敏性肺炎。界面征见图 3-2-16。

（16）空气新月征（air meniscus sign）：空气新月征为肺部结节或实性病灶内出现新月形或环形气体密度影。空气新月征最常见于既存空洞或空腔内发生局限性曲菌球病。曲菌球体可以随体位变动，球体总是位于近地侧，空气裂隙总是位于球体上方。在侵袭性肺曲霉也常见空气新月征，曲霉菌血管炎性肺坏死组织和菌丝凝固成半球状，

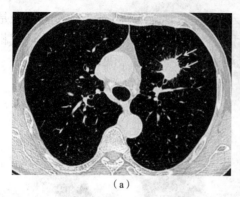
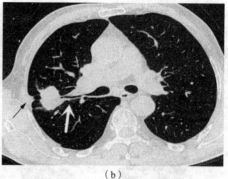

图 3-2-15　肺腺癌结节

（a）CT 肺窗示结节边缘的分叶征、毛刺征（白箭号）。（b）CT 肺窗示结节边缘的胸膜牵拉征（黑箭号）、
支气管截断征和阳性支气管征（白箭号）。

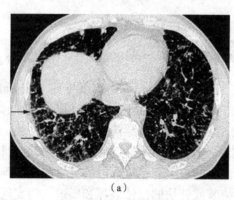
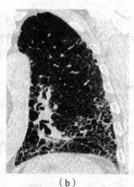

图 3-2-16　界面征（特发性间质性肺炎）

（a）横断面和（b）矢状面肺窗 CT 示胸膜面和支气管血管束周围之间的界面毛糙和不规则增厚（箭号）。

周围由裂隙状空气影包绕；坏死组织基部仍和空洞壁相连，不会随体位变动。侵袭性肺曲霉菌感染的早期，病变周围的毛细血管出血后出现月晕征；在病程一周左右，病变内炎性坏死物质逐渐通过支气管排出体外，空洞内气体包绕坏死物质和菌丝团，形成裂隙状空气新月征；气体位置不会随体位变化。空气新月征是诊断肺部真菌病的重要征象，本征的出现代表病变的局限化趋势。其他的肺部感染，例如干酪性肺结核、肺包虫病等病变也可出现空气新月征。空气新月征见图 3-2-17。

（17）空洞（cavitation）和气-液平面征（air-fluid level sign）：肺空洞是指肺内病变组织发生坏死后，经引流支气管排出体外并吸入气体形成的病变。空洞壁保留着原有病变的病理特征。根据空洞壁的形态，空洞可以分为 3 个类型：①虫蚀样空洞：病理上为大片坏死组织中的小空洞，为无壁空洞，是结核干酪性肺炎的典型征象。②薄壁空洞：空洞壁厚度在 3 mm 以下的空洞，病理上是纤维组织和肉芽肿组织构成洞壁的纤维空洞，常见于浸润性肺结核。③厚壁空洞：洞壁较厚，多在 5 mm 以上；厚壁空洞在纤维空洞肺结核、肺脓肿和肺癌均可以见到。结核性空洞周围常有卫星病灶，肿瘤性空洞壁内凹凸不平，洞壁厚薄不一，呈现为偏心性空洞，外缘分叶状，边缘多发毛刺，瘤-肺界面清楚。干性空洞多见于结核性和肿瘤性空洞；空洞内出现气-液平面提

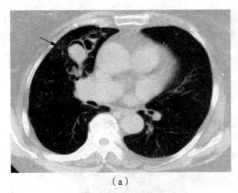
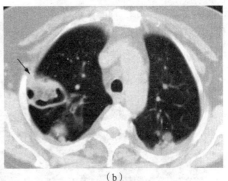

（a）　　　　　　　　　　　　　　　（b）

图 3-2-17　空气新月征

（a）支气管扩张症合并曲菌球病：CT 肺窗示囊状扩张的管腔内曲菌球和上方环绕的裂隙样气体影（箭号）。（b）侵袭性肺曲霉病：CT 肺窗示肺内多发结节状病变，肿块内坏死空洞的上壁呈半球状向腔内凸出（箭号），下方有裂隙状气体影包绕。

示空洞合并感染性病变。急性肺脓肿空洞外缘伴有模糊不清的炎性渗出影，边缘模糊不清。病变周围晕征合并空洞是侵袭性肺真菌感染重要的影像学特征。血源性肺脓肿时，在一侧或两侧肺野有多发的球形病灶，和肺纹理关系密切。病变内常可见气 - 液平面。肺脓肿破溃到胸腔后可并发脓胸，患侧胸部呈大片浓密阴影；若伴发气胸则可见胸膜腔气 - 液平面。病毒感染一般不会出现空洞和气 - 液平面征。空洞和气 - 液平面征见图 3-2-18。

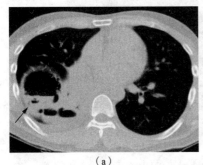
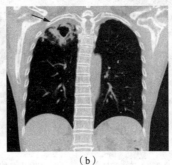
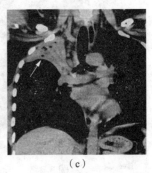

（a）　　　　　　　　　　　（b）　　　　　　　　　　　（c）

图 3-2-18　空洞和气 - 液平面征

（a）肺脓肿：横断面 CT 肺窗显示病变内多发空洞合并气 - 液平面（箭号）。（b）继发性肺结核：冠状面重建 CT 肺窗示右侧肺尖部厚壁干性空洞（箭号）。（c）右上肺干酪肺炎，冠状面重建 CT 纵隔窗示右肺上叶实变，肺体积收缩，其内可见多个无壁小空洞（箭号）。

（18）肺裂膨隆征（bulging fissure sign）：肺裂膨隆征是指肺内大量炎性渗出物使肺体积增大导致肺裂向外膨出或移位。肺裂膨隆征代表病变肺体积增大。典型征象常见于克雷伯菌肺炎大叶实变病例。由于肺炎早期即使用抗生素治疗使这一征象的出现率较低。与社区获得性克雷伯菌感染患者相比，医院内可以获得更早的抗生素治疗，使院内获得性克雷伯菌肺炎的肺裂膨隆征更少见。在非感染性肺部病变也可见到肺裂膨隆征，如大叶性肺炎型肺腺癌。肺裂膨隆征见图 3-2-19。

（19）反 S 征（Golden sign）：又称为横 S 征或倒 S 征。反 S 征由戈尔登（Golden）首先描述右肺门肿块伴右肺上叶肺不张出现的倒 S 形边缘的胸部影像，故反 S 征又称为 Golden 反 S 征。反 S 征上面外侧内凹的部分代表右肺上叶肺不张，下面内侧外凸的部分代表肺门肿块。反 S 征见于右侧中央型肺癌合并上叶支气管阻塞性肺不张患者，也可见于右侧肺门淋巴结肿大或纵隔肿瘤合并右肺上叶不张的患者。反 S 征见图 3-2-20。

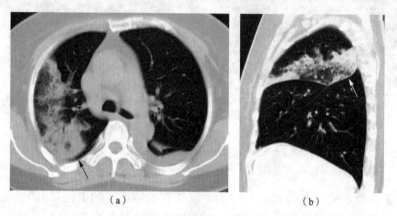

| （a） | （b） |

图 3-2-19　肺裂膨隆征（克雷伯菌肺炎）

（a）横断面和（b）矢状面重建 CT 肺窗示右肺大片混杂实变病变，肺斜裂向下膨隆（箭号）。

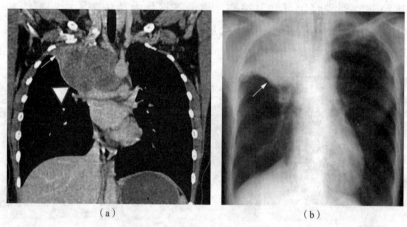

| （a） | （b） |

图 3-2-20　反 S 征（右肺中央型肺癌，肺门肿块合并上叶阻塞性不张）

CT 纵隔窗冠状位重建（a）和后前位胸片（b）图像显示右上肺肺不张下缘（白箭头）和外凸的肺门肿块（白箭号）。

（20）蝶翼征（butterfly sign）和反蝶翼征：蝶翼征又名蝙蝠翼征（bat wing sign）。以双侧肺门为中心对称分布的大片状致密影，肺门区密度较高、边缘模糊，而肺野外带相对正常，形似蝴蝶翼状。如果两肺大片致密阴影由外周胸膜下区向肺门方向扩展，病灶密度由外周带向中内带逐渐变淡，则成为反蝶翼征。经典蝶翼征象常用于正位胸片描述各种流体静力性急性肺水肿病变。CT 显示由肺门两侧对称或不对称的逐渐向外扩展变淡的肺致密阴影，肺尖和肺底及肺野外侧边缘部一般不受累及。本征象也可见于病毒性肺炎、支原体肺炎等感染性病变。反蝶翼征表示病变由肺野外带向内带进展。反蝶翼征主要见于病毒性肺炎、不典型肺水肿、机化性肺炎、慢性过敏性肺炎等。蝶翼征和反蝶翼征无特异性，鉴别诊断需要结合其他临床资料。如果蝶翼征合并重力分布现象常提示急性肺水肿。新型冠状病毒肺炎治疗过程中，出现蝶翼影像提示病变向肺门方向进展，预示病情危重。蝶翼征和反蝶翼征见图 3-2-21。

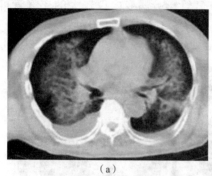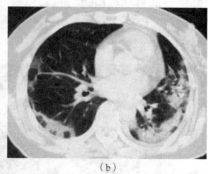

（a）　　　　　　　　　　　　　　　　（b）

图 3-2-21　蝶翼征和反蝶翼征

（a）急性心源性肺水肿：CT 横断面肺窗示两侧肺实质内蝶翼状密度增高影，病变由内向外侧分布，背侧病变密度较高；两侧胸腔少量积液。（b）新型冠状病毒肺炎：CT 肺窗显示病变由外向肺门方向延伸，呈反蝶翼状分布。

（21）白肺征（white lung）：白肺征是指由于两侧肺部弥漫性炎性或渗出性病变，胸部 X 线和 CT 表现为大片弥漫致密的白色阴影。最常见于各类病原体感染的重症肺炎和各种原因导致的急性呼吸窘迫综合征。致病毒力很强的病原体肺炎，如 H5N1 禽流感病毒性肺炎、部分 SARS 和新型冠状病毒肺炎患者两肺出现弥漫性肺泡炎和间质炎性损坏，大面积的肺组织实变，胸片显示大面积肺透亮度明显减低，CT 可见肺内弥漫性肺泡渗出实变和肺间质炎症。白肺也可见于创伤性湿肺、弥漫性肺泡出血综合征、新生儿肺透明膜病等病变。白肺征反映了终末期肺部的最严重损害，患者出现严重呼吸困难和重度低氧血症，病情危重，预后极差。白肺征见图 3-2-22。

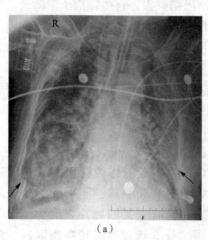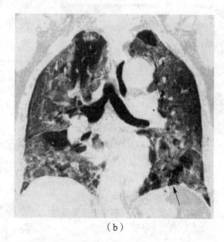

（a）　　　　　　　　　　　　　　　　（b）

图 3-2-22　白肺征（危重型新型冠状病毒肺炎）

（a）胸部 X 线片示两肺弥漫性混杂致密影，肺野透亮度明显减低（箭号）。
（b）CT 肺窗冠状位重建显示两侧肺部大片状混杂密度 GGO 病变，合并多发小斑片状小叶气肿（箭号）。

（22）支气管充气征（air bronchogram）：支气管充气征是指在肺实变的背景下，在实变区中可见到气体密度的支气管分支影。它是肺大叶炎症实变的常见伴发征象。主要见于大叶性细菌性肺炎、病毒性肺炎、肺水肿等渗出性病变或支气管不全性阻塞性肺炎等；病变中的空气支气管管壁光滑，分支走行自然。干酪肺炎和肺黏膜相关性淋巴瘤、大叶性黏液型肺癌也可以出现空气支气管影，病变内仅较大的支气管可见，管壁增厚僵硬扭曲，内壁凹凸不平，小的支气管分支不能显示，呈枯枝状支气管充气征。支气管充气征见图 3-2-23。

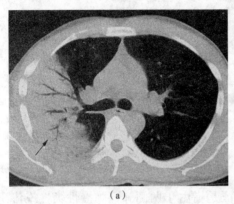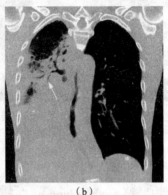

（a）　　　　　　　　　　　　　　　　　　　（b）

图 3-2-23　支气管充气征

（a）大叶性细菌性肺炎：横断面肺窗 CT 显示大片实变病灶内可见极低密度的充气支气管影，主干和分支走行自然，管壁光滑柔顺（箭号）。（b）肺炎型肺癌：冠状面重建肺窗 CT 显示大片实变病灶内枯树枝状扭曲的充气支气管影（箭号）。

　　（23）黑支气管征（dark bronchus sign）：指大片磨玻璃密度病变内见到明显"变黑"的充气的支气管影，提示病变内的支气管通畅。发生机制、基本临床意义和充气支气管征基本相同。本征常见于巨细胞肺炎和肺孢子菌肺炎患者。肺孢子菌肺炎的特征是两肺弥漫分布的大片磨玻璃密度病变，还可以出现小叶中心结节，较少出现胸腔渗出和淋巴结肿大。有些肺孢子菌肺炎，早期仅表现为两肺对称弥漫分布的浅淡 GGO 影，和吸气不足导致的两肺野密度略有增加的影像表现相似，容易导致漏诊；识别孢子菌肺炎 GGO 病变伴发的黑支气管影，有助于早期肺孢子菌肺炎的鉴别诊断。黑支气管征见图 3-2-24。

　　（24）黏液支气管征（mucous bronchogram）：又称为指套征（finger-in-glove sign），是支气管腔内黏液栓塞造成的影像征象，其病理基础是支气管内的黏液和脱落细胞形成的栓子导致管腔栓塞。在后前位 X 线胸片表现为起自肺门并指向外周的分支状或手指状高密度影。依被阻

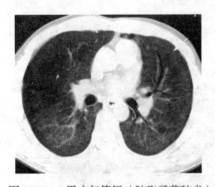

图 3-2-24　黑支气管征（肺孢子菌肺炎）

肺窗 CT 显示两肺弥漫性淡薄的 GGO 病变，胸膜下区可见弧形的线状低密度影；病变内可见黑色的支气管影（箭号）。

塞的支气管和切面的关系不同，CT 表现为边缘光滑的管状或圆形的软组织密度阴影。和切面平行的病变表现为长管状影，和切面垂直的支气管病变则为环形影。黏液栓咳出后可见阻塞的支气管变通畅，阻塞局部可以遗留支气管扩张。指套征是变应性支气管肺曲菌病常见的影像特征；支气管扩张症、慢性阻塞性肺病、支气管肺癌、支气管内膜结核、慢性肺炎和支气管异物也可以出现支气管黏液栓形成。黏液支气管征见图 3-2-25。

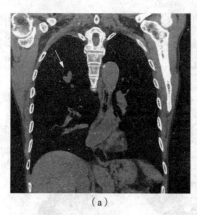 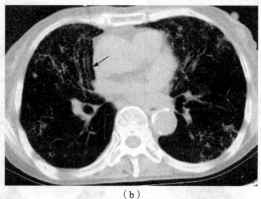

（a）　　　　　　　　　　　　　　　　（b）

图 3-2-25　黏液支气管征（变应性支气管肺曲菌病）

（a）冠状面纵隔窗：CT 显示肺内"Y"形支气管黏液栓致密影（箭号）。（b）横断面肺窗：CT 显示支气管黏液栓咳出后，局部支气管轻度扩张，支气管内壁毛糙（箭号）。

（25）关联血管征（feeding vessel sign）：又名供血血管征或树枝挂果征。是指 CT 肺部图像中肺动脉分支伸入肺结节或肿块的 CT 影像表现。在 HRCT 图像显示结节和血管的关系更加清楚。肺动脉血液主要是去氧血红蛋白，血氧含量明显低于肺静脉和支气管动脉。因此，肺结节的血供并不是来源于肺动脉，一般肺肿瘤性病变供血主要来源于支气管动脉分支，较大病变可在 CT 上显示供血血管，而较小病灶多不能显示。CT 显示的供养血管影并不是 DSA 显示的真正的肿瘤供养血管。研究表明，CT 影像所见的与病灶关联血管大多是被结节推移后沿着结节边缘走行的肺动脉，或是被肿块包绕的肺动脉，只有少数的肺结节内有明确的肺血管进入，且大多是肺静脉的分支。本征常见于脓毒性肺栓塞、血源性肺脓肿、肺隐球菌病和肺转移瘤等血源性病变，也常见于肺部韦格纳血管炎性肉芽肿结节。本征的特异性诊断价值不大。结合临床特点和影像特点能明显缩小鉴别诊断的范围。肺脓毒性肺栓子或血源性脓肿见于重度感染患者，病情较重，双下肺胸膜下区多发边缘模糊的结节影，结节常伴有空洞。肺部多发结节合并胸膜下区楔形实变影强烈提示肺脓毒性肺栓塞病变。关联血管征也是肺转移瘤的常见征象，结节通常以基底部和周围部为主，大小不一，结节界限清楚。韦格纳血管炎性肉芽肿是全身性病变，血液 ANCA 检测阳性，肺部常见大小不一的多发结节合并关联血管征，结节常伴有空洞影，空洞壁厚薄不一，结节变化较大，边缘常有细毛刺影。关联血管征见图 3-2-26。

（26）轨道征（tram track sign）和印戒征（signet ring sign）：是一种 CT 征象，分别表示扩张的支气管在平行切面和垂直切面上的两种影像征象，其临床意义相同。正常肺实质内的支气管和伴行的肺动脉直径相仿；在支气管扩张病变时，同层面中扩张的支气管管径超过了伴行的血管管径。在垂直支气管的 CT 图像中，管壁增厚并管腔扩张的支气管和伴随的肺动脉形成印戒样的表现。在平行支气管的 CT 图像，增厚的支气管管壁呈现平行的轨道样表现。本征通常见于柱状支气管扩张症；也见于肺囊性纤维化和慢性阻塞性肺疾病伴有严重的支气管扩张患者。扩张的支气管周围出现斑片状渗出或扩张管腔内出现气 - 液平面提示合并感染。扩张的管腔内曲霉菌定植，腔内可以合并出现曲菌球。轨道征见图 3-2-27。

（27）彗星尾征（comet tail sign）：指从胸膜下区球形病灶伸向同侧肺门的曲线样阴影，类似彗星的尾巴样的影像征象。本征是球形肺不张在 X 线平片或者 CT 图像中的常见表现。球形肺不张的机理尚不清晰，目前认为，形成球形肺不张的主要原因是局限性胸腔积液刺激邻近胸膜增厚，和局部肺组织卷曲收缩形成了球形肺不张，靠近球形肺不张的支气管血管束被动性牵拉变形构成彗星尾征。该征象是球形肺不张的典型征象，肺不张卷曲形成的肿块样病变贴近胸膜，伴有邻近的胸膜增厚和叶间裂移位，病灶边缘常见合并存在的空气支气管征。彗星尾征见图 3-2-28。

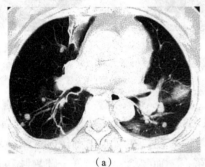
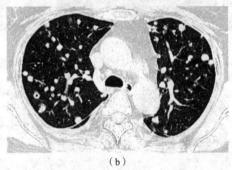

（a）　　　　　　　　　　　　　　　　　　　　　（b）

图 3-2-26　关联血管征

（a）脓毒血症肺栓塞：肺窗 CT 示肺内胸膜下区楔形实变和多发大小不一的结节影和供养血管征，病变边缘模糊。（b）血源性肺转移瘤：肺窗 CT 示肺内大小不一的多发转移结节病灶和供养血管影，结节内可见小空洞影，结节边缘较清晰。

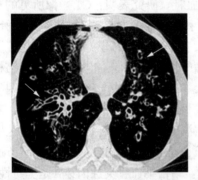
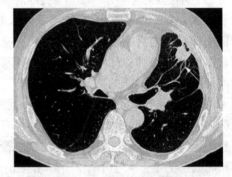

图 3-2-27　轨道征（支气管扩张症）　　　图 3-2-28　彗星尾征（球形肺不张）

横断面肺窗 CT 图像，扩张的支气管管壁增厚，　　　肺窗 CT 显示实性结节边缘多发扭曲的条索影和血管影
支气管断面呈印戒征和轨道征（箭号）。　　　　构成彗星尾征（箭号），结节邻近胸膜增厚。

（28）血管集束征（vessel convergence sign）：是指肺内结节 / 肿块病变周围的多支血管影向病灶方向扭曲聚集的征象。本征常见于直径 10 mm 以上的周围型肺癌结节。由于被肿瘤破坏的肺泡结构出现坍塌皱缩以及瘤体内部的纤维瘢痕性收缩，通过肺支架纤维结构牵引邻近的支气管血管束向瘤体方向聚拢。近肺门侧的血管集束多由血管支气管束构成，远肺门侧的血管集束则由扩张扭曲的小静脉血管组成。近来病理 - 影像对照研究显示，血管集束征的血管并非肺癌的供血血管，肺动脉多在结节边缘绕行，伸入瘤内的血管主要是肺静脉。本征也可以见于炎性假瘤、肺纤维化结节等良性病变。恶性的血管集束征多伴发结节边缘的分叶征、毛刺征、胸膜牵拉征、支气管截断和肺门淋巴结肿大等恶性征象。血管集束征见图 3-2-29。

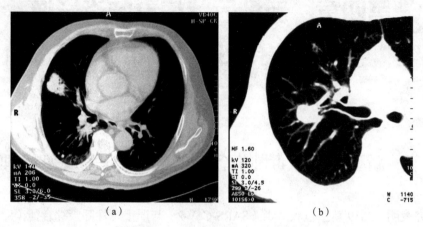

（a）　　　　　　　　　　　　　（b）

图 3-2-29　血管集束征（周围型肺癌）

横断面肺窗 CT 显示分叶状的肺结节，近肺门侧肺血管扭曲并向结节边缘聚拢，支气管截断，肺门淋巴结肿大。

参 考 文 献

［1］　KUMARESH A, KUMAR M, DEV B, et al. Back to basics- "Must know" classical signs in thoracic radiology [J]. J Clin Imaging Sci, 2015, 5 (1): 43-45.

［2］　KOO H J, LIM S, CHOE J, et al. Radiographic and CT features of viral pneumonia [J]. Radiographics, 2018, 38 (3):719-739.

［3］　WALKER C M, ABBOTT G F, GREENE R E, et al. Imaging pulmonary infection: Classic signs and patterns [J]. AJR, 2014, 202 (3):479-492.

［4］　HANSELL D M, BANKIER A A, MACMAHON H, et al. Fleischner Society: Glossary of terms for thoracic imaging [J]. Radiology, 2008, 246 (3): 697-722.

［5］　钟飞扬，张寒菲，王彬宸，等. 新型冠状病毒肺炎的 CT 影像学表现［J］. 武汉大学学报（医学版），2020，41（3）：345-348. DOI：10. 14188/j. 1671-8852. 2020. 0061.

［6］　寿毅，姜建隽，王海岩，等 . PET/CT 显像恶性单发肺结节边缘征象与所对应区域 18F-FDG 代谢程度的关系研究［J］. 国际放射医学核医学杂志，2018，42（2）：97-103.

［7］　SHI H, HAN X, JIANG N, et al. Radiological findings from 81 patients with COVID-19 pneumonia in Wuhan, China: a descriptive study [J]. Lancet Infect Dis, 2020, 20 (4): 425-434. DOI: 10.1016/S1473-3099 (20)30086-4 [Epub ahead of print].

［8］　CHIARENZA A, ESPOSTO ULTIMO L, FALSAPERLA D, et al. Chest imaging using signs, symbols, and naturalistic images: a practical guide for radiologists and non-radiologists [J]. Insights into Imaging, 2019, 10 (1): 114. DOI: 10.1186/s13244-019-0789-4.

［9］　LYNCH D A, SVERZELLATI N, TRAVIS W D, et al. Diagnostic criteria for idiopathic pulmonary fibrosis: a Fleischner Society White Paper [J]. Lancet Respir Med, 2018, 6 (2): 138-153.

［10］　ALVES G R, MARCHIORI E, IRION K, et al. The halo sign: HRCT findings in 85 patients [J]. J Bras Pneumol, 2016, 42 (6): 435-439.

（刘国瑞　李　涛　罗道首　欧陕兴）

第四章 新型冠状病毒肺炎影像征象识别与分析

第一节 新型冠状病毒肺炎各期的典型 CT 征象和病理基础

研究表明，2019 新型冠状病毒（SARS-CoV-2）与严重急性呼吸综合征（SARS）冠状病毒和中东呼吸综合征（MERS）冠状病毒同属于 β 属冠状病毒，具有很高的同源性。新型冠状病毒和 SARS 病毒的同源性在 85% 以上，两者的基因特征具有明显区别。

新型冠状病毒的致病机理和 SARS 病毒相似，病毒颗粒通过呼吸道进入肺泡内，病毒表面的 S 蛋白与人体 Ⅱ 型肺泡上皮细胞表面的血管紧张素转换酶 2（ACE2）受体结合后侵入人体。人体内多个器官细胞表面有 ACE2 受体表达；在人肺部 Ⅱ 型肺泡上皮细胞表面 ACE2 受体呈现明显优势表达，在 Ⅰ 型肺泡上皮细胞、气道上皮细胞和巨噬细胞等表达较少。肺泡 Ⅱ 型上皮细胞成为新型冠状病毒入侵人体的门户，肺泡结构成为病毒的首发重点攻击部位，造成肺泡和周围间质的急性炎性损伤。

目前，新型冠状病毒肺炎的病理学研究相对较少。比较组织病理学资料显示，新型冠状病毒肺炎的肺部病理学改变和 SARS 具有很大的相似性，但病变的程度相对较轻。对新型冠状病毒肺炎患者尸体解剖和肺部穿刺组织镜下病理学观察显示，患者肺部呈现不同程度的充血水肿和实变，肺组织斑片状或大片弥漫性出血坏死。镜下以纤维素性肺泡炎和肺泡间质充血肿胀为主要特点，Ⅱ 型肺泡上皮肿胀、增生，部分脱落，细胞内可见病毒包涵体；肺组织内见斑片状或灶性出血，肺泡腔内浆液性和纤维蛋白性渗出物和透明膜形成，肺泡腔内渗出物呈现不同程度的机化性和纤维化改变；肺泡内间质和核心间质炎性肿胀，肺泡间隔塌陷，小血管周围炎及小血栓形成；小气道黏膜上皮肿胀脱落，细支气管管腔狭窄，管腔内黏液栓子，局灶性肺泡过度充气膨胀。这些病理学特点构成新型冠状病毒肺炎的影像学表现的基础。

体外实验结果显示，新型冠状病毒 S 蛋白和 ACE2 受体的结合力明显高于 SARS 病毒，但其毒力相对较弱；因此，新型冠状病毒表现出更强的传染性和较轻的临床症状。目前认为，新型冠状病毒肺炎属于自限性疾病，绝大部分病例的预后良好，经过有效的对症治疗，肺内病变逐渐消散康复。合并糖尿病、慢性阻塞性肺病和高血压等并发症的老年病例病灶吸收较慢，也具有较高的死亡率。

目前，新型冠状病毒肺炎的影像 - 病理对照研究资料较少，期待陆续开展的临床 - 影像 - 病理学研究会有更多的资料报告，对新型冠状病毒肺炎病变特点和影像学特征的认识会更加深刻。胸部 CT 影像学在新型冠状病毒肺炎的诊断、病情评价和疗效分析方面具有重要价值；高分辨率肺部 CT 能够非常敏感地显示新型冠状病毒肺炎各阶段病变病灶的影像学特点，结合人工智能（AI）分析软件，可以清楚地识别病变在肺部的占比量，准确反映肺部病变的严重程度。

受到密度分辨率的限制，胸部平片对肺部斑片状 GGO 病灶的显示效果有限，对新型冠状病毒肺炎肺部病灶的漏诊率在 50% 以上；床边摄片具有简单、快捷、方便的优点，对重症病例出现的肺部大片实变病变的影像随诊复查具有很大价值。

新型冠状病毒核酸检测阳性是明确诊断的金标准；后期出现的血清特异性 IgM 阳性或 IgG 抗体滴度明显升高也是回顾性分析的重要依据。但是由于新型冠状病毒核酸检测的阳性敏感性相对较低，不少典型的感染病例经过反复多次核酸检测后才出现阳性反应得以确诊。新型冠状病毒肺炎患者的肺部影像学改变出现较早，且影像特点具有一定的相对特异性，结合流行病学资料和临床资料综合分析，胸部 CT 影像诊断在新型冠状病毒肺炎的早期筛查性诊断中显示了很好的敏感性和特异性，成为新型冠状病毒肺炎的早期筛查的重要方法。

根据国家卫生健康委员会"新型冠状病毒肺炎诊疗方案"，新型冠状病毒肺炎的临床病情分为轻型、普通型、重型和危重型 4 个类型，其中轻型和普通型占 85% 以上，重症病例占 10%～15%，危重病例占 5% 左右。危重病例主要见于有基础病变的高龄患者。在疾病发展的不同阶段，其影像学表现为不同特点。结合病理学和临床过程，影像学改变可以分为早期、进展期、重症期和吸收消散期 4 个阶段。大部分病例影像学呈渐进性演变过程。经过有效的临床治疗，病变进展到高峰后转入吸收消散期；少数重症病例和危重病例呈现暴发式快速加重进展模式，预后较差。

一、早期

早期见于病程的 3～8 天，中位数为 4～5 天。病毒颗粒由呼吸道攻击末端的呼吸性细支气管和肺泡细胞，由于呼吸性气道内气体的往复和振荡性波动，病毒和靶细胞的高结合力，病毒颗粒由肺泡孔向邻近的肺泡攻击浸润，干性咳嗽加剧了这个过程。病理表现为急性间质性肺泡炎，弥漫性肺泡上皮损伤，小叶融合性间质性肺水肿，少部分肺泡腔内可见透明膜形成和终末细支气管内黏液栓，肺泡壁和小叶核心间质及相应的轴心间质内纤维素样渗出物沉积，出现血管炎和血管周围炎。

早期病变的典型 CT 影像征象以肺外带胸膜下区多发或单发的斑片状磨玻璃影为主要表现。①单侧或双侧胸膜下区单发或多发的斑片状或结节状磨玻璃影，不按叶段分布，边界模糊；病变区域肺纹理边缘尚可分辨。影像特点反映了镜下病理所见的肺间质的水肿和肺泡内的少量渗出；②病变区穿行血管增粗，提示病毒侵犯中轴间质造成支气管血管周围间质的水肿。③少数病灶出现肺小叶间隔和肺泡间隔轻度增厚，早期阶段病灶很少出现铺路石征。④在病程较晚的病例中，GGO 病变呈进展性增多，斑片 GGO 病变和轻度实变病灶混杂出现，斑片病灶内不均匀性轻度实变，相应的支气管和血管边缘不易分辨；病变内出现条索影及铺路石征。实变区域提示病变内间质和肺泡内的渗出增多，病变处于进展期时相。

经过 7～10 天的临床治疗，大部分早期病例的肺部病变即可进入吸收期，病变逐渐吸收，但影像的好转落后于临床症状的好转。合并糖尿病、高血压并发症和慢性阻塞性肺病的高龄患者肺内病灶吸收较慢，少数病例也可以快速进展转为重症期。普通型病例的 CT 影像特点见图 4-1-1。

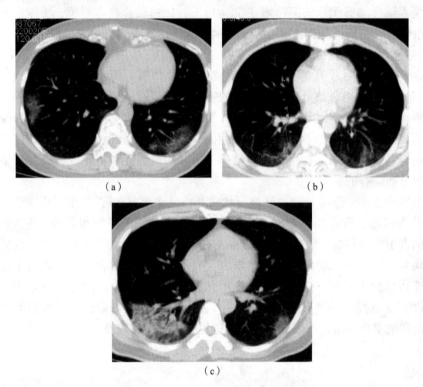

（a）　　　　　　　　　　　　　　　（b）

（c）

图 4-1-1　普通型病例 CT 影像

（a）和（b）显示两肺胸膜下区多发斑片 GGO 病灶，不按叶段分布，穿行血管增粗征。（c）较晚期普通型病例，肺部病灶表现斑片状混杂 GGO 及轻度实变影，肺纹理分辨不清，可见不典型的铺路石征。

　　少数病例无明显的临床症状但新型冠状病毒核酸检测阳性，肺部 CT 扫描可见一侧肺或双侧肺部出现单发或多发的小斑片淡薄的 GGO 病灶。这种亚临床型新型冠状病毒肺炎病例并不少见。绝大部分亚临床期病例病程较短，表现良好的自限性病变模式，其典型肺部 CT 影像表现为肺部外周带小片渗出病灶，累及范围不超过 2 个肺叶，以胸膜下区小片磨玻璃密度病灶为主，不会出现大片的混杂性实变病灶。在首次发现肺部病变后，间隔 3～7 天后进行复查，绝大多数病例的肺部病灶自行好转吸收，只有少部分病例肺部病变呈现进展期特点，病灶范围增多，患者出现发热、乏力、咳嗽等不适症状而进入临床期。

二、进展期

　　进展期代表了新型冠状病毒肺炎的动态发展的病理过程；多见于病程的第 7～14天。本期的临床症状较前加重，复查 CT 肺部的病变密度有增加，病变范围有增大趋势。肺部穿刺病理显示，本期间肺部的间质炎症加重，中心区域的肺泡腔内的炎性细胞、纤维素样渗出和脱落细胞构成的混合性炎性物质填充，边缘病灶炎症相对较轻，边界模糊不清。这种病理变化对应于普通型病例肺部 CT 的斑片样实变区域。在重症进展期病例中肺表面可见斑片状灰白色病灶及暗红色出血区域，切面可见大量黏稠的分泌物从肺泡内溢出。镜下病理显示，病灶内肺泡间隔渗出水肿明显加重，肺泡间隔破坏扭曲，肺泡塌陷，肺泡内弥漫性出血和纤维素渗出形成肺泡透明膜；末端气道的黏液栓子更加明显。危重患者的进展期病理变化对应于影像所显示的双肺多发的大斑片状磨玻璃影和混杂密度实变影、纤维条索影和空气支气管征。CT 影像学所见能够很好地反映肺部病灶的基本病理学特点。

在轻症和普通型病例的临床过程中，肺部 CT 复查时可以出现肺部病灶范围和密度的进展加重，病变数量增多和范围增大，伴有病灶密度的增加，但是病灶进展加重的程度相对较轻和进展缓慢。病灶密度以斑片状 GGO 为主，也可以出现 GGO 和轻度实变并存的混杂性病灶，病变区域内的肺纹理模糊不清，可见条索样影和不典型的铺路石征，相邻的肺游离边缘出现轻度的皱缩。这种进展期病变密度改变对应于病理镜下的肺间质渗出、肺泡上皮水肿和肺泡内渗出物质的增加，病变内斑片实变、条索样结构和铺路石征的出现可能和病变内发生纤维组织增生修复的过程有关。大多数病例在此期之后肺部病变逐步消散吸收，临床症状逐步转为缓解愈合。

极少数病例肺部病变表现为快速进展过程，病变不断融合，病变范围扩展增多，临床病情恶化进入重症过程。这种情况多见于合并糖代谢紊乱、高血压并发症和慢性支气管炎肺气肿的高龄患者。肺部病灶不断进行性加重，累及范围快速融合增大，并出现大片密实性病变，临床症状快速恶化。监测肺部病变的趋势有助于尽早提示病情的发展方向。

根据肺部病变的进展趋势状况，进展期可以分为普通进展型和恶性进展型。普通进展型见于绝大部分轻症和普通型病例，病变进展较慢和受累肺叶病灶范围较小，病灶密度由斑片状 GGO 发展为混杂的斑片状 GGO 和轻度实变；然后进入消散愈合过程。恶性进展型见于少数重症和危重型病例，肺部病灶恶化进展较快，肺部斑片 GGO 病灶融合成大片混杂密度的病灶。

进展期肺部病变 CT 征象具有以下特点：①肺部病变轻度缓慢性加重，病变仍以两肺 GGO 病灶为主，合并斑片状的程度较轻的实变，可见条索状阴影，病变密度混杂不均，呈现灰雪样外观。②病变内小叶间隔增厚，病灶内出现网格状铺路石征。③肺部病灶呈现快速的扩大融合趋势，累及双肺多个肺叶和肺段，外周融合性 GGO 病变呈现"反蝶翼"状。④病变由胸膜下区向肺门方向扩展，沿着支气管肺泡发展，可见支气管血管束增粗、扭曲并出现肺段或亚段性支气管的肺实质和间质性病变，实变区域内可见支气管充气征。肺内病变融合进展的特征表示病变的恶化趋势，临床医生应该给予足够的重视。其中①②表现最为多见，属于普通进展型；③④表现比较少见，多见于恶性进展型病例。恶性进展型病例的 CT 影像特点见图 4-1-2。

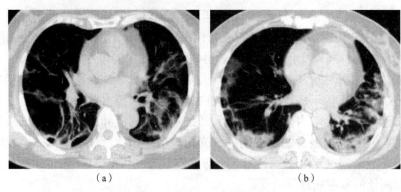

（a）　　　　　　　　　　　　　　（b）

图 4-1-2　恶性进展型病例 CT 影像

（a）两肺斑片和条索影，呈现混杂 GGO 密度，累及 2 个以上的肺叶。（b）两肺胸膜下区混杂密度病变进展，形成反蝶翼
征。病灶内可见支气管血管束增粗、扭曲和不规则条索影。

三、重症期

重症期多见于新型冠状病毒肺炎病程的第 2～4 周。重症病例起病急骤，呈暴发式
进行性加重；部分病例在缓慢进展期之后出现病情快速进展恶化。高龄患者特别是合
并糖尿病、慢性呼吸道阻塞性肺病和高血压等基础病变的老年新型冠状病毒肺炎患者
很容易进展到重症期，是导致其死亡的重要危险因素。病理表现为肺部病灶范围不断
快速的融合增大，两肺大片弥漫的混杂密度病变，部分病例的胸部 CT 和胸片呈现"白
肺征"。

病毒入侵激发宿主免疫系统产生过激的免疫反应是导致新型冠状病毒肺炎急性进
展性弥漫性肺损伤的重要机制，临床表现为急性呼吸窘迫综合征。镜下可见弥漫性肺
泡出血，肺泡上皮及终末细支气管上皮破坏脱落和炎性渗出物充填肺泡腔，肺泡壁沉
积的黏性透明膜病变更加广泛，肺泡壁崩解和塌陷更加明显；广泛的肺泡周围间质和
轴心间质的炎性细胞浸润和纤维素样物质沉积使得肺泡间隔断裂和小叶纤维骨架的塌
陷更加广泛，出现凝固性坏死，终末细支气管和肺泡管内黏液填塞扩张，形成不规则
的筛孔样改变，导致肺泡气体交换功能明显受限。

重症期典型影像征象：①双肺病灶密度增加，融合扩大的大片病变累及多个肺
叶，两肺弥漫的、密度不均匀的大片状 GGO 或混杂 GGO 密度病灶，边缘不清。②病
变内纤维条索影和支气管牵拉扭曲，出现胸膜增厚和肺裂收缩征象。③胸膜下区的大
片病变融合形成反蝶翼征。④病变由外带向肺门方向浸润发展，出现支气管血管束增
粗模糊和空气支气管征，部分病例出现少量胸腔积液或气胸。⑤胸片透亮度明显降
低，呈现典型的"白肺征"；部分病例合并出现多发的、局灶性小叶气肿和游离性气
胸，见图 4-1-3。

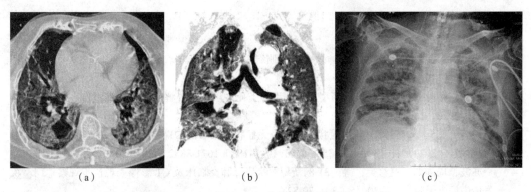

（a）　　　　　　　　　　　（b）　　　　　　　　　　　（c）

图 4-1-3　危重型新型冠状病毒肺炎病例 CT 影像

（a）、（b）横断面和冠状面肺窗 CT 示两肺大片的混杂密度 GGO 病变和支气管血管束扭曲增厚；多发局灶性小叶气肿和少
量纵隔气肿，无胸腔积液。（c）床边 X 线片示两肺野弥漫性透亮度降低，出现"白肺征"。

四、愈合消散期

若经过积极治疗和患者自身抵抗力增加，普通型和重症型病例在发病 2～4 周后病变会进入吸收消散期。镜下病理表现为肺泡上皮及终末细支气管上皮增殖性修复，肺泡腔渗出和肺间质性炎症逐渐吸收，早期纤维化对肺泡间隔和终末细支气管周围间质的破坏修复。

愈合消散期典型影像征象：双肺病灶范围逐渐减少、密度逐渐减低变淡，单纯的磨玻璃影可完全吸收消散，重症病例的大片混杂密度实变病灶吸收较慢，愈合消散后会残留斑片状 GGO 病变或纤维条索病变。见图 4-1-4。

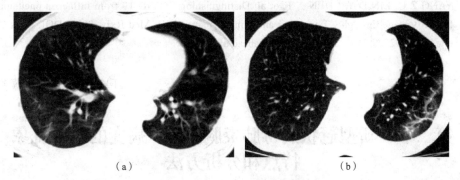

（a）　　　　　　　　　　　　　　（b）

图 4-1-4　愈合消散期病例 CT 影像

（a）两肺斑片状病灶吸收消散。（b）残留少量条索影和小片 GGO 病变。

各阶段的新型冠状病毒肺炎病例影像中，出现淋巴结肿大和胸腔积液的比例很少。新型冠状病毒肺炎的急性渗出病灶内一般不会出现树芽征、空洞、炎性肉芽肿和钙化等，若出现则提示细菌感染和慢性感染的征象。在疾病后期合并支气管肺炎时，可以出现相应的细菌感染影像。

参 考 文 献

［1］ 申明识，尹彤，纪小龙. SARS 肺的病理鉴别诊断［J］. 临床与实验病理学杂志，2003，19（4）：387-389.

［2］ 刘茜，王荣帅，屈国强，等. 新型冠状病毒肺炎死亡尸体系统解剖大体观察报告［J］. 法医学杂志，2020，36（1）：19-21.

［3］ 王艳芳，陈建普，王翔. 新型冠状病毒肺炎无症状感染者的 CT 影像分析［J］. 武汉大学学报（医学版）. 2020，41（3）：353-356. DOI: 10. 14188/j. 1671-8852.2020.0080.

［4］ 卢亦波，周静如，莫移美，等. 31 例新型冠状病毒肺炎临床及 CT 影像表现初步观察［J］. 新发传染病电子杂志，2020，5（2）：79-82.

［5］ 王春红，李建红，杨丹，等. 多期相病变 CT 特征预判新冠肺炎患者临床疗效［J］. 放射学实践，2020，35（6）：711-714.

［6］ CHEN N H, ZHOU M, DONG X, et al. Epidemiological and clinical characteristics of 99 cases of 2019 novel coronavirus pneumonia in Wuhan, China: a descriptive study [J]. The Lancent, 2020, 395 (10233): 507-513.

［7］ PAN F, YE T, SUN P, et al. Time course of lung changes on chest CT during recovery from 2019 novel coronavirus (COVID-19) pneumonia [J]. Radiolgy, 2020, 295 (3): 200370. DOI: org/10.1148/radiol.2020200370 [Epub ahead of print].

［8］ SHI H, HAN X, JIANG N, et al. Radiological findings from 81 patients with COVID-19 pneumonia in Wuhan, China: a descriptive study [J]. Lancet Infect Dis, 2020, 11 (4): 30086-30090. DOI: 10.1016/S1473-3099 (20) 30086-4 [Epub ahead of print].

［9］ CHEN X F, TANG Y Y, MO Y K, et al. A diagnostic model for coronavirus disease 2019 (COVID-19) based on radiological semantic and clinical features: a multi-center study [EB/OL]. European Radiology, 2020, 30: 4893-4902. https://DOI: org/10.1007/s00330-020-06829-2.

［10］ YANG Z Q, LIN D Y, CHEN X F, et al. Distinguishing COVID-19 from influenza pneumonia in the early stage through CT imaging and clinical features [J]. Med Rxiv, 2020. DOI: https://DOI: org/10.1101/2020.04.17.20061242 [Epub ahead of print].

（刘国瑞　张　莉　黄其鎏）

第二节　新型冠状病毒肺炎胸部 CT 病变的物化征象特点和分析方法

新型冠状病毒肺炎是以肺部炎症性病变为主的急性呼吸道传染病。病原为 β 属的新型冠状病毒。发热、干咳、乏力是最常见的临床症状，少数患者伴有鼻塞、流涕、咽痛、肌痛和腹泻等表现。病毒除侵犯呼吸系统之外，还伴有心脏、肾脏、肠道、肝脏和神经系统的损害和相应症状，严重者可快速进展为急性呼吸窘迫综合征、脓毒症休克、难以纠正的代谢性酸中毒和出凝血功能障碍及多器官功能衰竭等。胸部 CT 是新型冠状病毒肺炎首选的影像学检查方法，胸部平片和移动胸部 X 线摄片对危重型病例的随访摄片具有重要意义。

新型冠状病毒肺炎 CT 影像能够较好地反映疾病的病理发展过程，可以预示疾病可能的发展方向；某些重要影像征象对重型和危重型病例具有很好的先期预警价值。为使影像工作者熟悉新型冠状病毒肺炎的临床特点及影像学特征，本节采用物化命名法直观形象地描述新型冠状病毒肺炎的常见影像征象，综合分析影像征象的病理基础，加深理解病变影像的临床意义。

一、新型冠状病毒肺炎胸部影像常见征象的物化特征

1. 刺梨征

刺梨征也称为"烟花征"。CT 表现为小团片状淡薄磨玻璃影，边缘模糊，大小为 1~3 cm，密度比较均匀，和病灶相连接的穿行血管边缘模糊，直径轻度增粗。病变主要分布在胸膜下区，可以单发，或是多发性累及多个肺叶，多发病灶可以聚集性分布。病变外形类似贵州刺梨状或烟花样外观。本征主要见于起病初期的新型冠状病毒肺炎病例，随着病程进展，病灶可以相互融合成大片状病灶，病变密实度增高，形成混杂 GGO 病变。其病理基础为新型冠状病毒侵入肺泡上皮，导致肺泡间质和小气道周围间质水肿；干咳产生的肺泡内气流压力交替性振荡，促使病毒沿着肺泡孔向相邻的肺泡播散。刺梨征反映了新型冠状病毒肺炎病毒由肺泡感染向周围肺泡不断扩展侵犯的过程，提示新型冠状病毒肺炎处于早期阶段，随病程进展小斑片病变可以融合成斑片状 GGO 阴影。刺梨征也可见于活动性肺结核，常伴发树芽征象，提示结核菌通过末端肺泡囊和肺泡管小气道向临近肺泡的播散过程。刺梨征见图 4-2-1。

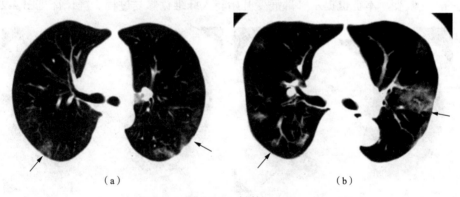

(a)　　　　　　　　　　　(b)

图 4-2-1　刺梨征

普通型新型冠状病毒肺炎，发病第 3 天。肺窗 CT（a）、（b）示两肺胸膜下区多发小团片状 GGO 病灶，边缘模糊，类似刺梨状或烟花样外观（箭号）。

2. 灰雪征

灰雪征是新型冠状病毒肺炎中期表现。肺内外周带斑片病灶部分融合增多，GGO 病灶内出现小片实变病变和含气不全的肺泡影混合存在，病灶呈现不均匀性混杂 GGO 密度，病灶边缘模糊。病变外观类似太阳照射后的地面上白色与灰色相间的片状融雪。灰雪征代表了肺泡和肺间质炎症合并程度不等的肺泡实变过程，镜下病理可见肺泡渗出与肺实变的两个病理过程同时存在，肺泡腔内的炎性细胞和纤维素样渗出物明显增

多，肺腺泡和肺小叶实变及肺间质组织的肿胀。本征反映了病变由肺实质向肺间质发展和肺泡病变向周围肺组织浸润。灰雪征见图 4-2-2。

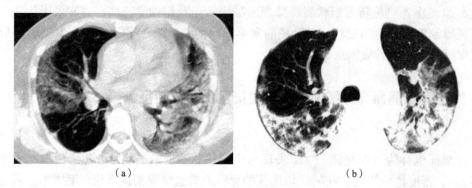

（a）　　　　　　　　　　　　　　　（b）

图 4-2-2　灰雪征

普通型新型冠状病毒肺炎。进展期肺窗 CT（a）、（b）示两肺大片混杂密度病变，边缘见未融合的腺泡阴影。

3. 虎斑征

在新型冠状病毒肺炎进展后期，肺内病变密度进一步不均匀性增加，胸膜下区的斑片状病灶融合增大，病变内斑片状实变区和混杂 GGO 病变以及残留的含气不全腺泡影混合存在，合并出现斑片状实变区和纤维条索和较粗的网格状阴影，呈现虎斑状外观，大片的融合性病灶周围可见未融合的腺泡样 GGO 病灶。虎斑征多见于普通型进展后期的病例，CT 所见的网状影、细线状影及条索影是肺间质病变的重要特征。虎斑征的病理基础是肺泡间隔和小叶间隔的炎性水肿，肺泡上皮肿胀、细胞脱屑，肺泡腔出现不同程度的渗出实变。本征也提示肺部病变开始转入纤维化修复过程。虎斑征见图 4-2-3。

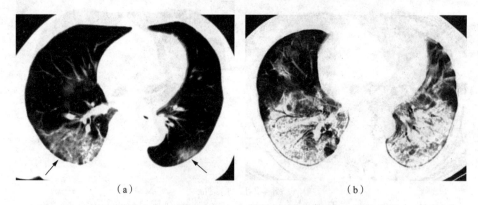

（a）　　　　　　　　　　　　　　　（b）

图 4-2-3　虎斑征

普通型新型冠状病毒肺炎病（进展后期）。肺窗 CT（a）、（b）示肺内斑片实变和条索状混杂密度阴影，
病灶内肺纹理模糊不清（箭号）。

4. 蝙蝠征

两肺周边病灶融合成大片状混杂密度病变，沿着胸膜下呈弧形分布，由外周向肺门方向发展，病灶内可见支气管血管束扭曲和支气管充气征。两肺胸膜下区对称分布的病变呈现蝙蝠状外观。蝙蝠征和蝶翼征的意义相同。本征见于重型和危重型病例的进展期，提示新型冠状病毒肺炎病毒的毒力大，病变的进展快，病情有进一步加重趋势。蝙蝠征见图 4-2-4。

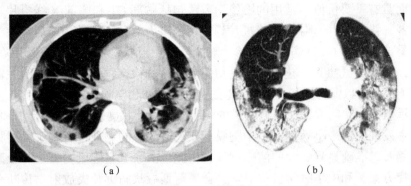

(a)　　　　　　　　　　(b)

图 4-2-4　蝙蝠征

重型新型冠状病毒肺炎。肺窗 CT（a）、（b）示两肺胸膜下区弧形混杂密度病变呈现蝙蝠状外观，支气管血管束扭曲变形。

5. 白肺征（石膏肺征）

典型白肺征表现是指一侧大部分肺野或两侧肺野的大片混杂密度病灶，肺野透亮度明显降低，呈现混杂的白色病变区，故称为白肺征。白肺征是新型冠状病毒肺炎在终末期的严重表现，也是 SARS 晚期患者和不同原因的 ARDS 患者的肺部共同的影像表现，代表肺部气体交换功能严重受损，患者预后很差。其病理基础是弥漫性的不同程度的肺实变伴广泛的肺透明膜的形成。白肺征见图 4-2-5。

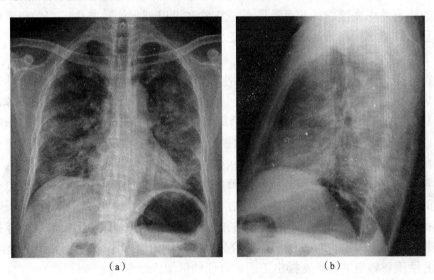

(a)　　　　　　　　　　(b)

图 4-2-5　白肺征

危重型新型冠状病毒肺炎。胸部 X 线正位（a）和侧位片（b）示两肺弥漫性大片混杂密度增高，肺部透亮度明显降低。

二、新型冠状病毒肺炎影像诊断的技术要求和思维方法

新型冠状病毒核酸检测阳性是诊断新型冠状病毒感染的肺炎的金标准。放射学检查是新型冠状病毒肺炎诊断的重要手段，但是放射学诊断不能作为新型冠状病毒肺炎

的确诊方法。放射学诊断在病变检出、病变性质的判断和病情严重程度的评估以及临床分型方面具有重要价值。常用的影像学方法包括胸部 CT 和胸部 X 线摄片。两种放射学技术各有特点。由于胸部 X 线摄片的密度分辨率低和胸部结构前后重叠等因素影响，很容易造成肺部 GGO 病变的漏诊，对早期新型冠状病毒肺炎的漏诊率在 50% 以上；因此，胸部 X 线摄片不建议用于疑似患者的首选检查。但其成像便捷，辐射剂量低，可用于危重型患者的复查。胸部 CT 的密度分辨率和空间分辨率都很高，能够清晰敏感地显示新型冠状病毒肺炎早期常见的胸膜下区斑片状磨玻璃影，比胸部 X 线摄片能够更清晰发现肺部微小病变及位于胸膜下或隐匿部位的病灶，有利于早期肺部炎症的检出，能及时准确显示病变的演变过程。因此，国家卫生健康委员会《新型冠状病毒肺炎诊疗方案》和中华医学会放射学分会《新型冠状病毒肺炎放射学诊断专家推荐意见》强烈推荐胸部 CT 作为新型冠状病毒肺炎首选影像检查方法。

胸部 CT 所显示的病变细节是获得正确影像诊断的基础。新型冠状病毒肺炎 CT 常规采用薄层 CT 平扫，在常规 5 mm 层厚重建基础上，增加 1 mm 层厚的肺窗重建。不需要增强扫描。利用多种三维后处理重建技术对病变进行全面观察，对病变进行冠、矢、任意角度断面图像重建，能更精确地显示病变形态、分布和病灶内血管支气管改变等影像特征，有助于显示病变的细节和全面特征。

新型冠状病毒感染的肺炎和其他病毒肺炎（流感病毒肺炎、禽流感肺炎、SARS）以及支原体肺炎的临床症状非常相似，均以干咳、发热、乏力和肌肉酸痛等为常见症状，多数伴有外周血液白细胞计数降低或正常和淋巴细胞计数减少，多数患者的 C 反应蛋白和血细胞沉降率升高，降钙素原正常；结合流行病学病史方面的特点，有助于影像病变的鉴别诊断。

影像征象只是疾病的表象，组织解剖是影像征象的病理基础，透过 CT 征象可以观察疾病的本质。由于同病异影、异病同影及同影异意现象的存在，使得影像诊断和鉴别诊断过程比较复杂，也给影像诊断增加了难度。各种病毒肺炎的影像学表现类似，病理多以肺间质改变为主，伴肺泡壁炎性渗出水肿；CT 表现为斑片状 GGO、斑片状或叶段性肺实变、小叶间隔增厚、网格状阴影、小叶中央结节、树芽征、空气潴留和纤维条索影等共性特点。新型冠状病毒肺炎的影像征象和其他病毒肺炎影像也存在一些细微的差别。影像医生必须熟悉新型冠状病毒肺炎肺部影像的细节特征，正确分辨新型冠状病毒肺炎和其他肺部疾病影像的共同点和区别点，有助于提高对影像征象的认知和鉴别把控能力。诊断过程必须综合分析影像学资料和临床特点及流行病学资料，对病变的性质和病变进展程度提出正确和全面的影像诊断意见。

参 考 文 献

［1］ 国家卫生健康委员会. 新型冠状病毒肺炎诊疗方案（试行第七版）［Z］.2020.

［2］ 中国研究型医院学会感染与炎症放射学专业委员会，中国性病艾滋病防治协会感染（传染病）影像工作委员会，中华医学会放射学分会传染病学组，等. 新型冠状病毒肺炎影像学辅助诊断指南［J］. 中国医学影像技术杂志，2020, 36（3）: 321-331. DOI: 10.13929/j.issn.1003-3289.2020.03.001.

［3］ 中华人民共和国国家卫生健康委员会. 医疗机构内新型冠状病毒感染预防与控制技术指南（第一版）.［Z］. 2020. http://www.nhc.gov.cn/xcs/zhengcwj/202001/b91fdab7c304431eb082d67847

d27e14.shtml.

［4］HUANG C, WANG Y, LI X, et al. Clinical features of patients infected with 2019 novel coronavirus in Wuhan, China [J]. Lancet, 2020, 395 (10223): 497-506. DOI: 10.1016/S0140-6736(20)30183-5 [Epub ahead of print].

［5］KOO H J, LIM S, CHOE J, et al. Radiographic and CT Features of Viral Pneumonia [J]. Radiographics，2018, 38 (3): 719-739.

［6］管汉雄，熊颖，申楠茜，等. 新型冠状病毒肺炎（COVID-19）临床影像学特征［J］. 放射学实践，2020，35（2）：125-130.

［7］WU X, DONG D, MA D. Thin-section computed tomography manifestations during convalescence and long-term follow-up of patients with Severe Acute Respiratory Syndrome (SARS) [J]. Med Sci Monit, 2016 (22): 2793-2799. DOI: 10.12659/MSM.896985.

［8］靳英辉，蔡林，程真顺，等. 新型冠状病毒（2019-nCoV）感染的肺炎诊疗快速建议指南（标准版）［J］. 解放军医学杂志，2020，45（1）：1-20.

（欧陕兴　刘国瑞　陆普选）

第三节　新型冠状病毒肺炎临床病程和影像演变模式

新型冠状病毒通过呼吸道进入人体肺泡，以Ⅱ型肺泡上皮细胞作为攻击靶细胞，导致急性肺泡炎和间质炎症，出现相应的临床症状和影像学表现。新型冠状病毒的致病机理及病理学改变与 SARS 病毒非常相似，其临床表现和影像学改变没有明显的特异性。

新型冠状病毒颗粒通过呼吸道攻击肺泡细胞，造成肺泡上皮损伤和周围间质性炎症，电镜下支气管黏膜上皮和Ⅱ型肺泡上皮细胞内可见冠状病毒颗粒。尸体解剖和穿刺标本病理学显示，肺泡腔内出现纤维蛋白性和浆液性渗出物，肺泡腔内渗出物出现程度不等的机化性和纤维化性改变；肺泡周围间质充血水肿，小气道和血管周围间质炎症，肺泡间隔多发灶状坏死或弥漫性出血；肺泡内出现肺透明膜，小气道内皮肿胀、脱落，末端小气道管腔内有黏液栓子形成。新型冠状病毒肺炎病理学特征构成了临床表现和影像学改变的基础。

新型冠状病毒肺炎患者的潜伏期为 1～14 天，多为 3～7 天。临床症状主要为发热、干咳、乏力，少数患者伴有鼻塞、流涕、咽痛、肌痛和腹泻等症状。按照国家卫生健康委员会新型冠状病毒肺炎诊疗方案，新型冠状病毒肺炎的临床类型分为轻型、普通型、重型和危重型 4 种类型。轻型患者仅表现为低热、轻微乏力等，肺部无肺炎影像表现；也有少数患者的新型冠状病毒肺炎病毒核酸检测阳性而无临床症状，但肺部 CT 存在斑片状磨玻璃密度的渗出性病变。普通型病例占新型冠状病毒肺炎病例总数的 80%～85%，患者出现发热、干咳和乏力等症状，病情较轻，预后良好。重型和危重型较少，患者病情较重，大多见于合并基础病变的老年人，慢性阻塞性肺病、高血压和糖尿病等基础病变成为重型和危重型最常见的高危因素。患有新型冠状病毒肺炎的孕产妇临床过程与同龄患者相近。儿童病例症状较轻，预后较好。新型冠状病毒肺炎具有自限性病变特点，通过对症治疗后绝大多数患者预后良好；少数老年人和有慢性基础疾病者预后较差。

一、临床类型

根据国家卫生健康委员会《新型冠状病毒肺炎诊疗方案（试行第七版）》，新型冠状病毒肺炎患者的临床病例分为轻型、普通型、重型及危重型，具体分类指标参见第一章第四节。

二、新型冠状病毒肺炎的临床病程与影像学演变模式

胸部薄层高分辨率 CT，能够准确地反映新型冠状病毒肺炎肺部病变的病理学变化和病程的演化过程。根据临床病情的进程，患者的肺部影像表现可以分为早期、进展期、重症期和愈合消散期 4 个阶段。胸部平片对早期病例常见的斑片状磨玻璃影肺炎不敏感，胸片对进展期和重症期的肺部实变病灶能够较好显示。薄层胸部 CT 能够清晰显示各个阶段肺部炎症的变化情况，在早期发现和病情变化的评估中起着至关重要的作用。

综合分析新型冠状病毒肺炎的临床 - 影像学资料和病理学改变特点，其临床病程中的影像演变模式可以归纳为下列几种类型。随着临床病例资料的积累，对其影像特点和演化模式的认识会更加全面。

（一）快速好转吸收型

快速好转吸收型主要为轻症的普通型病例，以青壮年病例较多见。患者一般状况较好，临床症状较轻。初期肺部病变为胸膜下区云雾状斑片或结节样磨玻璃影病灶，单侧多见，病灶进展较慢，经过 1 周左右的治疗，很快进入吸收消散期。肺部病变吸收速度比较快，斑片状病变密度变淡，范围逐渐缩小。在第 10 天左右，肺内病变能够基本吸收。影像学演变的过程反映了新型冠状病毒肺炎镜下病理学所见的纤维性肺泡炎和间质炎性渗出病变的吸收消散过程。见图 4-3-1 和图 4-3-2。

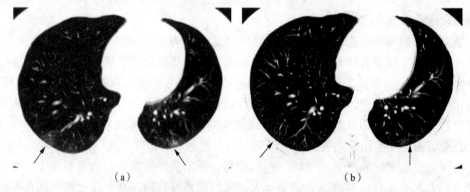

（a） （b）

图 4-3-1 普通型新型冠状病毒肺炎快速好转吸收型 CT 影像（一）

（a）发病 3 天后，CT 显示两下肺、胸膜下斑片状 GGO 病变，边界模糊，穿行血管增粗（箭号）。

（b）治疗 7 天后复查，右肺病灶明显吸收，左肺残留小片浅淡的 GGO 影（箭号）。

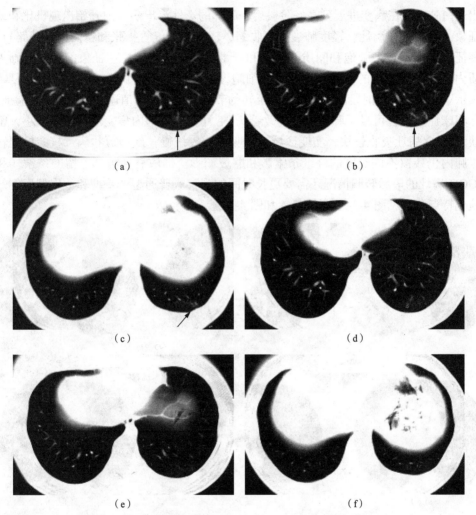

图 4-3-2　普通型新型冠状病毒肺炎快速好转吸收型 CT 影像（二）

（a）～（c）发病第 2 天胸部 CT，左下肺后基底段可见 GGO 结节灶（箭号）。（d）～（f）治疗后 7 天，病灶基本吸收完全。

（二）渐进好转吸收型

渐进好转吸收型见于绝大部分普通型、重型和危重型病例。起病时临床症较明显，多数病例病情出现不同程度的进展，多在病程第 7～10 天达到高峰，部分病例可以由普通型转为重型或危重型。经过临床对症治疗，高峰期之后病情进入逐渐缓解的过程；整个病程为 2～3 周。

影像学显示，85% 以上普通型病例为双肺病变，肺部 CT 显示双肺胸膜下区 GGO 病变为主要表现；重型和危重型病例全部为双侧肺病变，病变范围较大，出现混杂密度的 GGO 病变或实变。在进展加重阶段，胸膜下区的云雾状的斑片 GGO 病变不断进展加重，病变范围融合增大，病变密度增加，呈现以混杂密度的 GGO 影为主的灰雪样外观；实变灶和条索样病灶的比例增多，重型和危重型病例表现为两侧肺部胸膜下致密的混杂密度大片状阴影，由胸膜下区病变向肺门方向浸润延伸，构成反蝶翼征，胸部平片出现白肺征。在病变进展到高峰阶段后，肺部的炎性渗出病变内开始出现机化和纤维化征象，如条索样病灶、轻度肺裂局部收缩、轻度的支气管扩张和粗网格样铺路石征，这些征象可能反映了肺泡和间质的机化和纤维化修复过程。这些征象的病理基础为肺间质内炎性反应引起的间质水肿和炎性细胞渗出、组织细胞和纤维组织增生修复，可能预示了病情从高峰时段向愈合消散期反转的节点，其临床价值还有待更多资料验证。

临床症状改善可早于肺内病灶的改善。CT 复查可见肺内病变范围逐渐缩小，密度变淡，GGO 病灶吸收较快，实变区域病灶吸收比较缓慢；新型冠状病毒核酸检测转阴后，肺内仍残留不同程度的纤维条索影和磨玻璃影。消散后期肺部存留的条索样和斑片 GGO 病灶的最后转归情况还需要更长时间的观察。普通型、重型和危重型病例的影像演化特点分别见图 4-3-3、图 4-3-4 和图 4-3-5。

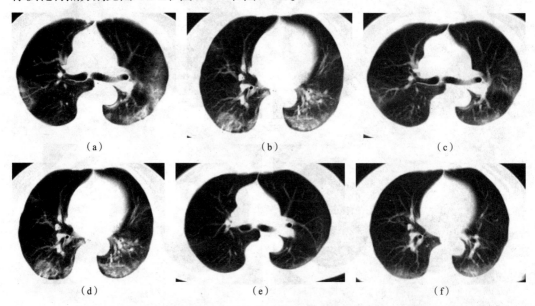

图 4-3-3　普通型新型冠状病毒肺炎渐进好转吸收型病变的演化过程 CT 影像

同一患者相同层面肺窗 CT。（a）、（b）发病第 3 天 CT，右上肺后段、左肺舌叶和双下肺背段多发斑片状磨玻璃影，沿胸膜下区分布，穿行血管增粗。（c）、（d）发病第 8 天 CT，右上肺后段、左肺舌叶、双下肺背段部分吸收、变淡；（e）、（f）第 20 天 CT，右上肺后段、左肺舌叶病灶完全吸收，双下肺背段病灶绝大部分消散，存留小片淡薄的 GGO 病变。

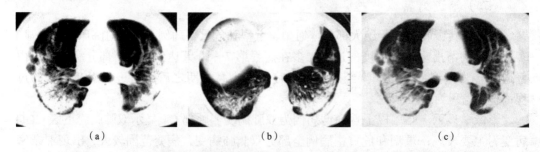

图 4-3-4　重型新型冠状病毒肺炎渐进好转吸收型病变的演化过程 CT 影像

同一患者相同层面肺窗 CT。（a）、（b）发病第 7 天 CT，双肺胸膜下区大片实变，不符合节段分布特点，肺血管束模糊不清。（c）、（d）发病第 11 天 CT，病灶范围轻度扩大，密度轻度增高，有向肺门浸润扩张趋势。（e）、（f）发病第 18 天 CT，病灶内出现纤维条索影；病灶密度轻度变淡，范围轻度缩小。（g）、（h）发病后第 23 天 CT，上述病灶密度变淡，范围进一步缩小；周围的 GGO 病变吸收较快，实变区出现较多纤维索条影。

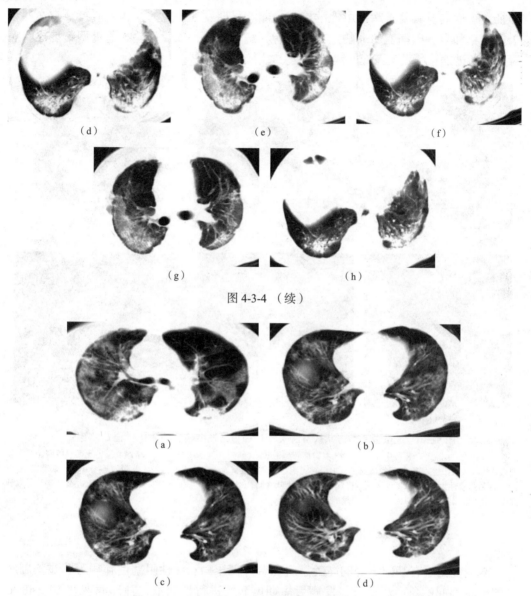

（d）　　　　　　　　（e）　　　　　　　　（f）

（g）　　　　　　　　（h）

图 4-3-4 （续）

（a）　　　　　　　　（b）

（c）　　　　　　　　（d）

图 4-3-5　危重型新型冠状病毒肺炎渐进好转吸收型病变的演化过程 CT 影像

同一患者相同层面肺窗 CT。（a）、（b）发病第 5 天 CT：双肺胸膜下区弥漫性 GGO 为主的混杂密度阴影和较多的纤维条索影。（c）、（d）第 17 天 CT，双肺弥漫性混杂 GGO 影大部分吸收；残存少许斑片影和索条灶。

（三）渐进加重暴发型

少数普通型和重型病例，经过 1～2 周的缓慢进展期之后没有出现病情的缓解，病情持续加重诱发细胞因子风暴，快速进入暴发加剧过程。重型病例如果在治疗 10 天之后肺部病变持续加重而没有出现吸收迹象，提示普通型有可能转为重型或危重型的重要信号。肺内病变持续快速进展，融合为混杂密度的大面积实变，肺支气管血管束增粗、扭曲，多数合并少量胸腔积液。肺部病变出现典型的 CT 图像的反蝶翼征或平片白肺征。短期内及时复查胸部影像学检查，能够早期发现病变的快速进展特征。本型见于中老年和有基础病变的高龄危重型患者，病程较长，预后很差。危重型新型冠状病毒肺炎渐进加重暴发型病变的演化过程 CT 影像见图 4-3-6。

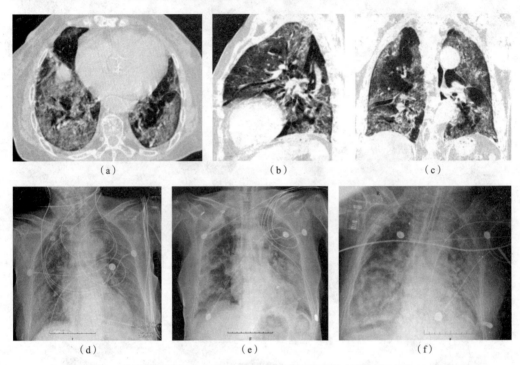

图 4-3-6　危重型新型冠状病毒肺炎渐进加重暴发型病变的演化过程 CT 影像

同一患者肺窗 CT 和床边 X 线摄片图像。85 岁男性新型冠状病毒肺炎死亡病例。发热、干咳 9 天，无明显呼吸困难。新型冠状病毒核酸阳性。第 10 天病情加重，出现呼吸困难和严重低氧血症，普通型转入危重型。（a）～（c）病程第 10 天 CT，两肺弥漫性大片混杂 GGO 和条索样病变，多发小叶气肿。（d）～（f）病程第 12、20 和 30 天床边 X 线胸片。双肺弥漫性混杂致密阴影（白肺征），未见明显的改善征象。

（四）快速暴发型

本型多见于有基础病变的高龄患者和合并糖尿病、慢性阻塞性肺病等明显基础病变的患者。起病急，病情重，发病后短期内病情进行性加重，肺部病变在 24～48 小时内快速进展，进入危重过程。从发病到发展为 ARDS 最短病程为数日。起病初期肺内病变即表现为大片混杂密度实变病变，持续进行性进展融合形成白肺征。病情危重，病程短，预后差，死亡率很高。危重型新型冠状病毒肺炎快速暴发型病变的演化过程 CT 影像见图 4-3-7。

新型冠状病毒核酸检测阳性是诊断新型冠状病毒感染肺炎的金标准，但在本次疫情流行的初期阶段，显示检测的敏感性较低、等待结果用时较长。研究显示，新型冠状病毒肺炎患者胸部 CT 诊断与病毒核酸检测阳性的符合率为 85%～95% 或以上，结合临床和流行病学资料，胸部 CT 对新型冠状病毒肺炎的快速筛查和鉴别诊断起着重要作用。目前，通过我国影像诊断学工作者的不懈努力，对新型冠状病毒肺炎的影像学特征和发展规律有了初步的认识，对新型冠状病毒肺炎的诊断和治疗，发挥了巨大的

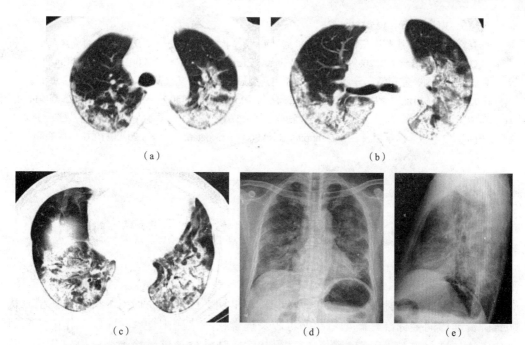

图 4-3-7　危重型新型冠状病毒肺炎（病亡病例）快速暴发型病变的演化过程 CT 影像

患者为 55 岁男性，合并糖尿病，新型冠状病毒核酸阳性。发热、咳嗽无痰，病情进行性加重，发病后第 6 天死亡。（a）～（c）入院时肺部 CT，显示两肺弥漫性大片混杂密度实变病变，背侧胸膜下区分布为主，病变内粗大条索和支气管血管束结构扭曲紊乱，未见积液征。（d）、（e）入院第 4 天，胸片显示两肺弥漫性大片絮状致密阴影（白肺征）。

作用，进一步深入细致的影像和病理对照研究，可能有助于对本病的深入理解。

参 考 文 献

［1］ CHEN H, GUO J, WANG C, et al. Clinical characteristics and intrauterine vertical transmission potential of COVID-19 infection in nine pregnant women: a retrospective review of medical records [J]. The Lancet, 2020, 395 (10226): 809-815. DOI: org/10.1016/S0140-6736 (20)30360-3 [Epub ahead of print].

［2］ PAN F, YE T, SUN P, et al. Time course of lung changes on chest CT during recovery from 2019 Novel Coronavirus (COVID-19) pneumonia [J]. Radiology, 2020, 295 (3): 200370. DOI: org/10.1148/ radiol.2020200370 [Epub ahead of print].

［3］ SHI H, HAN X, JIANG N, et al. Radiological findings from 81 patients with COVID-19 pneumonia in Wuhan, China: a descriptive study [J] . Lancet Infect Dis, 2020, 20 (4): 425-434. DOI: 10.1016/S1473-3099 (20) 30086-4.

［4］ 国家卫生健康委员会. 新型冠状病毒肺炎诊疗方案（试行第七版）［EB/OL］. ［2020-03-04］. http://www.nhc.gov.cn/yzygj/s7653p/202003/46c9294a7dfe4cef80dc7f5912eb1989.shtml.

［5］ 曹佳，周军，廖星男，等. 老年新型冠状病毒肺炎患者的临床特点和 CT 征象［J］. 武汉大学学报（医学版），2020. DOI：10.14188/j.1671-8852.2020.0087.

［6］ 江芮，刘晋新，张烈光，等 . 8 组家族聚集性发病的新型冠状病毒肺炎胸部 CT 表现及转归［J］. 新发传染病电子杂志，2020，5（2）：87-90.

［7］ 管汉雄，熊颖，申楠茜，等. 新型冠状病毒肺炎（COVID-19）临床影像学特征［J］. 放射学实

践，2020，35（2）：125-130.

［8］　程克斌，魏明，沈虹，等．普通型和重型新型冠状病毒肺炎康复患者463例临床特征分析
　　　　［J/OL］．上海医学，2020．http://kns.cnki.net/kcms/detail/31.1366.r.20200312.1254.004.html.

［9］　袁婧，孙艳雨，左玉洁，等．重庆市223例新型冠状病毒肺炎患者的临床特征分析［J/OL］．西
　　　　南大学学报（自然科学版），2020．http://kns.cnki.net/kcms/detail/50.1189.N.20200305.1429.004.html.

［10］　周生余，王春亭，张伟，等．山东省新型冠状病毒肺炎患者537例临床特征与救治效果［J/OL］．
　　　　山东大学学报（医学版），2020．http://kns.cnki.net/kcms/detail/37.1390.r.20200310.1047.002.html.

（刘国瑞　张龙江　肖湘生　是德海）

第四节　新型冠状病毒肺炎 CT 评分及应用

2020 年 1 月以来，新型冠状病毒肺炎呈现快速增长的趋势，短时间内大量发热、疑似及新型冠状病毒肺炎患者聚集于医院，对早期、快速诊断提出了挑战。新型冠状病毒肺炎确诊的金标准是新型冠状病毒肺炎病毒核酸检测阳性。在实际工作中，受到采样方法、试剂质量等因素影响，新型冠状病毒肺炎病毒核酸检测会出现较高的假阴性，部分疑似患者无法得到及时确诊，导致部分漏诊患者没有得到及时隔离而传播病毒。在此背景下，肺部 CT 影像表现在诊断新型冠状病毒肺炎中的重要性得到了广泛的讨论。《新型冠状病毒感染的肺炎诊疗方案（试行第五版）》中，针对湖北省具体疫情，增加了"临床诊断"分类（即疑似病例具有肺炎影像学特征者，诊为临床诊断病例，第六版后取消），对 CT 检查如何在诊断新型冠状病毒肺炎中发挥作用提出了具体的要求。

由于新型冠状病毒肺炎 CT 表现多变，早期、进展期、吸收期表现不一；部分新型冠状病毒肺炎 CT 表现不典型，与细菌性或其他病毒性肺炎影像表现重叠；不同医院对新型冠状病毒肺炎 CT 表现认识、理解程度不一；在工作实践中，影像报告书写模式也不一致，在疫情初期，CT 检查的作用并无确切的共识。但鉴于 CT 成像发现肺内病变非常敏感、准确，对判断新型冠状病毒肺炎的有无、病变程度具有明显的优势。为此，在明确疾病程度的基础上，建立新型冠状病毒肺炎 CT 评分体系，统一对新型冠状病毒肺炎 CT 表现的认识，统一报告书写方式，有利于新型冠状病毒肺炎的准确诊断而有助于患者的分级救治。

新型冠状病毒肺炎 CT 表现评分，依据 CT 表现分为 0～5 分共 6 级。

0 分：无异常发现。

1 分：少许钙化；肺大疱；实性小结节等；0～1 分提示与新型冠状病毒肺炎无直接相关性。肺小结节影及肺大疱影见图 4-4-1、图 4-4-2。

2 分：广泛肺气肿；肺纤维化；肺部恶性肿瘤；心脏增大；冠脉斑块。上述 CT 表现提示可能更易感染新型冠状病毒肺炎或者感染后更容易发展为重症。见图 4-4-3、图 4-4-4。

3 分：多发实性小结节；沿支气管血管束分布小斑片灶；大叶性实变；上叶尖后段或下叶背段胸膜下区多发结节、斑片灶，呈多叶段、多形态特征；树芽征。上述 CT 表现与细菌性肺炎、结核等典型 CT 表现一致，新型冠状病毒感染的可能性较小；建议患者居家

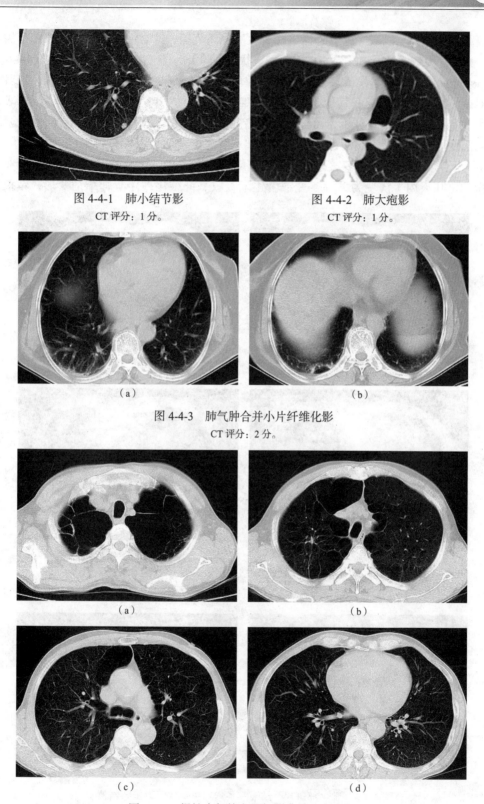

图 4-4-1　肺小结节影
CT 评分：1 分。

图 4-4-2　肺大疱影
CT 评分：1 分。

（a）　　　　　　　　　　（b）

图 4-4-3　肺气肿合并小片纤维化影
CT 评分：2 分。

（a）　　　　　　　　　　（b）

（c）　　　　　　　　　　（d）

图 4-4-4　慢性支气管炎肺气肿合并肺大疱影
CT 评分：2 分。

隔离和社区隔离，以减少患者恐慌，减少政府隔离负担；针对性抗菌或抗结核治疗后复查；如治疗无效，考虑核酸检测排除新型冠状病毒肺炎的可能性。见图4-4-5、图4-4-6。

4分：周围肺野单发或多发的小片磨玻璃影，提示有新型冠状病毒感染的可能性，但对新型冠状病毒肺炎和其他感染病变尚难于鉴别。鉴别诊断必须结合患者临床表现和实验室检查特点综合分析。可疑发热患者需要单独隔离治疗，并即刻申请核酸检测，检测阳性可确诊新型冠状病毒肺炎。磨玻璃影及渗出实变见图4-4-7、图4-4-8。

5分：两肺胸膜下区多发斑片状磨玻璃影，边界清，与胸膜平行，不按叶段分布；可短期（几天内）演变为大片实变或者逐渐吸收、纤维化，伴有肺结构变形，牵拉性

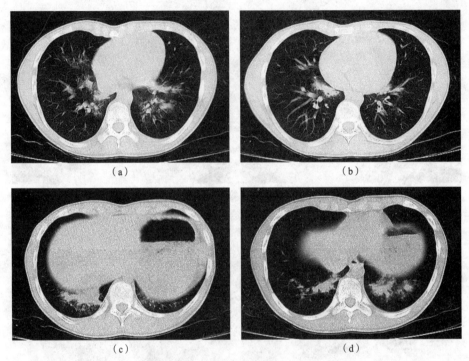

（a）　　　　　　　　　　　　（b）

（c）　　　　　　　　　　　　（d）

图4-4-5　肺部小斑片状渗出影（细菌性肺炎）

CT评分：3分。

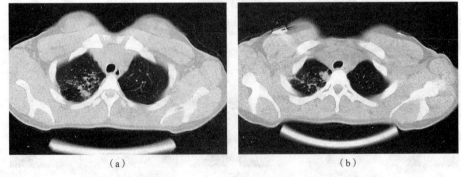

（a）　　　　　　　　　　　　（b）

图4-4-6　肺尖部斑片、结节、条索和树芽状阴影（肺结核）

CT评分：3分。

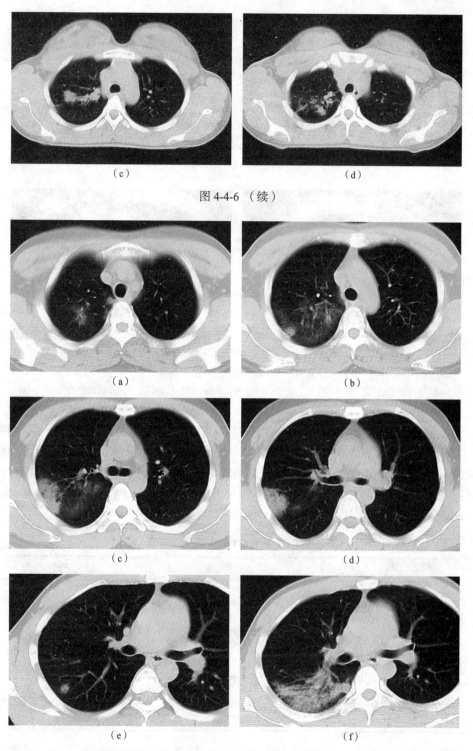

（c）　　　　　　　　　　　　　（d）

图 4-4-6（续）

（a）　　　　　　　　　　　　　（b）

（c）　　　　　　　　　　　　　（d）

（e）　　　　　　　　　　　　　（f）

图 4-4-7　胸膜下区多发斑片状磨玻璃影，边缘模糊（新型冠状病毒肺炎）

CT 评分：4 分。

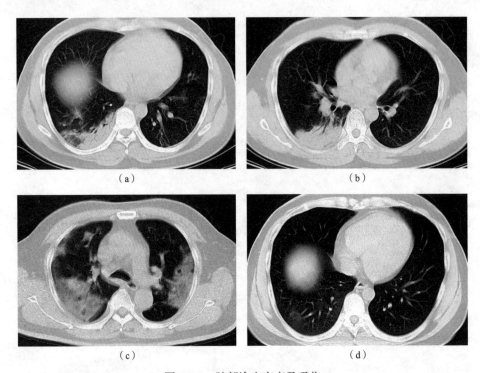

图 4-4-8　肺部渗出实变及吸收

肺部斑片状亚段状渗出实变（a）、（b），CT 评分：4 分；核酸检测阴性，抗感染治疗后病变吸收（c）、（d）。

支气管扩张。上述 CT 表现符合典型新型冠状病毒肺炎表现，强烈提示新型冠状病毒肺炎（《新型冠状病毒感染的肺炎诊疗方案（试行第五版）》试行期间，湖北省可诊断为临床诊断，后已经取消临床诊断）。对此类患者，建议严格依照新型冠状病毒肺炎诊疗方案进行处理。亲密接触者需要隔离观察。病变影像见图 4-4-9、图 4-4-10 和图 4-4-11。不同 CT 评分的应对策略见表 4-4-1。

表 4-4-1　不同 CT 评分的应对策略

CT 评分	隔离建议	治疗方法的建议	是否申请核酸检测
1 分	无须隔离	无	否
2 分	无须隔离	无	否
3 分	居家或社区隔离	抗炎、抗结核或其他治疗	否，治疗无效后需要
4 分	传染病病房单间隔离	依照新型冠状病毒肺炎方案治疗	是，紧急
5 分	传染病病房隔离	依照新型冠状病毒肺炎方案治疗	是，阴性不能排除新型冠状病毒肺炎

在临床实践中采用上述的 CT 评分体系，将有助于医疗机构对突发大量发热患者的分流处置，在尽可能不遗漏传染源的前提下，尽可能节省医疗资源，优化诊治流程，并为后期的流行病学调查提供先期的准备。

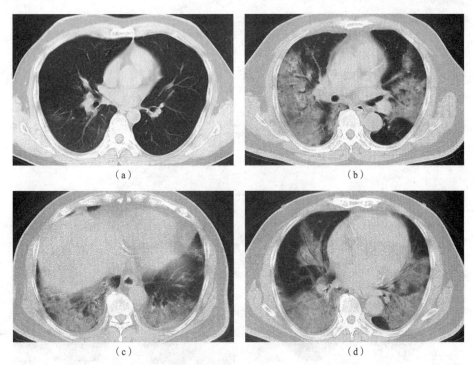

图 4-4-9 两肺胸膜下区为主的片状混杂密度病变

CT 检查后约 3 小时去世，未行核酸检测。CT 评分：5 分。

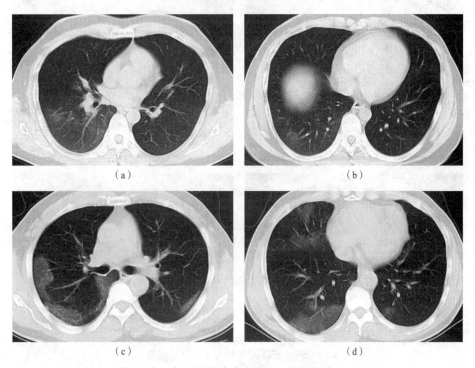

图 4-4-10 新型冠状病毒肺炎 CT 量化评分（一）

新型冠状病毒肺炎首次 CT 评分（a）、（b）：5 分；第 2 次 CT（c）、（d），磨玻璃影转变为实变、纤维灶；核酸检测阳性。

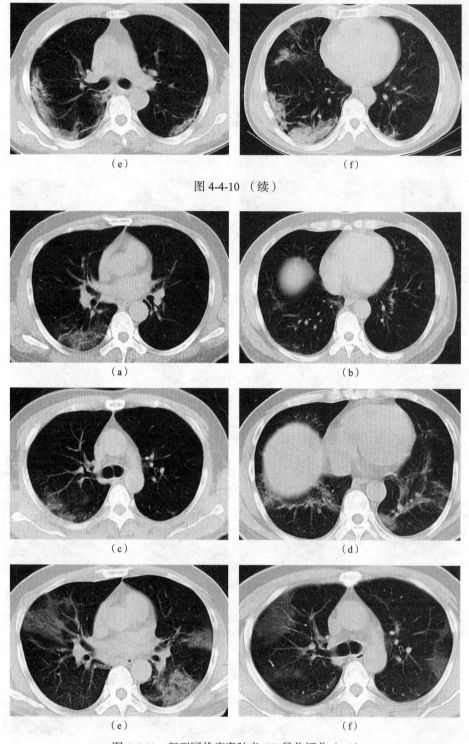

（e）　　　　　　　　　（f）

图 4-4-10 （续）

（a）　　　　　　　　　（b）

（c）　　　　　　　　　（d）

（e）　　　　　　　　　（f）

图 4-4-11　新型冠状病毒肺炎 CT 量化评分（二）

首次 CT（a）～（c）显示肺部多发小片磨玻璃影；CT 评分：5 分；第 2 次 CT（d）～（f），病变进展；
第 3 次 CT（g）～（i），病变部分吸收；核酸检测双阴性，不能排除新型冠状病毒肺炎。

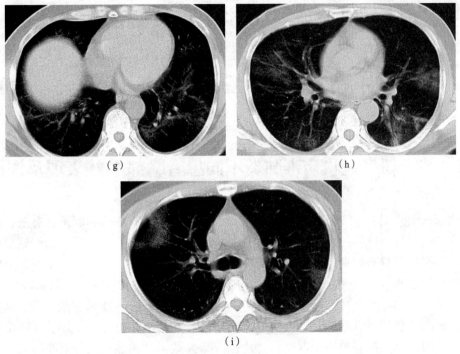

（g）　　　　　　　　　　　　　　　　　（h）

（i）

图 4-4-11 （续）

参 考 文 献

［1］ 钟飞扬，张寒菲，王彬宸，等. 新型冠状病毒肺炎的 CT 影像学表现［J］. 武汉大学学报（医学版），2020，41（3）：345-348.

［2］ 史河水，韩小雨，樊艳青，等. 新型冠状病毒（2019-nCoV）感染的肺炎临床特征及影像学表现［J］. 临床放射学杂志，2020，39（1）：8-11.

［3］ 黄璐，韩瑞，于朋鑫，等. 新型冠状病毒肺炎不同临床分型间 CT 和临床表现的相关性研究［J］. 中华放射学杂志，2020，54（4）：300-304.

［4］ YANG Z Q, LIN D Y, CHEN X F, et al. Distinguishing COVID-19 from influenza pneumonia in the early stage through CT imaging and clinical features [J]. medRxiv. 2020. DOI: https://DOI. org/10.1101/2020.04.17.20061242 [Epub ahead of print].

（陈友三　欧陕兴　李坤成）

第五章 新型冠状病毒肺炎影像学表现

第一节 新型冠状病毒肺炎不同患者胸部 X 线表现及评价

胸部 X 线平片（包括移动 X 线床旁摄片）为重叠影像，提供诊断信息有限，对检出病变的敏感性及特异性较低，易出现漏诊；CT 为断层影像，无重叠，故新型冠状病毒肺炎的影像学检查以薄层高分辨 CT 成像为主；胸部 X 线平片及移动 X 线床旁摄片不推荐作为新型冠状病毒肺炎筛查的首选影像学检查手段；但在一些不具备 CT 检查的部分医疗机构，或者对于一些行动不便、症状危重无法进行 CT 检查的患者，胸部 X 线平片成像方便快捷，诊断迅速，可以作为明确患者病情、确定治疗效果及随访的动态评估手段。建议患者拍摄胸部正侧位片；胸部 X 线平片阴性不能否定新型冠状病毒肺炎的诊断，可在短期内重复检查，以达到诊断目的。

一、普通患者

新型冠状病毒肺炎早期胸部 X 线图像大部分无异常发现，也可呈支气管炎或细支气管炎表现，以及间质小条索状改变，以肺外带明显，容易漏诊。新型冠状病毒肺炎病毒核酸检测阳性的普通型患者多表现为两肺多发小斑片影或间质性改变，以两肺中下野野外带分布为主。重型患者病变范围广泛，可伴有叶间裂增厚及少量胸腔积液表现。病变进展至危重型时，表现为两肺弥漫性实变阴影，呈"白肺"表现，可伴有少量胸腔积液（图 5-1-1）。

二、特殊患者

（1）婴幼儿新型冠状病毒肺炎胸部 X 线平片图像上可表现为肺纹理增重、增粗，肺纹理结构繁杂紊乱，部分可呈扭曲改变，双侧肺门周围支气管壁可有增厚，呈现"袖口征"。双侧肺门影多无增大表现，两肺中外带肺纹理可有不规则增粗、增重和扭曲，失去正常肺纹理走形。两肺透光度发生改变，表现为部分区域透光度增加，部分区域肺透光度降低，这些胸部 X 线平片影像表现和儿童常见的病毒性感染如支原体感染肺炎 X 线表现部分重叠。普通型患者早期胸部 X 线平片图像上可表现为阴性，病变初期多无异常发现，也可以表现为支气管炎或细支气管炎，漏诊率高；进展期可表现为肺野局限性或团块状影，以外带为主，无特异性。重症患者表现为双肺多发弥漫性实变，伴或不伴一侧

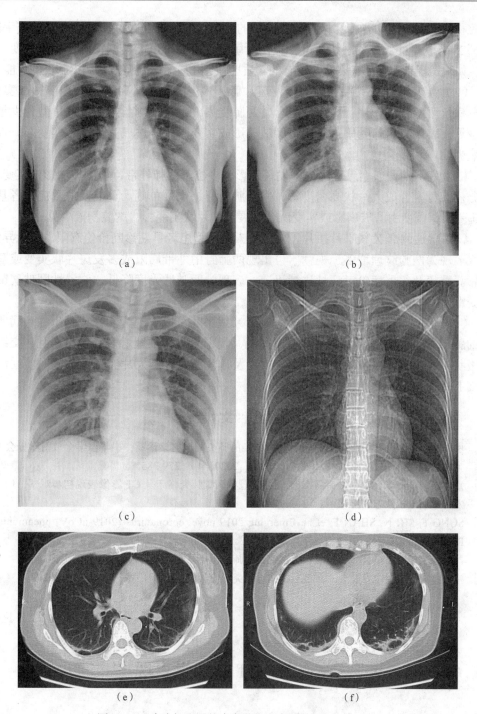

图 5-1-1　确诊新型冠状病毒肺炎患者胸片及 CT 对比图

（a）2020 年 1 月 25 日胸片未见明显异常。（b）2020 年 1 月 28 日胸片两下肺见小斑片状影。（c）2020 年 1 月 31 日胸片右下肺见片状模糊影，左下肺纹理增重。（d）2020 年 2 月 2 日 CT 定位图，无异常发现。（e）、（f）CT 示双下肺胸膜下斑片及索条影。

胸腔积液。由于婴幼儿肺部检查射线防护的要求，推荐胸部 X 线平片为首要检查手段，胸部 X 线平片对于新型冠状病毒肺炎诊断敏感性不高，可能会漏诊肺部感染病变。因此，如果发现患儿肺部有婴幼儿特有的间质性肺炎，应考虑新型冠状病毒肺炎的可能。

（2）青少年普通型患者肺内多发斑片影，多位于两肺外带，呈磨玻璃影或实变，部分病灶可融合成大片状高密度影，常两肺受累，也可单侧。重型及危重型青少年患者少见，表现为两肺受累，病变由磨玻璃影或实变影融合进展为大片状实变影，胸腔积液少见。

（3）妊娠期普通型患者肺内多发斑片影，多位于两肺外带，呈磨玻璃影或实变影，部分病灶可融合成大片状高密度影，常两肺受累，也可单侧。重症及危重症患者基本两肺受累，病变由磨玻璃影或实变融合进展为大片状实变影，胸腔积液少见。

（4）普通胸部 X 线平片摄片，对老年人普通型患者早期诊断价值有限，可无异常，或仅表现为两肺纹理增多、模糊。可出现两肺野中外带局限或多发斑片状实变或磨玻璃影。重症及危重症患者病灶进展迅速，表现为两肺透光度降低，弥漫性磨玻璃影或实变影。

（5）有基础疾病普通型患者早期胸部 X 线平片可以表现为阴性或基础性疾病所导致的肺部影像学改变，短期内可迅速进展，表现为两肺纹理增多、增粗紊乱，交织成网格状或蜂窝状，以两肺下野为著。重型及危重型患者肺大片实变或弥漫间质性病变基础上夹杂斑片状及片状高密度影。

参 考 文 献

［1］ 中华医学会放射学分会. 新型冠状病毒感染的肺炎的放射学诊断：中华医学会放射学分会专家推荐意见（第一版）［J］. 中华放射学杂志，2020（4）：279-285.
［2］ 卢亦波，周静如，莫移美，等. 31 例新型冠状病毒肺炎临床及 CT 影像表现初步观察［J］. 新发传染病电子杂志，2020，5（2）：79-82.
［3］ SONG F, SHI N, SHAN F, et al. Emerging 2019 novel coronavirus (2019-nCoV) pneumonia[J]. Radiology, 2020, 295 (1): 210-217.
［4］ 国家卫生健康委员会. 新型冠状病毒感染的肺炎诊疗方案（试行第七版）［Z］. 2020.
［5］ 中放传染病放射学专委会. 新型冠状病毒肺炎影像学诊断指南（第一版）［Z］. 2020.

（安维民　董景辉　刘　渊　张挽时）

第二节　CT 影像学表现

新型冠状病毒肺炎的影像学表现特点主要包括：①病灶数量以两肺多发常见，单侧及单发病变亦可出现；②病灶位置多数位于外带或胸膜下，有时沿支气管及血管束分布，可以伴有相邻血管增粗或小叶间隔增厚；③病灶大小主要表现为斑片样、大片样和条片样，早期片状病灶比较小，此时 AI 诊断具有一定的优势；④病灶密度多呈磨玻璃改变，早期相对均匀，进展期及晚期密度不均匀，可能出现铺路石征，有时伴有实变和机化改变；⑤部分患者会表现为 CT 阴性。有报道称约 23.6% 的患者 CT 未见异常，CT 阴性率和呼吸道症状密切相关，无呼吸道症状者 CT 阴性可能性大；在临床上发现，部分早期 CT 阴性患者在复查 CT 时可能出现新的病灶；⑥病灶数量、大小、边缘、密度在不同病程发展阶段会发生动态变化，有时会迅速进展为重症肺炎，有时会进入此起彼伏型的僵持阶段，有时会逐步进入吸收恢复期。

一、新型冠状病毒肺炎早期影像学表现

（一）早期影像学表现特点

病变分布，数量及形态：病灶多累及两肺多叶，少数累及单侧肺叶，部分为早期单发后又发展为多发病变；病变多位于肺野外带胸膜下，呈晕结样、刺梨样、云絮样、灰雪样、铺路石样或不规则形态。病变密度：多数呈均匀磨玻璃影、其内可见血管穿行及含气支气管影。病变边缘：病灶边界多较清楚，病灶间少见融合现象。病变与胸膜关系：病灶与胸膜分界多较清楚，邻近胸膜无增厚，无胸腔积液（图 5-2-1～图 5-2-5）。

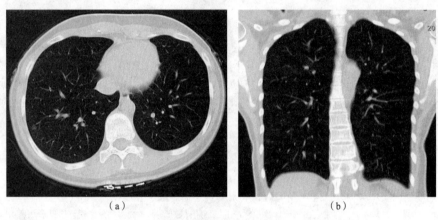

（a） （b）

图 5-2-1 新型冠状病毒肺炎早期影像学表现（一）

病例 1，女，24 岁，发热 2 天，血常规白细胞计数正常，淋巴细胞计数低；曾接触过已确诊新型冠状病毒肺炎患者，CT 横断位及冠状位肺窗均显示晕结征：右下肺野外带近胸膜下见一约 7 mm×4 mm 大小晕结节影，边界较清，密度较低。新型冠状病毒核酸第 1、2 次均阳性。

（二）鉴别诊断

（1）过敏性肺炎：亚急性典型表现为斑片状 GGO 伴边缘模糊的小叶中心性结节，直径为 1～5 mm，有相关过敏史。

（2）巨细胞病毒感染：两肺弥漫 GGO，但不易出现间质改变。

（3）结节病：以间质性结节为特征，即沿支气管血管束、小叶间隔及胸膜下的淋巴管周围分布，结节大小不一，直径为 0.2～1.0 cm，小结节可融合呈"星系征"，可伴有 GGO，但通常为斑片状分布；同时多伴有双侧肺门对称性淋巴结肿大。

（4）肺水肿：GGO 呈重力依赖分布，并可见实变影，且 GGO 与实变影呈分层分布，可见蝶翼征，伴有小叶间隔增厚，光滑（心源性）/不光滑（间质性），胸膜下小

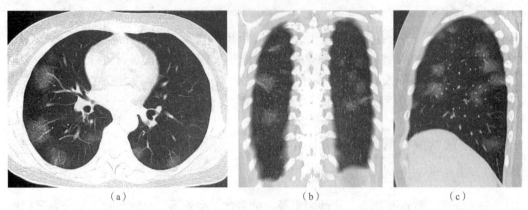

（a）	（b）	（c）

图 5-2-2　新型冠状病毒肺炎早期影像学表现（二）

病例 2，女，58 岁，有明确疫区滞留史，发热 3 天，血常规白细胞计数正常，淋巴细胞计数低，新型冠状病毒核酸第 5 次检测阳性。CT 横断位、冠状位及矢状位肺窗均显示刺梨征及血管穿行征：双侧肺野外带近胸膜下见多发大小不一刺梨样磨玻璃影，边界较清，密度较低，可见肺血管穿行其内。

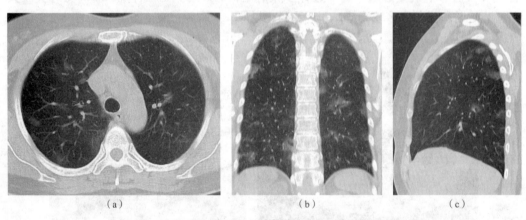

（a）	（b）	（c）

图 5-2-3　新型冠状病毒肺炎早期影像学表现（三）

病例 3，女，58 岁，发热 4 天，血常规白细胞计数正常，淋巴细胞计数低；6 天前接触过已确诊新型冠状病毒肺炎患者。
　CT 横断位及冠状位肺窗均显示云絮征：双侧肺野外带近胸膜下见多发大小不一云絮状磨玻璃影，边界较清，密度较低。

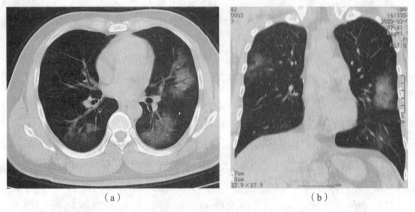

（a）	（b）

图 5-2-4　新型冠状病毒肺炎早期影像学表现（四）

病例 4，男，46 岁，无流行病学史。发热 11 天，血常规白细胞计数正常，淋巴细胞计数低。CT 横断位、冠状位及矢状位肺窗均显示灰雪征、含气支气管征及铺路石征：双侧肺野外带近胸膜下见多发大小不一斑片状磨玻璃影，边界较清，密度较低，部分病灶类似灰雪样及铺路石样特点，病灶内可见含气支气管影及肺血管穿行影。

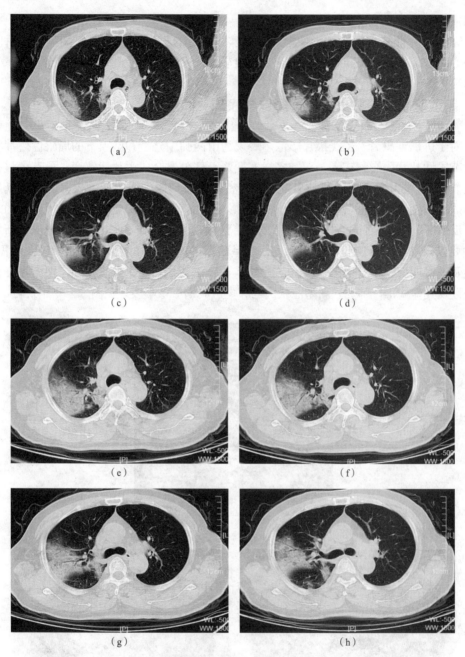

图 5-2-5　新型冠状病毒肺炎早期影像学表现（五）

病例 5，男，65 岁。有明确疫区滞留史。自 2020 年 1 月 16 日始出现咽痛、咳嗽，乏力，胸片未见异常，未予重视。症状未缓解，2020 年 1 月 24 日查血常规示：白细胞计数 4.36×10⁹/L，淋巴细胞计数 1.10×10⁹/L，CRP 3.4 mg/L。2020 年 1 月 26 日转入隔离病房，新型冠状病毒核酸检测阳性。实验室检查：2020 年 1 月 26 日：白细胞计数 3.09×10⁹/L，淋巴细胞比率 23.9%，淋巴细胞计数 0.74×10⁹/L，CRP 11.35 mg/L，新型冠状病毒核酸检测阳性；2020 年 1 月 29 日：白细胞计数 2.68×10⁹/L，淋巴细胞比率 30.2%，淋巴细胞计数 1.58×10⁹/L，CRP 18.82 mg/L。（a）～（d）2020 年 2 月 27 日胸部 CT 横轴位肺窗图像示：右肺上叶尖后段斑片状磨玻璃影，伴支气管充气征。（e）～（h）经抗感染、抗病毒治疗后，2020 年 2 月 29 日胸部 CT 平扫横断位肺窗图像显示：两肺多发磨玻璃影，右肺上叶病灶数量较前增多，范围扩大，密度增高，提示进展。

叶间隔增厚形成克利（Kerley）线。

（5）大叶性肺炎：典型影像学改变为实变，起自肺叶外周，紧邻胸膜，然后向肺野中心扩散，其内可见支气管充气征，密度较实，双肺同时呈磨玻璃影较少见。

二、新型冠状病毒肺炎进展期影像学表现

对于进展期患者，X线摄片影像多表现为由两肺中外带和胸膜下的局限性斑片状或多发节段性片状阴影，或者为双肺多发实变影，部分融合成大片状实变，可有少量胸腔积液。CT影像主要表现为两肺多发不均匀密度磨玻璃影，或实变（内有支气管气像），结节周围病变有"晕征"，病灶内见细网格影（细血管网），病变内血管增粗，有的病变有"反晕征""铺路石征""刺梨征"。此外，还表现为亚段肺不张、纤维化形成。新发病变主要以双肺中下叶胸膜下分布为主，多呈淡薄的磨玻璃样阴影，可伴少量胸腔积液。早期及进展期病变相对变化较快，应视病情在3～7天内复查。鉴别诊断需要考虑细菌性肺炎以及其他病毒性肺炎。新型冠状病毒肺炎进展期影像学表现见图5-2-6～图5-2-10。

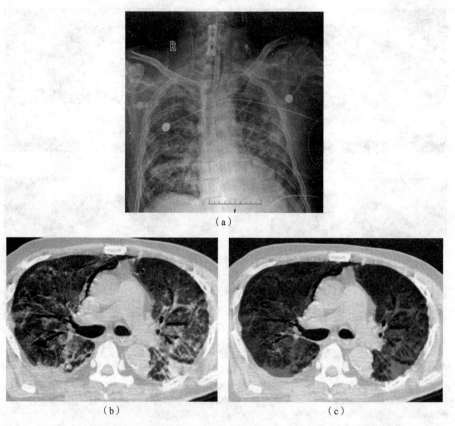

图 5-2-6　新型冠状病毒肺炎进展期影像学表现（一）（见文前彩图）

病例1，男，67岁，发热、咳嗽、乏力。新型冠状病毒核酸检测阳性。（a）为发病后21天胸片，两肺见大片阴影、磨玻璃影。（b）～（g）为发病后33天胸部CT，见两肺多发不均匀密度磨玻璃影、网格影、条索影、结节灶，支气管扩张，实变影病变范围进展。（c）AI识别病灶为红色，两肺弥漫性累及全肺叶，AI同时显示病灶累及肺段、所占容积和百分比。

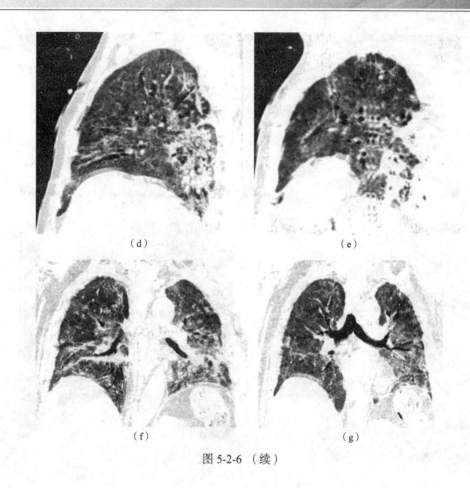

（d）　　　　　　　　　　　　　　　　（e）

（f）　　　　　　　　　　　　　　　　（g）

图 5-2-6　（续）

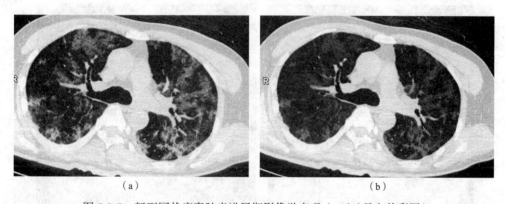

（a）　　　　　　　　　　　　　　　　（b）

图 5-2-7　新型冠状病毒肺炎进展期影像学表现（二）（见文前彩图）

病例 2，男，49 岁，发热伴畏寒、寒战。新型冠状病毒核酸检测阳性。(a)、(b) 为发病 22 天，胸部 CT 见两肺多发磨玻璃影、局部实变影、网格影、条索影、结节灶，病变内血管增粗。(c) ～ (f) 为发病 27 天，胸部 CT 见两肺多发磨玻璃影、局部实变影、网格影、条索影、结节灶，较前明显增多、范围扩大。AI 识别比较：(b) ～ (d) 的发展过程中，可见左肺病变范围增大、右肺病变范围有吸收缩小。

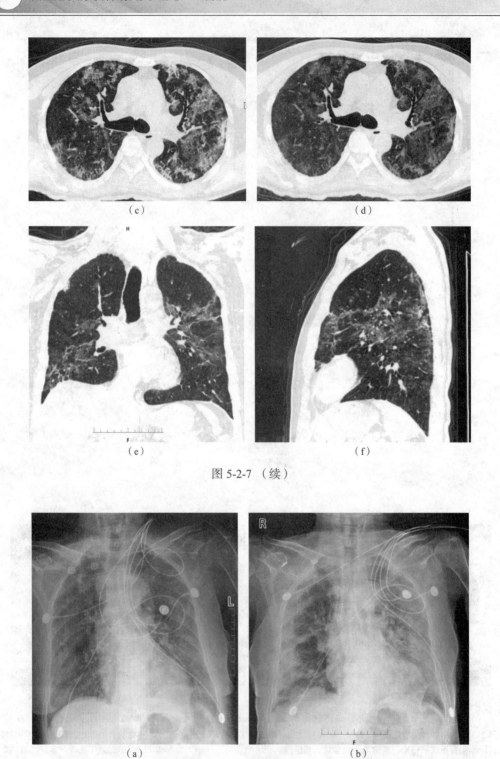

（c） （d）

（e） （f）

图 5-2-7 （续）

（a） （b）

图 5-2-8　新型冠状病毒肺炎进展期影像学表现（三）（见文前彩图）

病例 3，女，84 岁，发热伴咳嗽。新型冠状病毒核酸检测阳性。（a）为发病后 9 天，胸片见双肺多发小斑片影。（b）为发病后 17 天，胸片见大片高密度影，提示病灶较前明显增多、增大。（c）～（f）为发病后 17 天，胸部 CT 可见弥漫性磨玻璃影、"白肺征"。AI 识别（d）病灶为红色，几乎累及全肺。

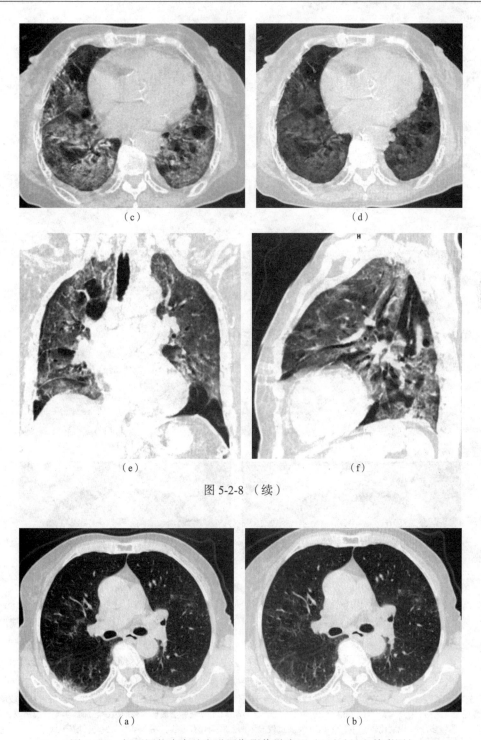

（c）　　　　　　　　　　　（d）

（e）　　　　　　　　　　　（f）

图 5-2-8 （续）

（a）　　　　　　　　　　　（b）

图 5-2-9　新型冠状病毒肺炎进展期影像学表现（四）（见文前彩图）

病例 4，女，74 岁，发热、畏寒，乏力。新型冠状病毒核酸检测阳性。（a）、（b）为发病 14 天，胸部 CT 见两肺胸膜下及肺内多发磨玻璃影、结节灶。（c）、（d）为发病 21 天，胸部 CT 见两肺多发磨玻璃影，其中右下肺病灶较前有减少，右上肺、左下肺可见新增磨玻璃影。AI 识别比较（b）和（d）显示右肺病灶有吸收减少，左肺出现新增病灶。

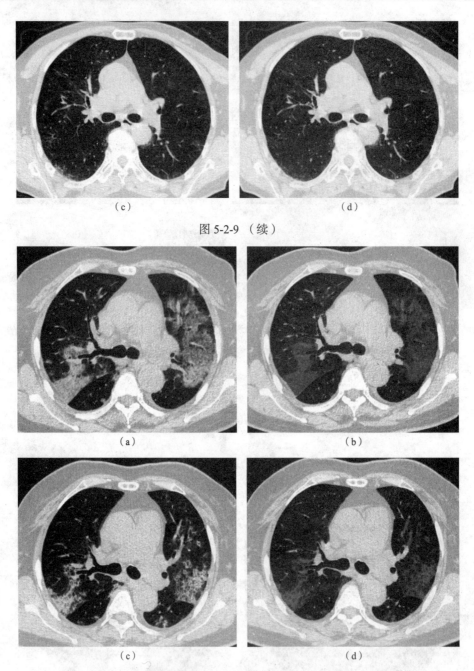

（c）　　　　　　　　　（d）

图 5-2-9 （续）

（a）　　　　　　　　　（b）

（c）　　　　　　　　　（d）

图 5-2-10　新型冠状病毒肺炎进展期影像学表现（五）（见文前彩图）

病例 5，女，67 岁，发热、咳嗽。新型冠状病毒核酸检测阳性。（a）、（b）为发病 13 天，胸部 CT 见两肺大片磨玻璃影、
"石膏征"、"铺路石征"、结节灶。（c）、（d）为发病 20 天，胸部 CT 见两肺磨玻璃影较前减少、局部实变较前吸收，两肺
结节灶较前增多。AI 识别比较，（b）～（d）发展过程显示两上肺病灶有吸收，左下肺出现少许新增病灶。

三、新型冠状病毒肺炎吸收期影像学表现

肺内病灶数量逐渐减少，范围缩小，密度呈不均匀变淡，磨玻璃影可减淡消失；

可见横行或纵行纤维条索或条片影，以及实变的软组织机化等征象，但此征象可随病程延长逐步吸收或减轻。吸收期病变相对变化较慢，建议每 2 周左右进行复查，直至病变稳定。新型冠状病毒肺炎吸收期影像学表现见图 5-2-11～图 5-2-16。

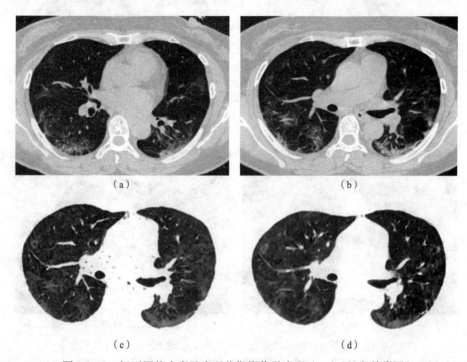

图 5-2-11　新型冠状病毒肺炎吸收期影像学表现（一）（见文前彩图）

病例 1，女，56 岁，发热、咳嗽、喘气、乏力 27 天。20 天前查白细胞计数正常，淋巴细胞计数 0.56×10^9/L（减少），10 天前新型冠状病毒核酸检测阳性。已 10 天未发热，指脉氧（未吸氧）99%，呼吸频率 20 次／分，临床诊断新型冠状病毒肺炎（普通型）。（a）、（b）CT 示双肺多发斑片及大片样磨玻璃影，密度欠均匀，以外带及胸膜下分布为主，有多发横行及纵行纤维索条形成，小叶间隔厚，局部呈铺路石样改变，相邻胸膜增厚粘连。（c）、（d）CT 显示治疗 6 天的 AI 前后对比，（d）为治疗 6 天后图片，病变较（c）有部分吸收。

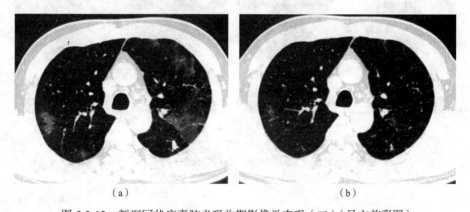

图 5-2-12　新型冠状病毒肺炎吸收期影像学表现（二）（见文前彩图）

病例 2，男，57 岁，12 天前发热、乏力，偶有咳嗽，10 天前 CT 仅显示左肺磨玻璃渗出影，9 天前新型冠状病毒核酸检测阳性。（a）为发病后 12 天 CT，示两肺多发磨玻璃渗出影，密度比较均匀，其内见小血管增粗影；（b）为发病后 18 天 CT 复查图像，显示两肺病灶较前吸收缩小，密度减淡。（c）、（d）为治疗 6 天的前后 AI 对比，（d）为治疗后影像，较（c）病变明显吸收缩小、密度降低。

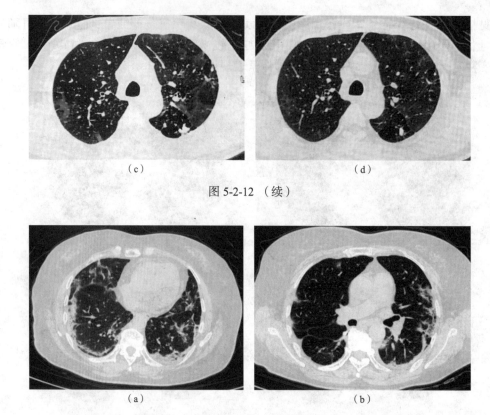

（c） （d）

图 5-2-12 （续）

（a） （b）

图 5-2-13　新型冠状病毒肺炎吸收期影像学表现（三）（见文前彩图）

病例 3，女，66 岁，发热、干咳 20 天，15 天前新型冠状病毒核酸检测阳性。（a）、（b）示双侧胸膜下多发斑片及条索影，伴不均匀磨玻璃影，小叶间隔增厚，局部呈铺路石征及机化改变，相邻胸膜增厚粘连。

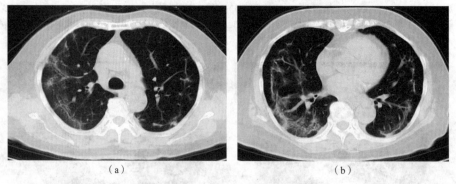

（a） （b）

图 5-2-14　新型冠状病毒肺炎吸收期影像学表现（四）（见文前彩图）

病例 4，男，74 岁，发热、咳嗽 25 天，新型冠状病毒核酸检测阳性 18 天。（a）、（b）示两肺多发条片影及横行纤维索条影，局部伴"铺路石征"，与相邻胸膜粘连。

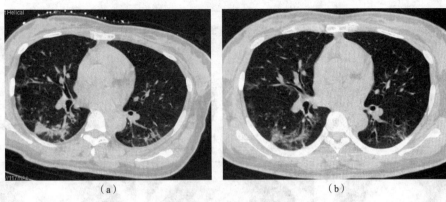

（a）　　　　　　　　　　　　　（b）

图 5-2-15　新型冠状病毒肺炎吸收期影像学表现（五）（见文前彩图）

病例5，女，47岁，干咳、乏力，间断发热20天，新型冠状病毒核酸检测阳性。（a）为发病后22天CT，显示双肺多发不规则软组织实变灶及索条影；（b）为发病后31天复查，肺内病变形态及范围较前相似，但密度明显减低，有吸收好转的趋势。

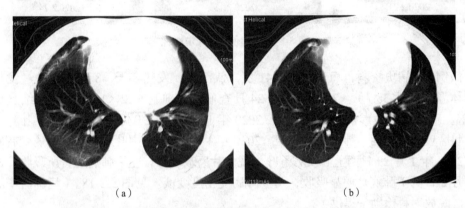

（a）　　　　　　　　　　　　　（b）

图 5-2-16　新型冠状病毒肺炎吸收期影像学表现（六）（见文前彩图）

病例6，男，34岁，发热、咳嗽16天，新型冠状病毒核酸检测阳性。（a）两肺多发大片状磨玻璃影，部分伴纤维索条形成；（b）为7天后复查CT，显示两肺磨玻璃影较前吸收、密度减淡，同时纤维索条影也较前吸收减少。

四、新型冠状病毒肺炎影像学动态变化

病例1： 病史资料：患者，男，29岁，武汉人。间断发热10天，体温高达38.2℃。2020年2月5日查血：白细胞5.74×10⁹/L，中性粒细胞比值48.3%，淋巴胞比值41.8%。新型冠状病毒核酸检测阳性。2020年2月7日CT显示两下肺边缘各有一片状磨玻璃影，病灶内有网格样影，左下肺病变有一增粗的血管相连。2020年2月13日两下肺病灶有所吸收缩小，病灶密度变淡，2020年2月24日两下肺病灶完全吸收消散。见图5-2-17。（病例由华润武钢总医院放射科徐勋华提供）

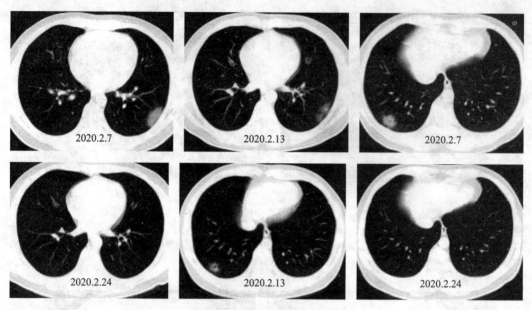

图 5-2-17　病例 1 的 CT 影像

病例 2：病史资料：患者，男，41 岁，武汉人，发热 8 天，8 天前接触过发热患者，体温最高达 38.7℃。2020 年 1 月 24 日查血：白细胞 $6.22×10^9$/L，淋巴细胞比值17.5%。新型冠状病毒核酸检测阳性。2020 年 1 月 22 日 CT 见右中叶及左下叶肺边缘有片状磨玻璃影，两上肺无明显病变。2020 年 1 月 24 日右中叶及左下叶肺病变有所增大。2020 年 1 月 29 日两上叶及右下叶出现大片磨玻璃影，左下肺病灶有所吸收。2020年 2 月 2 日两下肺病灶明显吸收，两上肺病变密度变淡。见图 5-2-18。（病例由华润武钢总医院放射科徐勋华提供）

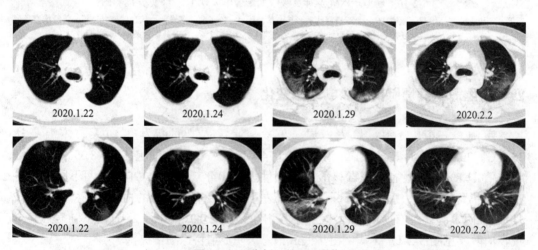

图 5-2-18　病例 2 的 CT 影像

病例 3：病史资料：患者，男，72 岁，武汉人。间断发热 12 天，咳嗽、咳痰伴全身酸痛 5 天。2020 年 1 月 27 日体温 37.8℃，白细胞 $4.68×10^9$/L，中性粒细胞绝对值

$3.1×10^9$/L。2020 年 2 月 3 日查血：淋巴细胞 16.2%，CRR 96.97 mg/L。2020 年 2 月 7 日查血：白细胞 $4.49×10^9$/L，中性粒细胞 72.6%，淋巴细胞 14.8%。2020 年 2 月 15 日白细胞 $5.95×10^9$/L，中性粒细胞 75.5%，淋巴细胞 15.5%。新型冠状病毒核酸检测阳性。2020 年 1 月 30 日查 CT 见两肺外带多发小片状模糊影；2020 年 2 月 3 日右上肺病变融合，病灶长轴与胸膜平行，右下肺病变增大，左上肺出现新病灶；2020 年 2 月 7 日两肺病变有所吸收及纤维化；2020 年 2 月 14 日两肺病灶进一步吸收，大部分病变纤维化。见图 5-2-19。（病例由华润武钢总医院放射科徐勋华提供）

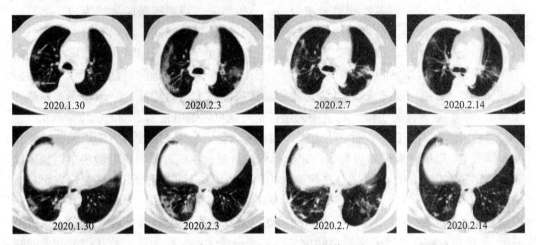

图 5-2-19　病例 3 的 CT 影像

病例 4：病史资料：患者，女，74 岁，武汉人。间断发热 9 天，进行性加重 2 天，最高体温 39℃。2020 年 2 月 6 日查血白细胞 $6.03×10^9$/L，淋巴细胞 6.0%，CRR 75.38 mg/L。新型冠状病毒核酸检测阳性。2020 年 2 月 5 日查 CT 见两肺大片状磨玻璃影，病变以肺外带胸膜下及下肺为多。2020 年 2 月 9 日两肺病变有增大，右肺病变有向内扩展趋势。2020 年 2 月 18 日两肺病变有所吸收，部分病变纤维化。2020 年 2 月 26 两病灶进一步吸收，大部分病变纤维化。见图 5-2-20。（病例由华润武钢总医院放射科徐勋华提供）

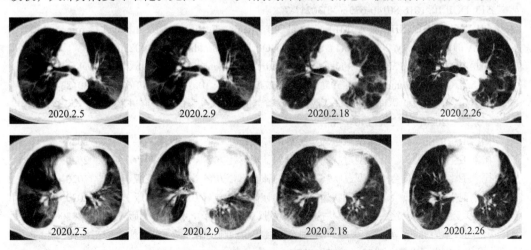

图 5-2-20　病例 4 的 CT 影像

五、新型冠状病毒肺炎影像诊断在疫情防控中发挥的作用

在新型冠状病毒肺炎疫情暴发的早期阶段，对 CT 影像与临床特征及核酸 PCR 检测各自的诊断价值并未形成一致意见。从传染病诊断角度讲，必须要查明传染源，有病原学证据，针对病毒核酸检测才是最准确的检查方法。但是，不同厂家产品质量和稳定性差别很大，会影响检测效果。同时，取样方法和技巧也将影响核酸 PCR 检测的成败。此外，核酸检测条件相对要求较高，一般需要三级甲等医院才能完成，而且检测时间较长、一次检测数量有限，这些都会延长确诊等待时间，耽误疫情的控制。所以，对于新型冠状病毒肺炎疑似患者的诊治，不应过度强调新型冠状病毒核酸检测结果，特别是在疫情暴发的早期阶段，CT 的高阳性率能够很好地弥补新型冠状病毒核酸检测假阴性率高的不足，如果再结合新型冠状病毒肺炎相对特征的临床表现（发热和干咳）和血常规等检验手段，对于疫区而言是完全可以做出较为准确的临床诊断的。

需要着重强调 CT 在早期疫情防控中的重要价值。由于 CT 检查方法成熟，检测迅速，同时 CT 影像学表现相当典型，完全可以对新型冠状病毒肺炎患者做出早期临床诊断。特别是在疫情的严峻时期，在病原学检测能力严重不足的情况下，CT 检查更具有确定感控隔离人群的较大作用，可以更大限度地提高防疫效率。因此，在本次疫情防控过程中，国家卫生健康委员会发布的《新型冠状病毒感染的肺炎诊疗方案（试行第五版）》提出：在高疫区采用疑似病例具有肺炎影像学特征作为新型冠状病毒肺炎的临床诊断标准，大大地提高了新型冠状病毒肺炎的诊断效率。

参 考 文 献

［1］ GUAN W J, NI Z Y, HU Y, et al. Clinical characteristics of coronavirus disease 2019 in China [J]. N Engl J Med, 2020, 382(18): 1708-1720. DOI: 10. 1056/NEJMoa2002032.

［2］ CHEN N, ZHOU M, DONG X, et al. Epidemiological and clinical characteristics of 99 cases of 2019 novel coronavirus pneumonia in Wuhan, China: a descriptive study[J]. Lancet, 2020, 395(10223): 507-513. DOI: 10. 1016/S0140-6736(20)30211-7.

［3］ CHUNG M, BERNHEIM A, MEI X, et al. CT Imaging Features of 2019 Novel Coronavirus(2019-nCoV)[J]. Radiology, 2020, 295(1): 202-207. DOI: 10. 1148/radiol. 2020200230.

［4］ HUANG C, WANG Y, LI X, et al. Clinical features of patients infected with 2019 novel coronavirus in Wuhan, China[J]. Lancet, 2020, 395(10223): 497-506. DOI: 10. 1016/S0140-6736(20)30183-5.

［5］ 郑秋婷，卢亦波，谭理连，等. 新型冠状病毒肺炎临床及影像学研究进展［J］. 新发传染病电子杂志，2020，5（2）：140-144.

［6］ 国家卫生健康委员会. 新型冠状病毒感染的肺炎诊疗方案（试行第三版）［Z］. 2020.

［7］ 国家卫生健康委员会. 新型冠状病毒感染的肺炎诊疗方案（试行第四版）［Z］. 2020.

［8］ 国家卫生健康委员会. 新型冠状病毒感染的肺炎诊疗方案（试行第五版）［Z］. 2020.

［9］ 国家卫生健康委员会. 新型冠状病毒感染的肺炎诊疗方案（试行第六版）［Z］. 2020.

［10］ 国家卫生健康委员会. 新型冠状病毒感染的肺炎诊疗方案（试行第七版）［Z］. 2020.

［11］ 卢亦波，周静如，莫移美，等. 31 例新型冠状病毒肺炎临床及 CT 影像表现初步观察［J］. 新发传染病电子杂志，2020，5（2）：79-82.

［12］宋璐，曾莹婷，龚晓明，等. 新型冠状病毒肺炎影像表现及鉴别诊断［J］. 新发传染病电子杂志，2020，5（2）：82-86.

［13］江芮，刘晋新，张烈光，等. 8组家族聚集性发病的COVID-19胸部CT表现及转归［J］. 新发传染病电子杂志，2020，5（2）：87-90.

［14］洪玲玲，徐晓婧，付小义. 一起家族聚集性新型冠状病毒肺炎病例的心理干预总结分析［J］. 新发传染病电子杂志，2020，5（2）：91-94.

（谭理连 张劲松 孙 凯 刘晓林 张龙江 欧阳林 罗军德）

第三节 特殊人群的影像学表现

一、婴幼儿

有临床资料的婴幼儿确诊病例大多为轻症感染。多有低到中度发热，体温多在1～4天内恢复正常；可有干咳等呼吸道症状，或有乏力、恶心、呕吐或腹泻等症状，多在1周内消失；血常规大多正常，CRP正常或有一过性轻度增高；咽拭子病毒核酸检测多在病后1～2周后转阴；目前均未见进行重症监护或机械通气的患儿病例，也无任何严重并发症病例报道。家庭聚集性发病是婴幼儿感染新型冠状病毒肺炎的流行病学特点，系第二代病毒感染，甚至累及新生儿。婴幼儿感染新型冠状病毒肺炎数量少的原因可能是婴幼儿暴露风险低，或者症状较轻而未得到充分的检测，并非对感染的抵抗力强。婴幼儿咽拭子新型冠状病毒核酸检测阳性率低于成人，采用肛拭方法，尤其是新生儿是较敏感的方法。1岁以下的婴儿无法戴口罩，需要采取特殊的防护措施。成人看护者应戴口罩，在与婴儿接触之前洗手，并定期对婴儿的玩具和餐具进行消毒。

影像学表现：①X线胸片：初期多无异常改变，漏诊率高；随病情进展，可表现为支气管炎或细支气管炎改变，或有局限性斑片影，严重时双肺呈多发斑片状实变影。②CT：病变部位均多位于两肺外带胸膜下，呈多灶性非对称性分布。与成人病变不同，婴幼儿病灶相对较局限，弥漫性分布相对少，"反蝶翼征"少见，磨玻璃影也不如成人典型。类支气管肺炎改变也是婴幼儿新型冠状病毒肺炎的特点，显示病变沿支气管血管束从外向内带走行，呈多个斑片状边界模糊影（图5-3-1，图5-3-2），如无家庭聚集性发病史易误诊为普通支气管肺炎。

婴幼儿新型冠状病毒肺炎需与冬春季儿童好发的社区获得性肺炎如支原体、呼吸道合胞病毒、流感病毒、腺病毒感染引起的肺炎相鉴别。①儿童支原体肺炎：2岁以下婴幼儿多见，主要为肺泡内炎性渗出，CT表现为沿支气管蔓延的小叶、肺段或大叶的斑片状肺实质浸润阴影，以两肺、心膈角区及中内带较多。②儿童呼吸道合胞病毒肺炎：感染常引起细支气管炎和肺炎，CT表现为小叶中心结节影，双肺多灶性炎症及多发磨玻璃影伴有支气管壁增厚。新型冠状病毒肺炎，在流行病学病史方面与上述疾病有很大不同。在当前的特定时间点，若发现肺内有渗出、实变、结节等影像表现，需要排除普通流感、支原体及细菌感染后，按照国家卫生健康委员会颁布的新型冠状病毒肺炎诊疗方案的标准，结合流行病学病史和临床特点，进行放射学描述性诊断，而最后确诊需要做病原学的核酸检测。

病例 1：

病史资料：患儿，女，日龄 52 天，因"干咳、流涕 5 天"入院，有明确疫区旅行史及新型冠状病毒肺炎患者（其父）接触史。患儿入院后行咽拭子核酸检测阳性；血细胞正常；入院 3 天后查低剂量胸部 CT［图 5-3-1（a）～（c）］，经抗病毒治疗后好转，分别于第 3 天［图 5-3-1（d）～（f）］、第 8 天复查胸部 CT［图 5-3-1（g）～（i）］。

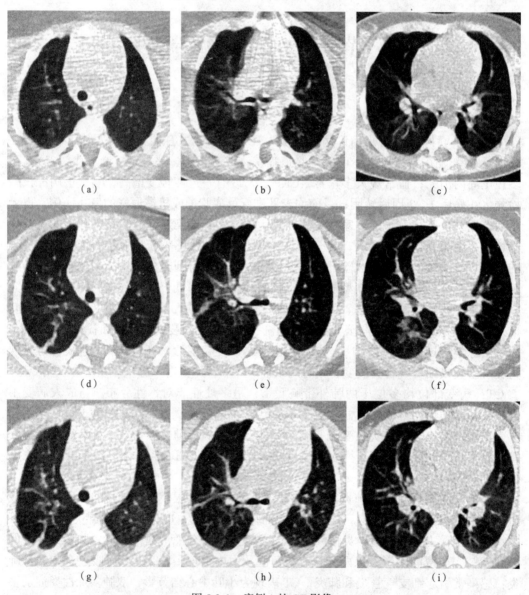

图 5-3-1 病例 1 的 CT 影像

早期（a）～（c）2 月 1 日，右肺上、中、下叶多发胸膜下小灶磨玻璃影，部分病灶沿支气管血管束分布。进展期（d）～（f）2 月 5 日，右肺上、中、下叶磨玻璃影增宽，出现少许索条状影。恢复期（g）～（i）2 月 12 日，右肺病变进一步吸收，遗留少许纤维化灶。

病例 2：

病史资料：患儿，女，4 岁，因"偶有干咳 5 天"入院，无发热，1 月 25 日随父母自驾到疫区旅行。咽拭子新型冠状病毒核酸检测阳性；淋巴细胞上升，α- 羟丁酸脱氢酶增加，血细胞正常；入院 1 天后查低剂量胸部 CT 未见异常［图 5-3-2（a）、（b）］，经抗病毒治疗后分别于治疗后第 5 天［图 5-3-2（c）、（d）］、第 8 天复查胸部 CT［图 5-3-2（e）、（f）］。

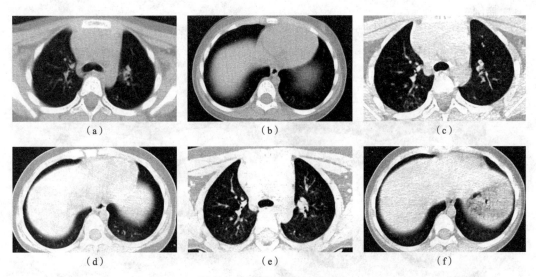

图 5-3-2　病例 2 的 CT 影像

早期（a）、（b）：2020 年 2 月 8 日，两肺内未见明显异常。进展期（c）、（d）：2020 年 2 月 13 日，右肺上叶后段及左肺下叶后基底段多发斑片状磨玻璃影。恢复期（e）、（f）：2020 年 2 月 16 日，右肺上叶病变大部分吸收，左肺下叶病灶已吸收。

二、青少年

青少年确诊病例数相对较少，大多为轻症感染，症状多以发热、干咳为主，或有乏力、头痛、恶心、呕吐或腹泻等症状。WHO 近期发布的报告显示，18 岁以下的感染者人数仅占整体的 2.4%，其中，出现危及生命的严重症状仅占 0.2%。这与 2003 年在全球流行的 SARS 和 2012 年流行的 MERS 类似，在这两次疫情中 10～19 岁的感染者均比较少见。

影像学表现：①X 线胸片：早期多无异常改变，进展期大多表现为局限性斑片状阴影，多位于肺外周，严重时双肺呈多发斑片状实变影，单侧或双肺受累。②CT：病变部位多位于双肺外周或胸膜下，呈对称或非对称性分布。与成人病变不同，婴幼儿病灶相对较局限，弥漫性分布相对少，病灶多表现为片状磨玻璃影，严重时双肺呈多发斑片状实变影，支气管血管束增粗。

青少年新型冠状病毒肺炎需与支原体、衣原体感染引起的肺炎相鉴别。支原体、衣原体感染引起的肺炎临床症状多较轻微，重症可有高热、白细胞总数正常或略高，血冷凝集试验和间接荧光检测法可确诊。影像学表现为早期双肺纹理增多，进而出现中下肺野较低密度斑片状的阴影，密度不均，常呈单侧。病变发展可见一个肺叶或肺段实变，但边缘模糊呈网状、结节状，无清晰的分界，常伴有肺门淋巴结肿大，并随症状的吸收而缩小或消失。病变一般两周左右开始吸收，1～2个月可明显吸收或完全吸收。按照国家卫生健康委员会颁布的新型冠状病毒肺炎诊疗方案的标准，青少年新型冠状病毒肺炎的诊断需要结合实验室检查和临床特点，进行放射学描述性诊断，而最后确诊需要做病原学的核酸检测。

病例 1：

病史资料：患者，女，17岁，因"发热3天"入院，生活在疫区，入院后行咽拭子核酸检测，结果为阳性；白细胞减少，淋巴细胞不升高；入院后查低剂量胸部CT［图5-3-3（a）、（b）］，经抗病毒治疗后好转，于入院后第8天复查胸部CT［图5-3-3（c）、（d）］。

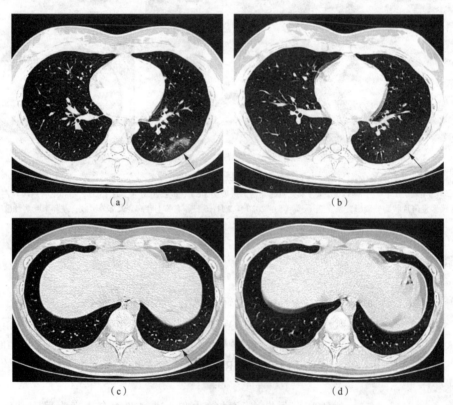

（a）　　　　　　　　　　　　　　　　（b）

（c）　　　　　　　　　　　　　　　　（d）

图 5-3-3　病例 1 的 CT 影像

进展期（a）、（b）：左肺中叶外周、胸膜下出现斑片状磨玻璃影（箭号）。

恢复期（c）、（d）：左肺中叶外周病灶大部分被吸收，胸膜下病灶完全吸收。

病例 2：

病史资料：患者，女，18岁，因"发热、胸闷、乏力2天"入院，生活在疫区，入院后行咽拭子核酸检测，结果为阳性；白细胞减少，淋巴细胞降低，CRP增高；入院后查低剂量胸部CT，经抗病毒治疗后好转，入院后第7天［图5-3-4（a）］，经抗病毒治疗后好转，分别于入院后第10天［图5-3-4（b）］和第15天复查胸部CT［图5-3-4（c）］。

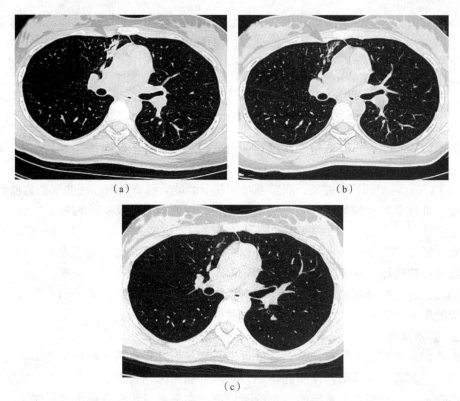

图 5-3-4　病例 2 的 CT 影像

进展期（a）：患者右肺上叶前段出现大小约 2.5 cm 的实变影，其内可见空气支气管征。
恢复期（b）：右肺上叶前段呈现条索影。恢复期（c）：右肺上叶病变基本被吸收。

三、妊娠妇女

　　妊娠妇女，尤其是中晚期妊娠的孕妇，因胎儿对营养需求量越来越大，孕妇自身存在着生理性贫血、低蛋白血症、营养需求量大、机体免疫力相对于未孕状态低，因此对疾病易感。如果有新型冠状病毒肺炎患者的密切接触史，极容易被感染。被感染后较未孕状态容易出现症状、肺部炎症、实验室指标异常等。合并基础性疾病（如妊娠期糖尿病、妊娠高血压、心血管疾病）的孕妇，临床症状和肺部炎症出现早且重，比较容易早期发现。常见的症状有基础性疾病的症状、呼吸道症状，首发低热者（多为 37.5～38.2℃）较常见。实验室检查白细胞计数升高或正常，淋巴细胞计数减少和淋巴细胞百分比降低，C 反应蛋白浓度升高，转氨酶浓度升高，PCT 升高，D- 二聚体浓度升高，白蛋白降低和白球比倒置等。由于新型冠状病毒核酸检测具有高度特异性和检测方式简便无创的特点，妊娠期患者一般尽量不做 X 线或 CT 检查，可多次、反复行新型冠状病毒核酸检测，或结合流行病学史和临床症状，酌情治疗。对于合并基础性疾病孕妇，一旦核酸检测阳性，症状较重时尽量避免做 X 线相关检查，必要时可行低剂量 CT 扫描，中下腹部及其他敏感部位做好防护。目前尚未发现新型冠状病毒垂直传播给婴儿的证据。母婴垂直传播指在围生期病原体通过胎盘、产道或哺乳由亲代传播给子代的方式，以病毒多见，例如艾滋病病毒、乙型肝炎病毒、风疹病毒等。鉴于孕妇感染新型冠状病毒病例较少，推测原因可能是孕妇日常防护做得比较好。有研究表明孕妇患者的脐带血、母乳、羊水，新生儿皮肤表面拭子及咽拭子标本均未检出新型冠状病毒。

1. 影像学表现

（1）X线胸片：因初、中期漏诊率高，不能够早期诊断。即使病变进展到重症及危重症时，因不能定量客观精准评价肺部炎症，对是否终止妊娠指导意义不大，因此基本上不应用。

（2）CT：病变部位多首发于双肺下叶胸膜下磨玻璃影伴增粗、迂曲或僵直血管影，呈单灶多灶性非对称性分布；随着病情的进展，逐渐向中叶及上叶胸膜下发展，可呈现新老病灶同时出现于一个病例中，即下叶病变趋向进展（实变或原有病变范围增大）或吸收（磨玻璃影或原有病变范围缩小），中上叶出现新发病灶（增粗血管影和磨玻璃影）或进展期病灶（实变或原有病变范围增大）。由于孕妇症状出现较早，一般病变相对较局限，弥漫性分布相对少，大块实变少见。合并基础性疾病的孕妇，胸膜增厚或少量胸腔积液常常是首发CT影像学表现。

2. 鉴别诊断

因孕妇自身存在着生理性贫血、低蛋白血症、相对营养不良和相对机体免疫力低下状态，尤其是合并基础性疾病的孕妇，对各种病原体均为易感人群。流行病史、实验室检查和临床表现具有重要的鉴别诊断价值。在新型冠状病毒肺炎流行时期的重点疫区，胸部CT具有典型新型冠状病毒肺炎影像表现的孕妇患者应按照新型冠状病毒肺炎临床确诊病例进行治疗和干预。

病例1：

病史资料：26岁，女性，孕36^{+2}周，妊娠高血压，先兆子痫，与新型冠状病毒肺炎患者密切接触，腹泻、无发热，PCT0.33 mg/L，TP52.9 g/L，RT-PCR（＋）。

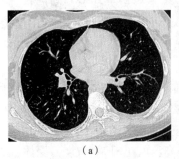 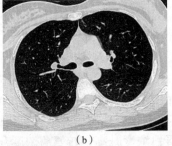 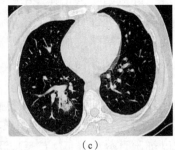

（a）　　　　　　　　　（b）　　　　　　　　　（c）

图 5-3-5　病例 1 的 CT 影像

（a）～（c）首次CT：（a）右肺下叶后基底段增粗僵直血管影和厚壁扩张支气管；（b）右斜列胸膜近肺门段增厚；（c）右肺上叶后基底段片条状实变、内见厚壁扩张支气管影。（d）～（f）6天后CT：（d）右肺下叶基底段新增大片磨玻璃影，右肺下叶前基底段新增斑片状实变；（e）右肺中叶外基底段斜裂胸膜下新增斑片状实变、周围环绕少许磨玻璃影；（f）左肺下叶后基底段实变转变为小叶间隔增厚和大范围磨玻璃影、延及外基底段。（g）～（i）16天后：（g）右肺下叶基底段大片磨玻璃影已经完全吸收、仅存右肺下叶后基底段纤维条索影；（h）右肺中叶外基底段斜裂胸膜下原有实变密度降低吸收、转变较大范围的成网格状小叶间隔增厚、周围环绕少许磨玻璃影；（i）右肺下叶基底段磨玻璃影和小叶间质渗出完全吸收，仅存右肺下叶外基底段少许间质渗出。

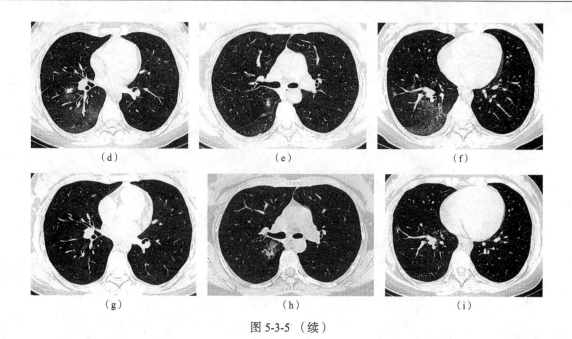

(d)　　　　　　　　(e)　　　　　　　　(f)

(g)　　　　　　　　(h)　　　　　　　　(i)

图 5-3-5（续）

病例 2：

病史资料：疫区居民，28 岁，孕 38 周，家庭其他成员呈聚集性发病；发热、腹痛 2 天，体温 37.3～38.4℃，无腹泻、呼吸道症状，白细胞计数（9.96×10⁹/L）和中性粒细胞计数（7.86×10⁹/L）稍增高，淋巴细胞计数和百分比降低（0.66×10⁹/L，15.40%），D 二聚体升高（563 μg/L），白蛋白降低（36.3 g/L），白球比降低（1.21）。入院当天剖宫产后查胸部 CT［图 5-3-6（a）～（c）］，3 天后复查胸部 CT［图 5-3-6（d）～（f）］，6 天后复查胸部 CT［图 5-3-6（g）～（i）］。

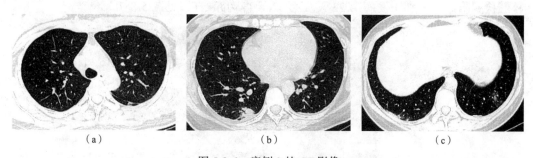

(a)　　　　　　　　(b)　　　　　　　　(c)

图 5-3-6　病例 2 的 CT 影像

（a）～（c）入院当天剖宫产后胸部 CT：（a）右肺上叶后段增粗僵直血管影、左肺下叶背段左斜裂胸膜下间质增厚灶；（b）右肺下叶后基底段胸膜下片状实变、邻近胸膜增厚；（c）左肺下叶后基底段实变小结节、周围环绕磨玻璃影，右肺下叶后基底段胸膜下间质增厚及邻近胸膜增厚。（d）～（f）3 天后复查胸部 CT：（d）右肺上叶后段新增大片网格状小叶间隔增厚及磨玻璃影、增粗血管周围出现亚实性斑片影，（e）右肺下叶后基底段胸膜下片状实变部分吸收、密度降低、范围增大、周围磨玻璃影范围较前增大，右肺中叶外侧段斜裂胸膜下间质增厚灶，（f）左肺下叶后基底段实变小结节较前明显吸收、转化成磨玻璃密度微结节，右肺下叶后基底段胸膜下少许间质增厚、邻近胸膜稍增厚。（g）～（i）6 天后复查胸部 CT：（g）右肺上叶后段网格状小叶间隔增厚及磨玻璃影密度较前稍变淡、范围缩小，亚实性斑片较前范围缩小，（h）右肺下叶后基底段胸膜下实变已吸收、磨玻璃影范围显著缩小，右肺中叶外侧段斜裂胸膜下实变小结节、周围环绕磨玻璃影，（i）右肺下叶后基底段仅存少许磨玻璃影，左肺下叶后基底段实变小结节较前明显变大呈片状条状，周围磨玻璃影增大。

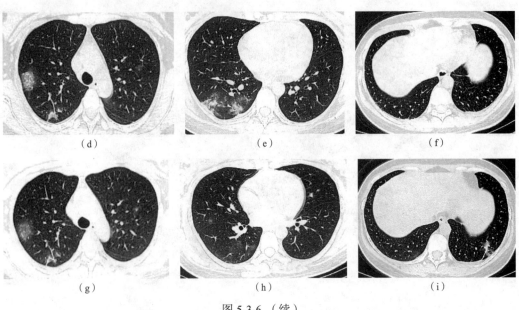

（d）　　　　　　　　　（e）　　　　　　　　　（f）

（g）　　　　　　　　　（h）　　　　　　　　　（i）

图 5-3-6 （续）

四、高龄患者

高龄患者肺部典型影像表现多出现重症期、消散期，并且病变进展快。影像表现大片高密度影、"白肺征"、斑片状实变或条索影，随着时间的延长、可见网格状增厚小叶间隔、支气管壁增厚扭曲成条索状。

病例 1：

病史资料：患者，女，61 岁，症状：发热伴阵发性呼吸困难。新型冠状病毒肺炎核酸检测阳性。分别于发病第 22 天及第 32 天查胸部 CT，见图 5-3-7。

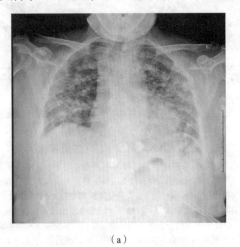

（a）

图 5-3-7　病例 1 的 CT 影像

（a）发病第 22 天，胸片见双肺各叶多发斑片影、磨玻璃影。（b）～（e）发病第 32 天，胸部 CT 见双肺多发磨玻璃影、网格影、条索影及"铺路石征"，以胸膜下为著。

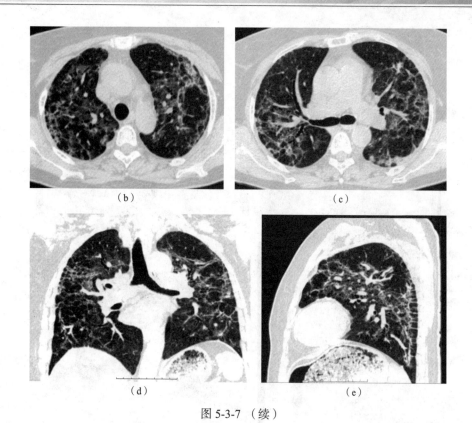

（b）

（c）

（d）

（e）

图 5-3-7（续）

病例 2：

病史资料：患者，男，62 岁，症状：发热、咳嗽、喘气、乏力。新型冠状病毒核酸检测阳性。于发病后第 17 天查胸部 CT，见图 5-3-8。

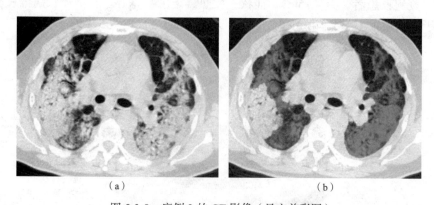

（a）

（b）

图 5-3-8　病例 2 的 CT 影像（见文前彩图）

（a）～（f）为发病第 17 天，胸部 CT 见双肺大片高密度影、磨玻璃影、小结节灶，其内见实变，"蝶翼征""石膏征"。

（b）为 AI 图可见肺部病变勾勒及面积。

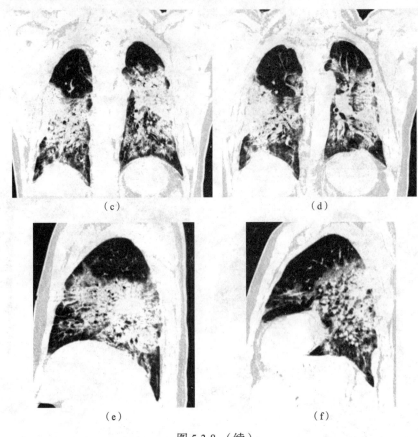

（c）　　　　　　　　　　　（d）

（e）　　　　　　　　　　　（f）

图 5-3-8 （续）

病例 3：

病史资料：患者，男，75 岁，症状：发热、乏力、恶心。新型冠状病毒核酸检测阳性。于发病后第 14 天、第 21 天、第 25 天查胸部 CT，见图 5-3-9。

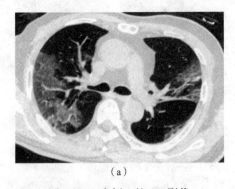

（a）

图 5-3-9　病例 3 的 CT 影像

（a）～（c）发病后第 14 天，胸部 CT 见两肺多发磨玻璃影，多位于胸膜下，局部可见实变。（d）发病后第 21 天，胸片见双肺多发斑片影，右下肺大片高密度影，较前 CT 示病灶范围增多、扩大。（e）发病后第 25 天，胸片见双肺多发斑片影，右下肺大片高密度影并见"空气支气管征"，较前 CT 影像示病灶范围进一步增多、扩大。

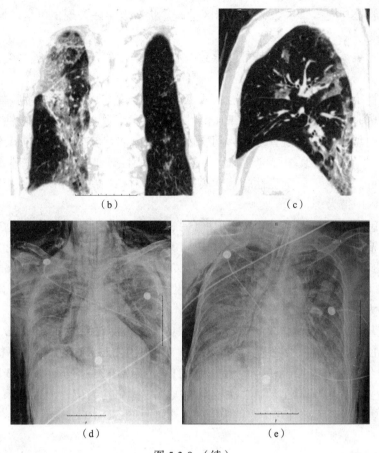

图 5-3-9（续）

五、患有基础疾病者

　　患有糖尿病、肾功能不全、慢性肺部疾病、心血管疾病和脑血管疾病等基础疾病的患者伴发新型冠状病毒肺炎的临床症状及 CT 表现最为严重，此类患者病情进展快，易发生呼吸困难和低氧血症，病死率也最高。患者的临床症状可表现为发热、咳嗽、呼吸困难、乏力等，出现心功能不全、肺充血时，临床表现不具特异性。病情进展可出现呼吸困难、发绀、点头样呼吸、尿少等，常于病后 1 周出现，可伴全身中毒症状等。对于有基础疾病的老年患者，在疫情期间，无特殊原因短期内出现症状加重，如呼吸困难需高度警惕感染新型冠状病毒肺炎的可能。

　　影像学表现：合并有基础疾病的新型冠状病毒肺炎患者常见 CT 表现为两肺多发斑片状磨玻璃影，沿支气管血管束和胸膜下分布为主，其间可见增粗的血管影，表现为细网格状影，呈"铺路石征"，也可以表现为极为淡薄的磨玻璃影，小血管周围有局限性磨玻璃影；肺部渗出病变以肺外带胸膜下区明显。进展期伴有不同程度的实变影。重症期病变范围明显增大，实变影加重，CT 表现双肺弥漫性实变，密度不均，其内可见充气支气管征与支气管扩张，非实变区呈斑片状磨玻璃影表现，可呈"蝙蝠征"；双肺大部分实变时呈"白肺"表现。

因基础性疾病种类较多，其可能导致的心、肺、血管等脏器损害，会出现相应的影像学表现。

有基础性疾病的患者合并新型冠状病毒肺炎时需要与以下疾病鉴别。如心源性肺水肿常见原因是左心衰竭，主要见于风湿性二尖瓣病变及心肌梗死。慢性左心衰竭表现为上肺血管增粗，下肺血管变细，间质性肺水肿，可见支气管周围袖套征，肺门及肺血管模糊。急性左心衰竭肺泡性肺水肿表现为中心性分布，常出现"蝶翼征"，伴有左心室及左心房增大。尿毒症性肺病常表现为双肺对称性渗出性病变伴不同程度的实变，以肺野内中带为著。

病例：患者，男，86 岁，因"活动性气促、心悸 30 多年，再发伴乏力 3 天"入院。

既往有高血压病史 40 余年，冠心病史 10 年。3 天前出现全身酸软乏力、食欲缺乏，伴活动性气促、心悸，无畏寒发热、咳嗽咳痰。查体：体温 36.2 ℃，脉搏 128 次/分，呼吸 22 次/分。双肺呼吸音稍粗，双肺未闻及干湿性啰音，未闻及哮鸣音。心界扩大、心率 128 次/分，心律不齐。

实验室检查：心肌酶：乳酸脱氢酶 309.18 U/L，肌酸激酶 26.57 U/L，肌红蛋白 102.02 ng/mL；血常规：白细胞 $6.00×10^9$/L、红细胞 $4.25×10^{12}$/L、血小板分布宽度 13.00、淋巴细胞 $0.55×10^9$/L。降钙素原（PCT）测定：0.358 ng/mL。经 3 次咽拭子核酸检测，第一次为可疑阳性，第 2 次及第 3 次核酸检测均为阳性。入院第 8 天，因呼吸、循环衰竭经抢救无效死亡。患者胸部 CT 影像见图 5-3-10。

六、无症状感染者

1. 无症状感染者的定义

根据国家卫生健康委员会发布的《新型冠状病毒肺炎防控方案（第六版）》，新型冠状病毒肺炎无症状感染者的定义为无临床症状，呼吸道等标本的新型冠状病毒病原学或血清特异性 IgM 抗体检测阳性者。主要通过密切接触者筛查、聚集性疫情调查和传染源追踪调查等途径发现。

无症状感染者可分为：①感染者核酸检测阳性，经过 14 天潜伏期的观察，均无任何可自我感知或可临床识别的症状与体征，始终为无症状感染状态；②感染者核酸检测阳性，采样时无任何可自我感知或可临床识别的症状与体征，但随后出现某种临床表现，即处于潜伏期的"无症状感染"状态。Kimball 等在美国开展的小样本研究发现，初诊为无症状感染者的患者，在随后观察中，约 77% 发展为临床确诊病例。

2. 无症状感染者的数量和规模

相关数据由于检测人群、疫情程度、防控情况等的不同差别比较大。《自然·医学》杂志发布了从 2020 年 3 月 9 日到 2020 年 4 月 10 日 7 个中国城市共 17 368 人的血清抗体检测结果，发现与医院有直接接触的人群，血清新型冠状病毒抗体阳性率为

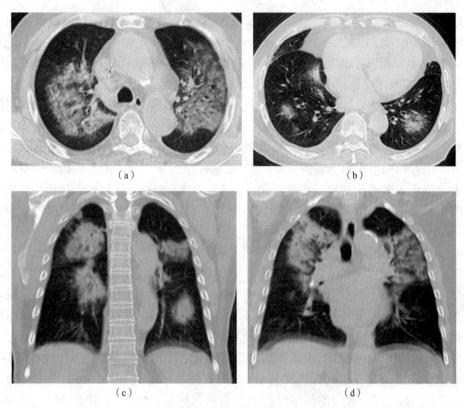

图 5-3-10　患者胸部 CT 影像（一）

双肺弥漫分布的大片状磨玻璃影伴实变影，实变影内见支气管气相，双肺多个肺叶受累，上肺病变主要在内中带分布（a），下肺病变以肺野外带分布为著，表现为多发斑片状磨玻璃影伴实变影，双肺呈非对称性分布。（c）～（d）冠状位两肺多发病灶以实变为主，非对称性分布，略呈"蝙蝠征"（d）。

2.5%；与医院没有直接接触的人群，血清新型冠状病毒抗体阳性率为 0.8%。但是，之后从 2020 年 5 月 14 日 0 时至 2020 年 6 月 1 日 24 时，武汉市集中核酸检测的 9 899 828 人中，没有发现确诊病例，仅检出无症状感染者 300 名，检出率为 0.303/10 000。说明，随着疫情的控制，普通人群中抗体阳性率迅速降低，无症状感染者明显减少。

此外，对于疫情严重的西班牙的调查发现：在 2020 年 4 月 27 日至 2020 年 5 月 11 日期间，医疗点快速检测得到的血清抗体平均阳性率为 5.0%，在疫情风险较低的沿海地区，抗体阳性率低于 3%，而即使在疫情最严重的地区，抗体阳性率也仅为 10%～15%。结合 3.7%～6.2% 的总体阳性率，研究人员估计，在西班牙存在 37.6 万～104.2 万无症状感染者未被发现。

3. 无症状感染者的传染性

无症状感染者首先是感染者，携带新型冠状病毒肺炎病毒，具有传染性。潜伏期无症状感染者的传染性是明确的。病毒学研究发现，感染者在出现临床症状前 1～2 天可以检测到病毒核酸。因此，属于潜伏期病例的无症状感染者在其出现症状前 1～2 天就具有传染性。

宁波市采用前瞻性研究方法针对 2 147 例新型冠状病毒肺炎密切接触者进行的感

染流行病学特征分析显示，密切接触者总的感染率为 6.15%，其中确诊病例的密切接触者感染率（6.30%）与无症状感染者的密切接触者感染率（4.11%）的差异无统计学意义。进一步分析数据表明，59 例输入感染病例（51 例确诊病例 + 8 例无症状感染者），造成了本地 132 例感染（110 例确诊病例 + 22 例无症状感染者），其中，由确诊病例传播（可能包括后续传播）的 126 例，由无症状感染者传播（可能包括后续传播）6 例。这组数据提示几个方面的重要信息：一是从个体水平来看，平均每例确诊患者能够传播近 3 人，平均每例无症状感染者能够传播不到 1 人。也就是说，无症状感染者的传播效率大约相当于确诊病例的 1/3。二是从群体水平来看，由无症状感染者传播的感染占总感染人数的构成比只有 4.4%（6/132）。也就是说，无症状感染者对疫情的扩散影响比较小。三是确诊病例与无症状感染者的密切接触者感染率（分别为 6.30% 和 4.11%）差异无统计学意义，但该结果应该是受到样本量小的影响。

4. 无症状感染者的筛查

根据新型冠状病毒在体内病毒载量和持续时间的特点，以核酸检测为主要手段的病原学检测更适用于新型冠状病毒肺炎病例和已发现的无症状感染者的密切接触者等重点人群，且筛查应及早开始。关于感染者抗体随疾病进展的动态变化，针对深圳市 173 例新型冠状病毒肺炎患者的多个时间点标本，采用免疫分析法检测总抗体、IgM 和 IgG，发现抗体、IgM 和 IgG 依次出现血清转化，中位时间分别为 11、12 和 14 天。发病≤7 天抗体检出率<40%，发病后 15 天抗体、IgM 和 IgG 分别上升至 100.0%、94.3% 和 79.8%；与之对应的核酸检测阳性率从发病≤7 天采集标本的 66.7%（58/87）下降到第 15～39 天的 45.5%（25/55）。根据抗体检出的时间特点，因存在检测时间窗口问题，限制了早期诊断作用，其更适用于传染来源不明的一般人群回顾性血清学调查，或者在多次核酸阴性情况下的诊断支持。

由于疾病的自然史以及患者体内不同解剖部位病毒的含量和分布、样本采集的方法、核酸提取等众多环节可能导致无法提取出足量、有效的病毒核酸，导致后续检测出现假阴性结果。抗体检测的特异性主要与抗原位点的选择有关，基于 N 或 S 蛋白的抗体血清学检测，可能受其他冠状病毒感染影响而出现交叉反应导致假阳性结果。患者免疫功能异常、体内存在自身抗体、标本受到污染、检测技术不规范等原因同样会造成抗体血清学检测出现假阳性结果。因此，无论是核酸检测还是抗体检测，都会面临假阴性和假阳性的问题。在筛查工具无法达到完全准确的现实条件下，严格的检测质量控制、多个时间点检测、多种方法相互验证才能最大限度地发现无症状感染者。

5. 无症状感染者的影像学表现

武汉市中心医院分析了临床确诊的 159 例新型冠状病毒肺炎无症状感染者的 CT 图像，发现新型冠状病毒肺炎无症状感染者病灶多分布于肺外周（89.3%），两肺分布多见（57.2%），多累及 2 个及以上肺叶（62.9%），病灶主要表现为磨玻璃影（95%）。其影像特点与确诊的普通型患者并无明显不同。而且，在短期复查中，大多数患者预后较好（73.7%）。

刘晋新等报道了一组 50 例首次胸部 HRCT 阴性的新型冠状病毒感染者的影像及临床资料，随访结果发现 5 例无症状感染者及 30 例新型冠状病毒肺炎轻型患者，肺内均未见病灶，另外有 13 例普通型患者和 2 例重型患者肺内存在明显的磨玻璃影及肺实变影。因此，提示无症状感染者和轻型患者更可能在影像学表现为阴性。

Pan Y 等报道 26 例无症状感染者中仅有 10 例（38.5%）CT 表现出典型的磨玻璃影。但是，无症状感染者中到底有多少比例能够出现影像学改变尚无大的数据统计结果，因为目前多数情况是采用核酸或抗体等病原学检查方法进行监测。随着相关检验成本的不断降低，采用影像学来监测无症状患者没有实际应用价值。当然，如果无症状感染者出现了症状，就需要影像学进一步筛查和评估。

病例：患者，男，36 岁。有流行病学接触史，无任何发热等症状。新型冠状病毒核酸检测阳性。其胸部 CT 影像见图 5-3-11。

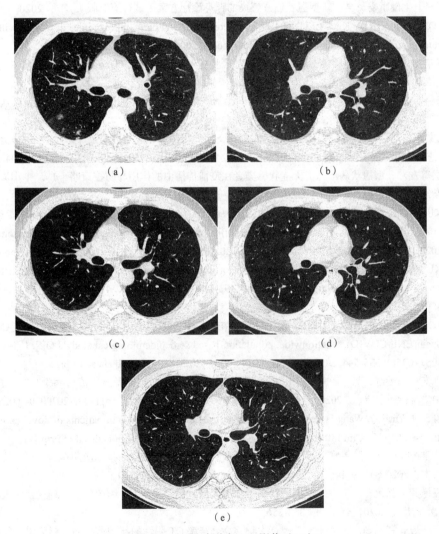

（a）　　　　　　　　　　（b）

（c）　　　　　　　　　　（d）

（e）

图 5-3-11　患者胸部 CT 影像（二）

2020 年 1 月 23 日（a）、（b）CT 提示右下肺斑片状磨玻璃影。2020 年 1 月 25 日（c）、（d）CT 示右下肺斑片状磨玻璃影有吸收。2020 年 1 月 31 日（e）CT 示右下肺磨玻璃影基本吸收。

参 考 文 献

［1］ 刘鸿圣，张明杰，曾其毅，等. 儿童 SARS 与支原体肺炎的胸部影像对照观察［J］. 中国医学影像技术，2005，21（4）：571-574.

［2］ 郑秋婷，卢亦波，谭理连，等. 新型冠状病毒肺炎临床及影像学研究进展［J］. 新发传染病电子杂志，2020，5（2）：140-144.

［3］ HON K, LEUNG C, CHENG W, et al. Clinical presentations and outcome of severe acute respiratory syndrome in children[J]. The Lancet, 2003, 361(9370): 1701-1703.

［4］ ASSIRI A, AL-TAWFIQ J A, AL-RABEEAH A A, et al. Epidemiological, demographic, and clinical characteristics of 47 cases of Middle East respiratory syndrome coronavirus disease from Saudi Arabia: a descriptive study[J]. The Lancet infectious diseases, 2013, 13(9): 752-761.

［5］ 国家卫生健康委员会. 新型冠状病毒感染的肺炎诊疗方案（试行第七版）［Z］. 2020.

［6］ WONG S F, CHOW K M, LEUNG T N, et al. Pregnancy and perinatal outcomes of women with severe acute respiratory syndrome[J]. Am J Obstet Gynecol, 2004, 191(1): 292-297.

［7］ 卢亦波，周静如，莫移美，等. 31 例新型冠状病毒肺炎临床及 CT 影像表现初步观察［J］. 新发传染病电子杂志，2020，5（2）：79-82.

［8］ 宋璐，曾莹婷，龚晓明，等. 新型冠状病毒肺炎影像表现及鉴别诊断［J］. 新发传染病电子杂志，2020，5（2）：82-86.

［9］ 高文静，郑可，柯骥，等. 新型冠状病毒肺炎无症状感染相关研究进展［J/OL］. 中华流行病学杂志，2020. http:// rs.yiigle.com/yufabiao/1189240.htm.DOI:10.3760/cma.j.cn112338-20200404-00514.

［10］ 吴尊友. 新型冠状病毒肺炎无症状感染者在疫情传播中的作用与防控策略［J］. 中华流行病学杂志，2020，41（6）：801-805.

［11］ KIMBALL A, HATFIELD K M, ARONS M, et al. Asymptomatic and presymptomatic SARS-CoV-2 infections in residents of a long-term care skilled nursing cacility-King County, Washington, March 2020[J]. MMWR Morb Mortal Wkly Rep, 2020, 69(13): 377-381. DOI: 10. 15585/mmwr. mm6913e1.

［12］ XU X, SUN J, NIE S, et al. Seroprevalence of immunoglobulin M and G antibodies against SARS-CoV-2 in China[J/OL]. Nat Med, 2020, 26: 1193-1195. DOI: 10. 1038/s41591-020-0949-6 [Epub ahead of print].

［13］ POLLÁN M, PÉREZ-GÓMEZ B, PASTOR-BARRIUSO R, et al. Prevalence of SARS-CoV-2 in Spain(ENE-COVID): a nationwide, population-based seroepidemiological study[J/OL]. Lancet, 2020, 396 (10250): 535-544. DOI: 10. 1016/S0140-6736 (20)31483-5 [Epub ahead of print].

［14］ 陈奕，王爱红，易波，等. 宁波市新型冠状病毒肺炎密切接触者感染流行病学特征分析［J］. 中华流行病学杂志，2020，41（5）：668-672. DOI:10.3760/cma.j.cn112338-20200304-00251.

［15］ Zhao J, Yuan Q, Wang H, et al. Antibody responses to SARS-CoV-2 in patients of novel coronavirus disease 2019 [J]. Clin Infect Dis, 2020. DOI: 10. 1093/cid/ciaa344[Epub ahead of print].

［16］ 宁雅婷，侯欣，陆旻雅，等. 新型冠状病毒血清特异性抗体检测技术应用探讨［J］. 协和医学杂志，2020（11）：1-5. DOI:10.3969/j.issn.1674-9081.20200050.

［17］ 王艳芳，陈建普，王翔. 新型冠状病毒肺炎无症状感染者的 CT 影像分析［J］. 武汉大学学报（医学版），2020，41（3）：353-356.

［18］ 凌洲焜，官宛华，黄德扬，等. 首次胸部高分辨率 CT 阴性的新型冠状病毒感染患者临床转归［J］. 广东医学，2020（8）：787-790.

［19］ PAN Y, YU X, DU X, et al. Epidemiological and clinical characteristics of 26 asymptomatic severe acute respiratory syndrome coronavirus 2 carriers[J]. J Infect Dis, 2020, 221(12): 1940-1947. DOI: 10.

1093/infdis/jiaa205.

（张笑春　刘鸿圣　王荣品　罗军德　张劲松　向子云　李小荣　杨　立）

第四节　新型冠状病毒肺炎影像诊断快速记忆歌诀临床应用

新型冠状病毒肺感染，影像诊断有特点：
早期多发斑片状，病灶偏下且靠边。

磨玻璃影早期现，病变常连粗血管，
间质增厚网格状，胸腔积液不多见。

或可发展成实变，两肺多发现大片，
变化较快含气少，可见透亮支气管。

重症患者速进展，大片实变两肺现，
有时表现似白肺，此期病程很凶险！

轻型也可无肺炎，病史症状示风险，
CT 复查不可少，确诊还得靠核酸。

流行病史涉疫区，发热乏力干咳现，
血相偏低淋巴少，综合分析少误判！

病例 1：男，38 岁。有疫区旅游史，3 天后出现发热，新型冠状病毒核酸检测阳性。两肺内可见多发小片状影，大部分呈磨玻璃样，病灶分布以肺外周及下部为主。CT 影像见图 5-4-1。

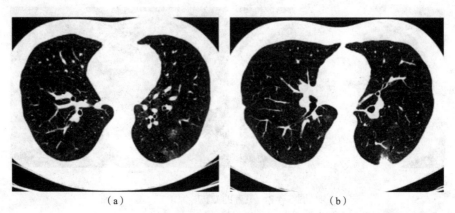

（a）　　　　　　　　　　　　　（b）

图 5-4-1　患者的 CT 影像（一）

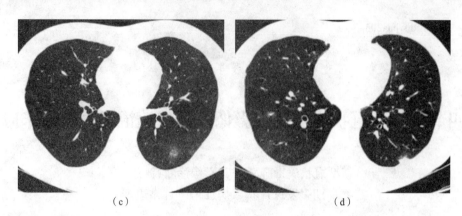

（c）　　　　　　　　　　　　（d）

图 5-4-1 （续）

　　病例 2：男，64 岁。疫区居住，后出现发热。白细胞值正常，淋巴细胞值降低。新冠核酸检测阳性。两下肺胸膜下多发片状磨玻璃影，其内有网络样增厚的间隔，病灶供血动脉明显增粗。左侧后部胸膜稍增厚，无明显胸腔积液。CT 影像见图 5-4-2（a）～（d）。

　　患者 2020 年 1 月 22 日胸部 CT 检查肺部未见明显磨玻璃影（右上肺前部有一小钙化灶）。5 天后 CT 见两下肺有多发片状磨玻璃影。病情变化较快。CT 影像见图 5-4-2（e）～（h）。

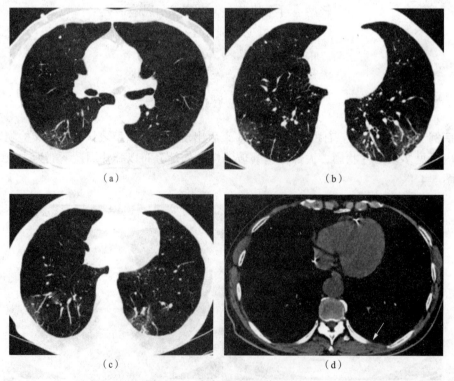

（a）　　　　　　　　　　　　（b）

（c）　　　　　　　　　　　　（d）

图 5-4-2 患者的 CT 影像（二）

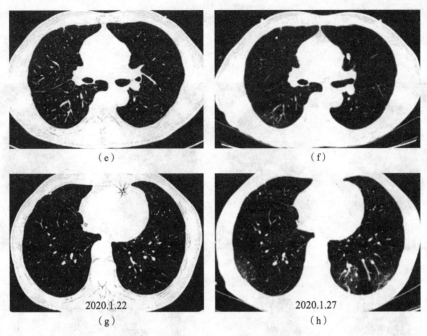

（e）　　　　　　　　　　　　（f）

2020.1.22　　　　　　　　　　2020.1.27

（g）　　　　　　　　　　　　（h）

图 5-4-2　（续）

病例 3：男，47 岁。发热 4 天。10 天前曾与疫区人员聚餐。血白细胞及淋巴细胞值在正常范围。新型冠状病毒核酸检测阳性。两肺可见多发磨玻璃影，病灶分布以下肺和周边为多。部分病灶可见增粗的血管相连。CT 影像见图 5-4-3。

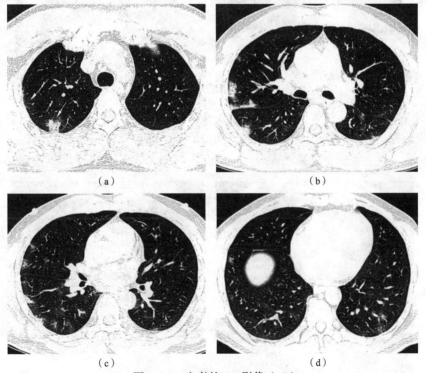

（a）　　　　　　　　　　　　（b）

（c）　　　　　　　　　　　　（d）

图 5-4-3　患者的 CT 影像（三）

　　病例4：男，43岁。患者因发热前来就诊。曾驾车经过疫区到深圳。新型冠状病毒核酸检测阳性。两肺下叶背段可见磨玻璃影。左侧病变内有增粗的血管影。CT影像见图5-4-4。

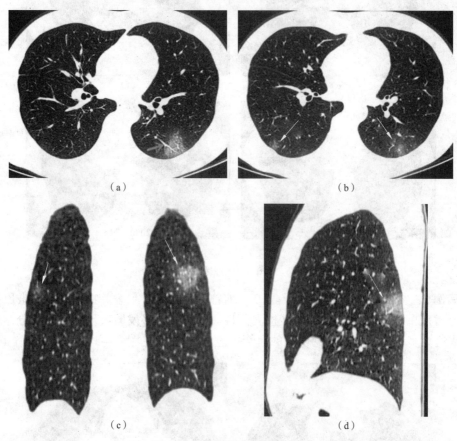

（a）　　　　　　　　　　　　　　（b）

（c）　　　　　　　　　　　　　　（d）

图5-4-4　患者的CT影像（四）

　　病例5：男，69岁。发热、稀便入院。患者2020年1月19日从有新型冠状病毒肺炎流行的国家返回。白细胞及淋巴细胞值明显降低。新型冠状病毒核酸检测阳性。两肺见大片状磨玻璃影，病变以肺外带为重。病变内可见支气管相。CT影像见图5-4-5。

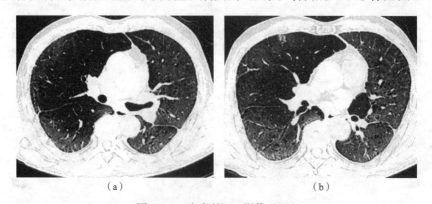

（a）　　　　　　　　　　　　　　（b）

图5-4-5　患者的CT影像（五）

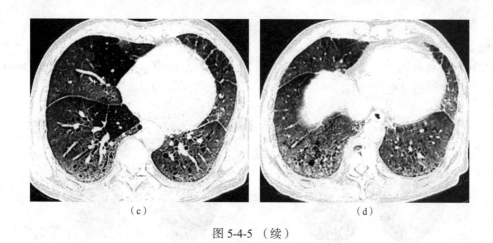

（c）　　　　　　　　　　　（d）

图 5-4-5　（续）

　　病例 6：重型新型冠状病毒肺炎患者。男，55 岁，有多年糖尿病史。出现发热、轻微气喘 1 天来诊。发病前有与疫区人员接触史。次日新型冠状病毒核酸检测阳性。4 天后 CT 显示两肺弥漫性大片混杂密度病变。当日病情快速恶化后死亡。CT 影像见图 5-4-6。（病例由广东省怀集县人民医院吴小玲提供）

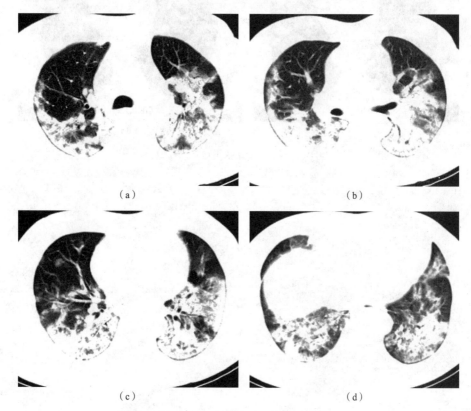

（a）　　　　　　　　　　　（b）

（c）　　　　　　　　　　　（d）

图 5-4-6　患者的 CT 影像（六）

　　病例 7：男，37 岁。发热 3 天。其父为新型冠状病毒肺炎确诊病例。本人为密切接触者。2020 年 1 月 24 日及 1 月 27 日两次 CT 检查均未见异常，CT 影像见图 5-4-7 新型冠状病毒核酸检测阳性。2020 年 1 月 24 日实验室检查：白细胞计数 7.20×10⁹/L，淋巴细胞绝对值 0.80×10⁹/L。

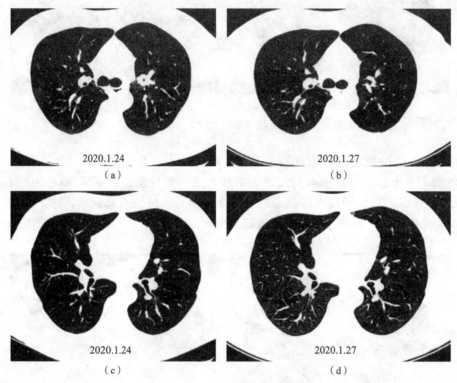

图 5-4-7　患者的 CT 影像（七）

（向子云　黄　旭　李伟峰　肖湘生）

第六章 影像鉴别诊断

第一节 与人感染 H7N9 禽流感肺炎鉴别

人感染 H7N9 禽流感肺炎是由 H7N9 亚型禽流感病毒引起的急性呼吸道传染性疾病。自 2013 年 2 月中国长江三角洲地区首度发现人感染 H7N9 禽流感以来，中国十多个省市相继发生人感染 H7N9 禽流感疫情。患者有明确的活禽市场中的禽类及其分泌物或排泄物接触史，鸡是主要的传染源。

人感染 H7N9 禽流感肺炎早期 X 线胸片或 CT 可表现为局灶或散在小片状阴影，以中下肺野为多见图 6-1-1（a）。此外，也有以肺小叶间隔增厚，呈网格状改变的肺间质表现。进展期（3～6 天）两肺呈大片模糊影，密度不均匀，边缘清晰或模糊，以磨玻璃影及肺实变为主，肺实变影内可见支气管充气征，见图 6-1-1（b～g）。病灶分布为多肺段、肺叶，常累及 3 个及以上肺叶，两肺下叶最易受累。出现 ARDS 者有类似"白肺"样改变。病情严重者可出现胸腔积液。肺门及纵隔淋巴结肿大少见。

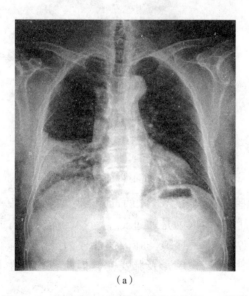

（a）

图 6-1-1 人感染 H7N9 禽流感肺炎胸部 CT 影像

患者，男，62 岁。发热咳嗽起病，有活禽市场接触史，H7N9 核酸检测阳性。（a）发病第 5 天（2014 年 1 月 8 日）胸部 CT 提示右中下肺野大片状密度增高阴影。（b）～（g）发病第 11 天（2014 年 1 月 14 日）胸部 CT 显示两肺上叶见片状磨玻璃影，以胸膜下及肺周围为主，右中下肺及左下肺叶见肺实变影及磨玻璃影，以右中下肺为重。与 6 天前胸片比较病变有明显进展。

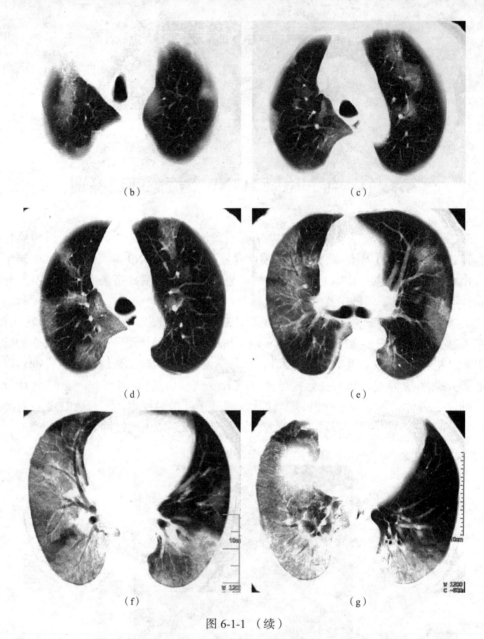

图 6-1-1（续）

　　人感染 H7N9 禽流感肺炎与新型冠状病毒肺炎比较，H7N9 肺炎主要是接触禽类等传染，而新型冠状病毒肺炎则认为是通过野生动物传播，具有明显的人传人特征。就影像学而言，人感染 H7N9 禽流感肺炎肺内病灶较为广泛，肺实变较为严重，两者都常表现为两肺斑片或大片状磨玻璃影及肺实变，但两者差异性不大，因此影像学鉴别有一定困难。

参 考 文 献

［1］　施睿峰，施纯子，马倩，等. 临床影像学在人感染 H7N9 禽流感诊治中的价值［J］. 新发传染病电子杂志，2016，1（1）：50-52.

［2］邓莹莹，黄华，袁静，等．人感染 H7N9 禽流感病毒性肺炎临床影像学诊断及疗效评价［J］.
新发传染病电子杂志，2017，2（1）：46-49.

［3］陆普选．全球首发于中国的人禽流感流行病学与临床影像学特点［J］．新发传染病电子杂志，
2017，2（2）：124-126.

［4］李晶晶，曾政，陆普选，等．人感染 H7N9 禽流感病毒性肺炎影像学随访研究［J］．放射学实
践，2016，31（3）：228-231.

［5］黄湘荣，曾政，陆普选，等．12 例人感染 H7N9 禽流感病毒性肺炎的临床影像学分析［J］．中
国 CT 和 MRI 杂志，2014，12（2）：8-11.

［6］陆普选，曾政，郑斐群，等．人感染 H7N9 禽流感病毒性重症肺炎的影像学表现及动态变化特
点［J］．放射学实践，2014，29（7）：740-744.

（陆普选　卢亦波　谢汝明　陈步东）

第二节　与甲型 H1N1 流感肺炎鉴别

甲型 H1N1 流感是由变异后的新型甲型 H1N1 流感病毒所致的急性呼吸道传染
病。2009 年 3 月底至 4 月中旬，墨西哥、美国等地接连暴发流感样疾病疫情并在世界
范围内迅速蔓延。2009 年 4 月 25 日 WHO 正式确认为甲型 H1N1 流感。截至 2010 年
2 月 14 日，全球共有 212 个国家和地区发现并确认有甲型 H1N1 流感病例，其中包括
15 921 例死亡病例。截至 2010 年 1 月 31 日，中国 31 个省（自治区、直辖市）累计报
告甲型 H1N1 流感确诊病例 12.6 万例，死亡病例 775 例。

甲型 H1N1 流感肺炎的主要影像特征为：①表现为斑片状或大片状磨玻璃影和肺
实变影，也可表现为间质性病变、小结节等。②病变主要以两肺散在分布，单侧分布
以左下肺分布多见，重症患者病变表现为两肺多灶性融合性病变，以邻近肺门部为
重。③病变早期表现为肺内磨玻璃影和实变影，多呈散在、胸膜下和（或）肺门邻近
支气管束分布；病情加重时，两肺出现浸润性病灶融合呈实变影，其内可见支气管充
气征；病情稳定后，病变以肺实质与间质改变并存，恢复期以肺间质改变为主。④部
分可伴有纵隔内淋巴结肿大及胸腔积液，见图 6-2-1。影像学检查结合病毒载量及免疫
功能的检测，同时对甲型 H1N1 流感肺炎进行影像学半定量评分及分型，在甲型 H1N1
流感肺炎的临床影像诊断、鉴别诊断及疗效评价中有重要价值。

新型冠状病毒肺炎与甲型 H1N1 流感肺炎主要是早期均可表现为两肺散在肺周及
胸膜下磨玻璃影，但甲型 H1N1 流感肺炎的磨玻璃影还可同时沿支气管束或在肺门区
分布，肺实变影还可局限在肺门区。就发病年龄而言，甲型 H1N1 流感肺炎儿童发病
比例明显高于新型冠状病毒肺炎。

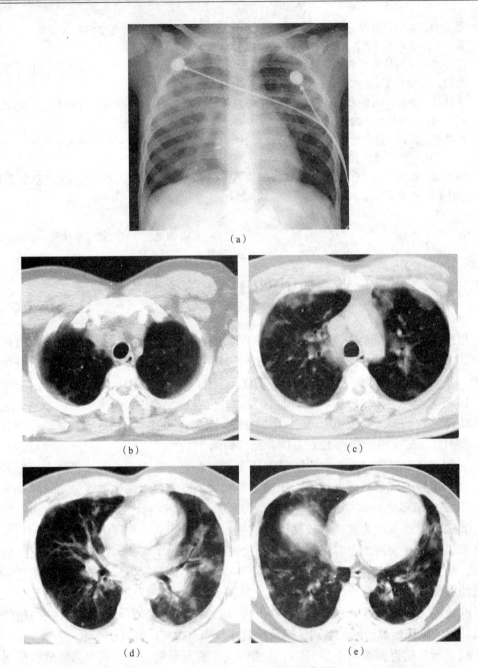

图 6-2-1 甲型 H1N1 流感肺炎影像特征

患儿，男，6 岁，发热（38.9℃）、咳嗽 6 天、加重 3 天，6 天前以"急性荨麻疹"儿童医院就诊，皮疹消退后持续高热，有痰不易咳出，伴气促，吸气出现三凹征。血气分析：I 型呼吸衰竭，呼吸机辅助治疗。（a）胸片示右肺多发片状模糊影，右肺野透过度减低，左侧肺门影重；（b）～（e）CT 横断位示两肺多发沿肺纹理分布的磨玻璃影。（f）、（g）CT 冠状位及矢状位重建示两肺多发磨玻璃影沿两肺门及支气管分布。

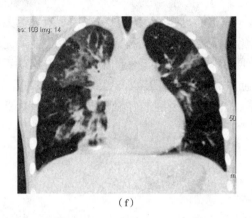
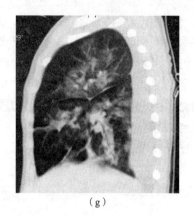

（f）　　　　　　　　　　（g）

图 6-2-1 （续）

参 考 文 献

［1］ LINDSTROM S, GARTEN R J, GUBAREVA L V, et al. Emergence of a Novel Swine-origin Influenza A(H1N1)Virus in Humans[J]. N Engl J Med, 2009, 360(25): 2605-2615.

［2］ World Health Organization. Pandemic(H1N1)2009-update 83. Laboratory-confirmed cases of pandemic(H1N1)2009 as officially reported to WHO by States Parties to the IHR(2005)as 15 January 2010[EB/OL]. [2010-01-15]http://www . who . int/csr/don/2010 01 15/en/index . html.

［3］ LU P X, DENG Y Y, YANG G L. Relationship between respiratory viral load and lung lesion severity: a study in 24 cases of pandemic H1N1 2009 influenza A pneumonia[J]. Journal of thoracic disease, 2012, 4(4): 377-383.

［4］ 邓莹莹，陆普选，刘映霞，等. 甲型 H1N1 流感肺炎的胸部 CT 表现及动态变化特点［J］. 中国医学影像技术，2010，26（6）：66-69.

［5］ 袁虹，杨桂林，刘映霞，等. 轻型和重型甲型 H1N1 流行性感冒患者临床特征、病毒载量以及排毒时间分析比较［J］. 中华传染病杂志，2010，28（12）：722-726.

［6］ 陆普选，邓莹莹，杨桂林，等. 新型甲型 H1N1 流感患者体内病毒载量与胸部 CT 表现的关系［J］. 中华结核和呼吸杂志，2010，33（10）：746-749.

［7］ 邓莹莹，陆普选，杨桂林，等. 甲型 H1N1 流感肺炎胸部 CT 表现半定量评分与病毒载量的相关性研究［J］. 放射学实践，2010，25（9）：965-968.

［8］ 杨根东，陆普选，邓莹莹，等. 甲型 H1N1 流感肺炎的临床 CT 分型及表现［J］. 广东医学，2010，31（21）：2822-2823.

（陆普选　胡亚男　谢汝明　龙　芳）

第三节　与艾滋病合并耶氏肺孢子菌肺炎鉴别

一、耶氏肺孢子菌概述

耶氏肺孢子菌生活史分为 4 个阶段：滋养体、包囊前期、包囊和子孢子（即囊内小体）；包囊可排到体外经空气传播，人 - 人传播可能性大，现在主导观点认为发病主要由再次感染引起。耶氏肺孢子菌只在免疫减弱患者中发病并引发肺炎，尤其是艾滋病、淋巴组织增生性疾病及器官或造血干细胞移植受体等个体中，是艾滋病病毒感染患者最常见的肺部机遇性感染。病原体通常寄生于肺泡表面，导致肺泡上皮细胞脱落，肺泡内充满肺孢子菌及泡沫样渗出物质、肉芽肿性炎症或弥漫性肺泡损伤。肉芽肿极少形成空洞和坏死。肺表面活性物质减少，肺顺应性下降，通气和换气功能障碍，最后引起呼吸衰竭。

二、临床表现

艾滋病合并耶氏肺孢子菌肺炎（pneumocystis jirovecii pneumonia，PJP）的临床表现多样，起病较隐蔽，潜伏期多为 1～2 个月。病程较为缓慢、渐进，表现为开始体重降低、盗汗，可有淋巴结肿大，全身不适；然后出现呼吸道症状，主要表现为发热、干咳、胸痛、发绀、气促、呼吸困难，最终呼吸衰竭。肺部体征少，肺部听诊多无异常，少部分患者可闻及散在湿啰音。实验室检查：白细胞计数增高或正常，嗜酸性粒细胞及血清乳酸脱氢酶可增加。痰、支气管肺泡灌洗液特异性的染色中检出病原体可确诊。

三、影像学表现

1. X 线表现

早期表现为两肺对称性磨玻璃影，主要累及肺门，而边缘肺野及肺尖清晰，亦可为弥漫性或主要累及肺上或下野。病变发展极快，未接受治疗者 3～5 天后演变为均匀的弥漫性气腔实变。呈斑点状、片状及网状，由肺门区向肺野周围发展，有明显融合趋势。X 线平片往往 1 周后见双肺间质弥漫网格状、条索状或斑点颗粒状阴影，自肺门向周围肺野扩散，可融合，或有空洞。

2. CT 表现

两肺对称分布斑片磨玻璃影，斑片状或弥漫性分布，磨玻璃影和增厚的间隔叶间线合并呈铺石路样改变，正常肺与异常肺组织之间分界锐利明确。双肺间质弥漫网格状、条索状或斑点颗粒状影可合并磨玻璃影出现；部分呈多发囊样改变和气胸。炎症吸收期肺间质纤维化伴支气管牵拉扩张。部分不典型表现为粟粒状结节、结节状实变区、大结节及局灶性团块样实变区。艾滋病合并耶氏肺孢子菌肺炎的 CT 影像见图 6-3-1、图 6-3-2。

四、鉴别诊断

（1）肺泡性肺水肿多有心脏或心包病变史及呼吸困难、无发热。影像表现特点为两肺门为中心蝶翼征，上中肺多见，变化快，胸腔积液。

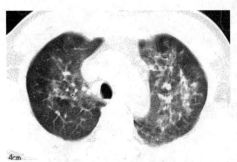
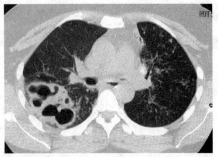

图 6-3-1　艾滋病合并耶氏肺孢子菌肺炎
的 CT 影像（一）

患者，男，42 岁，艾滋病合并耶氏肺孢子菌肺炎患者。CT 平扫横断位显示两肺对称弥漫性分布磨玻璃影、间质弥漫网格状、条索状改变。

图 6-3-2　艾滋病合并耶氏肺孢子菌肺炎
的 CT 影像（二）

患者，女，41 岁，艾滋病合并耶氏肺孢子菌肺炎患者。CT 平扫横断位显示两肺对称弥漫性分布条索状、斑点颗粒状及磨玻璃影；右下肺呈多发囊样改变。

（2）流感病毒性肺炎临床症状重，主要临床表现为流感样症状。影像学表现为肺内多发磨玻璃影、实变影、结节影或空洞，进展迅速，可有少量胸腔积液。发生 ARDS 时，类似"白肺"。

（3）新型冠状病毒肺炎有特殊流行病学史，白细胞计数正常及淋巴细胞计数降低。肺内外带胸膜下分布为主，多发磨玻璃影，可呈晕结样、刺梨样、云絮样、灰雪样、铺路石样，血管穿行征及含气支气管征。

（4）支原体肺炎多由肺炎支原体感染，是"原发性非典型肺炎"最为常见的病原体。肺炎起病多隐袭；症状多较轻，如发热、寒战、肌痛、干咳，胸痛、咽痛、乏力等。血常规白细胞计数和分类、淋巴细胞计数多正常。影像学主要表现为单侧或双侧肺，呈小叶状分布磨玻璃影、实变影、结节影、网织样影，病情变化较快，可有胸腔积液。

（5）弥漫性肺出血，临床多有咯血史。影像学表现为双肺多发弥漫性斑片状影，边界较模糊，密度较高，两周内可吸收。

（6）特发性肺纤维化：以网格影和蜂窝肺为主要特征，经常伴有牵拉性支气管扩张，其中蜂窝肺是诊断的重要依据；病灶分布特征是以双下肺和外带分布为主，不对称性。

参 考 文 献

［1］KSIAZEK T G, ERDMAN D, GOLDSMITH C S, et al. A novel coronavirus associated with severe acute respiratory syndrome[J]. N Engl J Med, 2003(348): 1953-1996.

［2］de GROOT R J, BAKER S C, BARIC R S, et al. Middle East respiratory syndrome coronavirus(MERS-COV): announcement of the Coronavirus Study Group[J]. J Virol, 2013(87): 7790-7792.

［3］卢亦波，周静如，莫移美，等. 31 例新型冠状病毒肺炎临床及 CT 影像表现初步观察［J］. 新发传染病电子杂志，2020，5（2）：79-82.

［4］郑秋婷，卢亦波，谭理连，等. 新型冠状病毒肺炎临床及影像学研究进展［J］. 新发传染病电子杂志，2020，5（2）：140-144.

［5］宋璐，曾莹婷，龚晓明，等. 新型冠状病毒肺炎影像表现及鉴别诊断［J］. 新发传染病电子杂

志，2020，5（2）：82-86.

（谭理连　李小荣　肖湘生）

第四节　与巨细胞病毒肺炎鉴别

因磨玻璃影是巨细胞病毒肺炎的重要征象，故需与新型冠状病毒肺炎鉴别，但本病与新型冠状病毒肺炎临床和影像特点有所不同。

巨细胞病毒肺炎通常发生于有免疫抑制病史者，如艾滋病患者、同种异体干细胞移植受体、实性器官移植受体及因结缔组织病长期使用激素者。一般而言，通常发生于干细胞移植 30~100 天后，肺移植 1~12 个月内。免疫抑制成年患者致死率和发病率较高。外周血白细胞内检测出巨细胞病毒抗原是巨细胞病毒活动性感染的重要标志。

本病最重要的 CT 征象是弥漫自上而下分布、边界不清的磨玻璃影，与新型冠状病毒肺炎病变主要分布于胸膜下有较为明显的不同（图 6-4-1）。在此基础上，也有病例可见多发小叶中心、胸膜下小结节或随机小结节及区域性气腔实变。

总之，免疫抑制患者，特别是移植受体，发现肺内弥漫性磨玻璃样异常，需首先考虑巨细胞病毒肺炎。

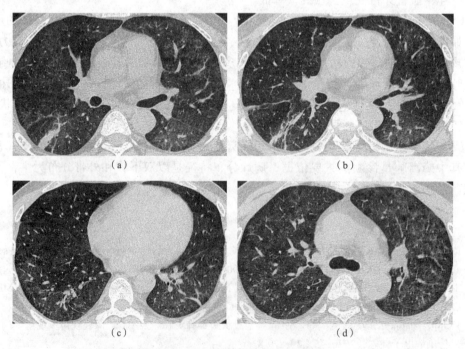

（a）　　　　　　　　　　　　　（b）

（c）　　　　　　　　　　　　　（d）

图 6-4-1　巨细胞病毒肺炎的 CT 影像

患者，男，35 岁。咳嗽发热 2 天就诊。2 年前确诊系统性红斑狼疮并给予激素治疗。巨细胞抗体 IgM、IgG 均升高，确诊为巨细胞病毒肺炎。（a）~（d）两肺自上而下弥漫全肺的磨玻璃影，边界不清。双下肺不规则条索，考虑合并细菌或真菌感染。（e）~（h）经综合治疗半个月后，两肺病变完全吸收。

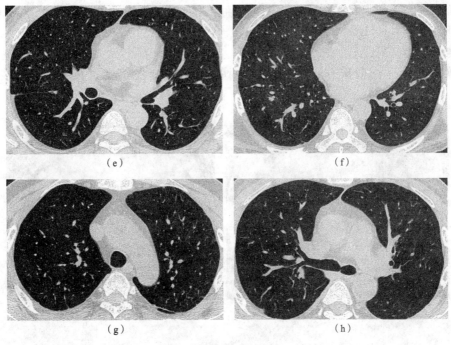

（e）　　　　　　　　　（f）

（g）　　　　　　　　　（h）

图 6-4-1　（续）

参 考 文 献

［1］ KOO H J, LIM S, CHOE J, et al. Radiographic and CT features of viral pneumonia[J]. Radiographics, 2018, 38(3): 719-739.

［2］ SANTIAGO M J, ROSADO de CHRISTENSON M L, CARTER B W. Specialty imaging: HRCT of the lung[M]. 2nd ed. Altona: Elsevier, 2017: 362-367.

［3］ FRANQUET T. Imaging of pulmonary viral pneumonia[J]. Radiology, 2011, 260(1): 18-39.

［4］ 蔡柏蔷，李龙芸. 协和呼吸病学［M］. 2 版. 北京：中国协和医科大学出版社，2010：868-876.

（杨有优　欧舒斐　张挽时）

第五节　与小叶性肺炎鉴别

一、病史摘要

患者，女，54 岁。4 天前无明显诱因出现咳嗽、咳痰，呈阵发性，少痰伴发热，体温最高 38.7℃，患者服用罗红霉素、头孢类药物（具体药名药量不详），效果欠佳，行胸部 CT 检查，CT 示两肺下斑片状密度增高影。否认 2 周内前往疫区，否认接触野生动物，否认周围有聚集性发热病例，否认与新型冠状病毒肺炎确诊患者有密切接触。既往史：患带状疱疹 10 天。

血常规：白细胞 $6.51×10^9$/L；中性粒细胞百分比 78.8%；淋巴细胞百分比 14.6%；淋巴细胞 $0.95×10^9$/L；3 次咽拭子病毒核酸检测阴性，1 次痰病毒核酸检测阴性，1 次便病毒核酸检测阴性。

2020 年 2 月 16 日胸部 CT 检查提示两肺下叶片状磨玻璃影，两肺支气管炎，见图 6-5-1。

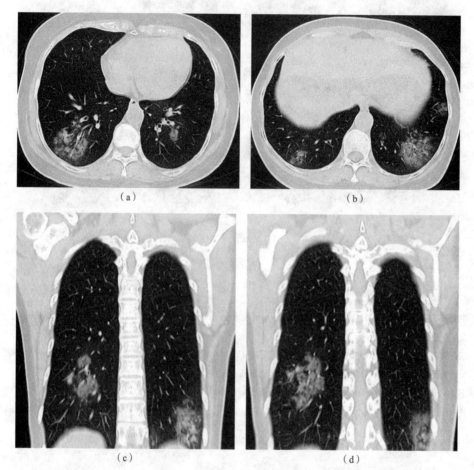

图 6-5-1 2020 年 2 月 16 日胸部 CT 横轴位及冠状位肺窗图像
（a）～（d）两肺见片状磨玻璃影，病灶以两下肺野内带为主。

2020 年 2 月 19 日抗感染治疗后胸部 CT 复查，两肺病灶有吸收，见图 6-5-2。

二、影像诊断与鉴别诊断

小叶性肺炎是主要由葡萄球菌、肺炎双球菌引起的，以细支气管为中心并向周围及末梢肺组织扩散的一种急性化脓性炎症，也称支气管肺炎。好发于两下肺内中带，CT 表现为腺泡样密度增高影，病灶可由小叶病变融合成斑片状及大片状影，也可表现为磨玻璃影改变。本病例即表现为两肺下叶片状磨玻璃影，两肺支气管多发管壁增厚，

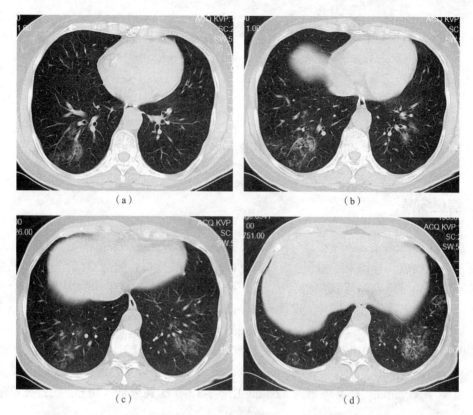

图 6-5-2　2020 年 2 月 19 日抗感染治疗后胸部 CT 横轴位及冠状位肺窗图像

（a）～（d）两肺下叶片状磨玻璃影，较前有所吸收。

伴局限性树芽征，应与新型冠状病毒肺炎相鉴别。

　　小叶性肺炎主要应与肺结核进行鉴别，肺结核两肺上叶病变为主，大片实变病灶内未见明显坏死空洞，形态学上以实变及实性结节为主，无纤维条索状影、无树芽征，患者常伴有午后低热、乏力、盗汗等结核中毒症状，胸部 CT 示肺实变内可见不同程度的支气管扩张、坏死，虫蚀样空洞，周围多伴有支气管播散性病灶，可见"树芽征"，痰抗酸杆菌阳性。鉴别较容易。

　　此外，应与肺隐球菌病进行鉴别，肺隐球菌病在艾滋病和免疫功能缺陷患者中多见，多为急性起病，表现为急性肺炎、发热、咳嗽咳痰等，病情可迅速进展致呼吸衰竭。免疫功能正常者 CT 表现多见结节或团块状阴影，可多发或单发，见于一侧或双侧肺野，大小不一，边缘光整。艾滋病患者 CT 常表现为网格或网格结节影，也可见磨玻璃影、实变影、肺门淋巴结肿大、胸腔积液或弥漫性粟粒状阴影等征象。

参 考 文 献

［1］CARLESI E, ORLANDI M, MENCARINI J, et al. How radiology can help pulmonary tuberculosis diagnosis: analysis of 49 patients[J]. Radiol Med, 2019, 124(9): 838-845.

［2］NIU R, SHAO X, SHAO X, et al. Lung adenocarcinoma manifesting as ground-glass opacity nodules 3 cm or smaller: evaluation with combined high-resolution CT and PET/CT modality[J]. AJR Am J

Roentgenol, 2019, 213(5): 236-245.

［3］ CELLINA M, ORSI M, VALENTI P C, et al. Chest computed tomography findings of COVID-19 pneumonia: pictorial essay with literature review[J]. Jpn J Radiol, 2020(18): 1-6.

（孙　凯　刘晓林　李坤成　李松娜）

第六节　与肾性肺水肿鉴别

一、病史摘要

患者，男，58 岁。20 余天前开始出现乏力、食欲缺乏、发热，体温 38.0℃，间断出现双下肢抽搐，开始未予重视，3 天前就诊，行相关检查，胸部 CT 示：两肺见弥漫磨玻璃影。为排除新型冠状病毒肺炎，行咽拭子检测两次，结果均为阴性，并给予静脉滴注青霉素抗感染治疗 3 天，疗效不佳。

血常规：白细胞 $5.54×10^9/L$，中性粒细胞比例 75.0%，红细胞 $1.61×10^{12}/L$，血红蛋白 1 000 gL，淋巴细胞比例 11.6%，淋巴细胞 $0.64×10^9/L$，嗜酸性粒细胞百分比 5.60%；血肌酐 1 062 μmol/L、尿素氮 37.66 mmol/L、血磷 2.07 mmol/L、血钾 5.15 mmol/L。红细胞沉降率 35 mm/h；C 反应蛋白 4.63 mg/L；（1-3）-β-D-葡聚糖<10 pg/mL；痰抗酸杆菌阴性。

2020 年 2 月 21 日胸部 CT 横轴位及冠状位肺窗图像，两肺见弥漫磨玻璃影，并可见支气管充气征，见图 6-6-1。

2020 年 2 月 26 日为经抗感染、激素治疗后，胸部 CT 复查，两肺弥漫磨玻璃影较前变淡，但变化不明显，见图 6-6-2。

2020 年 3 月 6 日胸部 CT 复查，两肺磨玻璃影较前变化不明显，GGO 呈重力依赖分布，并可见实变影，见图 6-6-3。

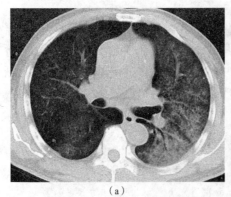 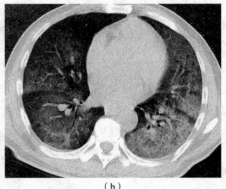

（a）　　　　　　　　　　　　　　　　（b）

图 6-6-1　2020 年 2 月 21 日胸部 CT

（a）、（b）横轴位及（c）、（d）冠状位肺窗图像示：两肺弥漫磨玻璃影，两肺支气管多发管壁增厚，管腔轻度扩张。

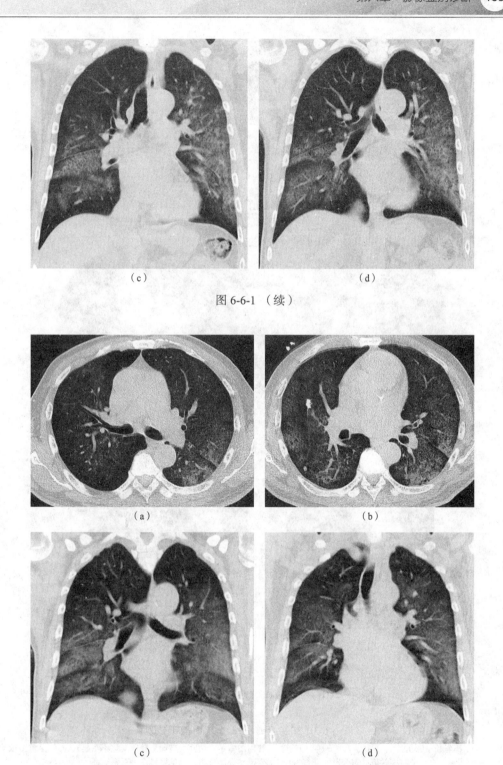

（c）　　　　　　　　　　　　　（d）

图 6-6-1 （续）

（a）　　　　　　　　　　　　　（b）

（c）　　　　　　　　　　　　　（d）

图 6-6-2　2020 年 2 月 26 日，经抗感染、激素治疗后复查胸部 CT

（a）、（b）横轴位及（c）、（d）冠状位肺窗图像示：两肺弥漫磨玻璃影较前变淡，较前变化不明显。病灶仍以内、中带为主，两肺支气管多发管壁增厚，管腔轻度扩张。

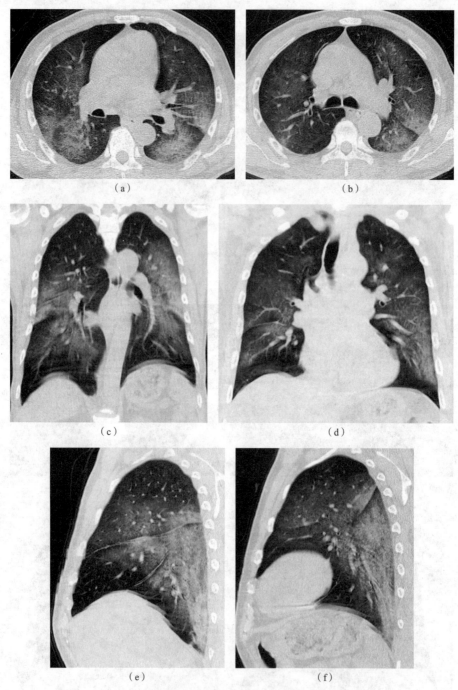

图 6-6-3　2020 年 3 月 6 日复查胸部 CT

（a）、（b）横轴位。（c）、（d）冠状位及（e）、（f）矢状位肺窗图像示：两肺磨玻璃影较前变化不明显，GGO 呈重力依赖分布，并可见实变影，且 GGO 与实变影呈分层分布，可见蝶翼征、马赛克征。

辅助检查：血肌酐 1 062 mmol/L，尿素氮 37.66 mmol/L，血磷 2.07 mmol/L，血钾 5.15 mmol/L，乳酸 1.27 mmol/L。最后诊断：肾性肺水肿。

二、影像诊断与鉴别

患者的新型冠状病毒咽拭子检测两次均为阴性，但 2020 年 2 月 26 日胸部 CT 图像显示：GGO 呈重力依赖分布，并可见实变影，且 GGO 与实变影呈分层分布，可见蝶翼征，伴有小叶间隔增厚，光滑（心源性）/不光滑（间质性），胸膜下小叶间隔增厚形成克利（Kerley）线。本例应考虑两肺内弥漫性 GGO 肾源性肺水肿。

新型冠状病毒肺炎 CT 表现为两肺散在磨玻璃影或弥漫性混杂性磨玻璃影，以两肺中外带、胸膜下分布为特点，可见细支气管空气支气管征。本例患者特点不符合该特征，表明患者新型冠状病毒肺炎的可能性小。

肾源性肺水肿还应与过敏性肺炎鉴别，亚急性典型表现为斑片状 GGO 伴边缘模糊的小叶中心性结节，直径为 1~5 mm 该患者无相关过敏史，影像学表现以 GGO 伴肺内弥漫性结节为主，且结节为随机分布型，还可见树芽征，但未见腊肠征急性期表现，也无纤维化等慢性表现。

肾源性肺水肿与耶氏肺孢子菌肺炎的鉴别：耶氏肺孢子菌肺炎为两肺以肺门为中心的弥漫性磨玻璃影，伴或不伴肺气囊，向两肺斑片状及弥漫性实变影发展，部分患者遗留间质性改变。

参 考 文 献

[1] PIVE S, FILIPPINI M, TURLA F, et al. Clinical presentation and initial management critically ill patients with severe acute respiratory syndrome coronavirus 2(SARS-CoV-2) infection in Brescia, Italy[J]. J Crit Care, 2020(58): 29-33.

[2] FERAGALLI B, MANTINI C, SPERANDEO M, et al. The lung in systemic vasculitis: radiological patterns and differential diagnosis[J]. Br J Radiol, 2016, 89(1061): 20150992.

[3] 郑秋婷，卢亦波，谭理连，等. 新型冠状病毒肺炎临床及影像学研究进展 [J]. 新发传染病电子杂志，2020，5（2）：140-144.

（孙　凯　刘晓林　齐　燕　李坤成）

第七节　与肺水肿鉴别

肺部血管外水分的异常集聚，称为肺水肿。肺水肿常表现为两肺弥漫磨玻璃影和实变影，故需与新型冠状病毒肺炎鉴别。

肺水肿患者，绝大多数具有左心功能不全、低蛋白血症或肝肾功能衰竭的病史。发作性夜间呼吸困难、泡沫状血痰为主要临床表现。B 型尿钠肽升高对左心功能不全及肺水肿有较高提示作用。肺水肿具有以下 CT 特征。

（1）蝶翼征：两肺小叶、腺泡磨玻璃或实变蝶翼状，以肺门周围为著，此为肺泡性水肿最重要的征象，与新型冠状病毒肺炎病灶外围分布为著的特点明显不同（图 6-7-1）。

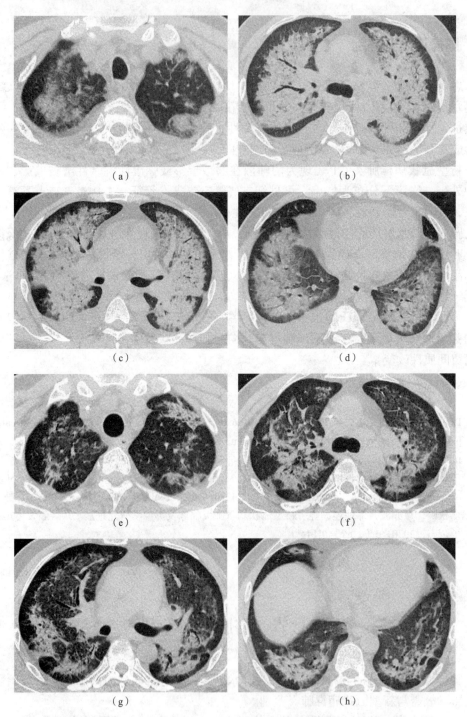

（a）
（b）
（c）
（d）
（e）
（f）
（g）
（h）

图 6-7-1　肺水肿患者的 CT 影像

患者，男，47 岁。咳嗽发热 3 个月，发现心脏杂音 1 周来诊，超声心动图示二尖瓣赘生物并瓣膜重度关闭不全、肺动脉高压。两肺混合型肺水肿并胸腔少量积液。（a）～（d）两肺野以靠近肺门纵隔的内中带实变为著，靠外围部分相对密度正常，呈经典的"蝶翼征"。小叶间隔增厚且光滑，（a）左上肺显示明确。双侧胸腔新月状水样密度增高影显示少量胸腔积液。（e）～（h）强心利尿后 10 天，双肺病变显著吸收好转，胸腔积液已完全吸收。

（2）小叶间隔增厚征：双侧小叶间隔增厚且光滑，下肺为著［图6-7-1（a）］。支气管血管束增厚。

（3）其他征象：双侧胸腔积液［图6-7-1（b）～（d）］。心脏可有增大，可有瓣膜增厚钙化、心肌缺血梗死、室壁瘤等异常表现。

参 考 文 献

［1］ SANTIAGO M J, ROSADO de CHRISTENSON M L, CARTER B W. Specialty imaging:HRCT of the lung[M]. 2nd ed. Altona:Elsevier, 2017:362-367.

［2］ BENTZ M R, PRIMACK S L. Intensive care imaging[J]. Clin Chest Med, 2015, 36(2):219-234.

［3］ GLUECKER T, CAPASSO P, SCHNYDER P, et al. Clinical and radiologic features of pulmonary edema[J]. Radiographics, 1999, 19(6):1507-1531.

（杨有优 张 莉 李小荣）

第八节 与肺出血鉴别

一、肺出血的概述

临床上，引起肺出血的疾病很多。按照发病原因和机制可以分为主动性出血和被动性出血两大类。肺出血 - 肾炎综合征、钩端螺旋体肺病、流行性出血热、心衰肺淤血等引起弥散肺实质的损伤，血液渗出积聚在肺泡腔内，称之为主动性肺出血。支气管扩张症、肺结核、肺癌、肺外伤等可引起支气管动脉分支、肿瘤血管或肺动静脉出血，一部分血液经支气管树进入肺泡，肺泡腔内血液为被动淤积，故称之为被动性出血。

二、主动性肺出血

1. 概述

弥漫性肺泡出血综合征（diffuse alveolar hemorrhage syndromes，DAHS）是主动性肺出血的统称。可引起 DAHS 的疾病分为以下 5 类：①肺小血管炎：韦氏（Wegener）肉芽肿病、显微镜下多血管炎、变应性肉芽肿性血管炎（Churg-Strauss vasculitis）、孤立性肺血管炎等；②免疫性疾病：肺出血 - 肾炎综合征（Good pasture's syndrome）结缔组织病（尤多见于系统性红斑狼疮）免疫复合物相关性肾小球肾炎、急性移植物排异（如干细胞移植等）；③凝血障碍：血栓性及原发性血小板减少性紫癜，抗凝、抗血小板、溶血药物使用不当等；④原发性肺含铁血黄素沉着症；⑤其他：感染、骨髓移植、药物、二尖瓣狭窄等。

2. 病理表现

肺泡毛细血管扩张、淤血、血液渗出、红细胞破坏，致肺泡和间质出血，含铁血黄素沉着，肺泡间隔纤维组织增生及巨噬细胞反应。

3. 临床表现

既可以起病骤急，也可以慢性发展，可发生在任何年龄阶段，一经发作，大多进展迅速，常危及生命。典型临床表现为咳嗽、呼吸困难（与出血肺泡充填，通气灌注比例失调和贫血有关）、咯血、缺铁性贫血，症状持续时间较短，在患者就诊前持续几天至几周。1/3 的患者起始症状无咯血，表现为缺铁性贫血或短期内贫血加重。也可表现为引起 DAHS 疾病或某一潜在系统性疾病的症状，如发热、胸痛、咳嗽、皮疹、关节疼痛等。体检患者呈贫血貌，两肺可闻及捻发音。

4. 实验室检查

血常规检查表现为与咯血量极不对称的缺铁性、失血性贫血或短期内贫血加重（24 小时血红蛋白降低 2 g/dL 以上）；慢性起病者伴有缺铁性贫血。在免疫性疾病导致的 DAHS 患者中，常见 C 反应蛋白和红细胞沉降率增加；有肾损害时，表现为镜下血尿、蛋白尿及肌酐升高；出现相应的结缔组织病和系统性血管炎的血清学试验改变对 DAHS 的病因诊断有帮助。

5. 支气管肺泡灌洗

灌洗液内红细胞明显增多，至少有 3 个不同的支气管回收液为相同的血性液体；24～48 小时后可见红细胞、中性粒细胞及吞噬含铁血黄素的巨噬细胞增多（超过 20%）。

6. 影像学表现

（1）胸部 X 线平片：急性肺泡出血时表现为肺泡浸润性阴影及实变阴影，慢性或复发性出血可形成细小的间质纤维化，在胸片上表现为网状影。

（2）胸部 CT：表现多样，反映了不同的疾病发展阶段。①磨玻璃结节：直径从几毫米到 1 cm 不等、边界不清的圆形影；②实性结节：边界清晰的实性结节影；③磨玻璃影与实变影：磨玻璃影多出现在非成年人组，实变多出现于成年人，两者多呈中央性分布；④马赛克征：空气潴留与磨玻璃影并存；⑤条索征：肺间质因细胞浸润、液体积蓄、肉芽增生以及纤维化而增厚；⑥蜂窝征：肺纤维病变导致的肺泡和支气管结构丧失，肺泡破裂及细支气管扩张所产生；⑦网格征：肺小叶间隔因细胞浸润、液体积蓄、肉芽增生以及纤维化而增厚；⑧铺路石征：磨玻璃影伴肺间质增生。见图 6-8-1～图 6-8-6。

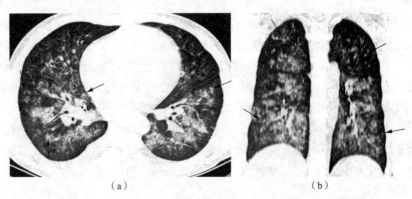

(a) (b)

图 6-8-1　弥漫性肺泡出血（一）

患者，男，15 岁，伴 IgA 肾病及肺毛细血管炎。(a)、(b) CT 扫描（层厚 2.5 mm）肺窗于下肺静脉层面见双肺斑片状及大片状实性不透明影。同时可见双肺几乎不成形的小叶中心性小结节。

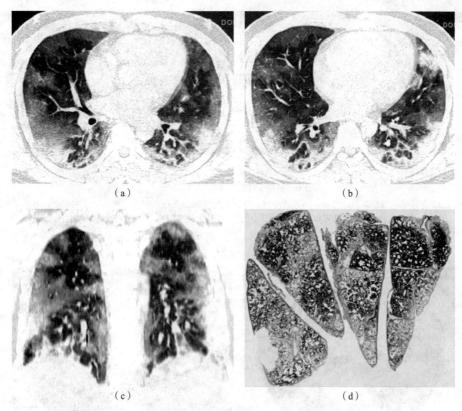

（a）　　　　　　　　　　　　（b）

（c）　　　　　　　　　　　　（d）

图 6-8-2　弥漫性肺泡出血（二）（见文前彩图）

患者，女，27 岁，弥漫性肺泡出血，不伴特异性潜在疾病 CT 扫描肺窗示（层厚 2.5 mm）在右肺中叶支气管水平（a）及段支气管水平（b）可见两肺实质内弥漫密度增高影（实变及磨玻璃影）。（c）冠状面重建（层厚 2 mm）双肺实质弥漫密度增高影。（d）右下肺手术活检标本低倍镜图（放大倍数：×10）示肺泡弥漫性出血。组织病理学检查并未查明弥漫性肺泡出血的病因。

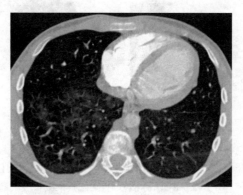

图 6-8-3　弥漫性肺泡出血（三）

患者，男，15 岁，白塞病患者，咯血。CT 示由于肺出血导致右肺下叶的磨玻璃影改变。

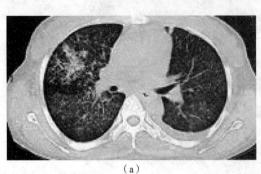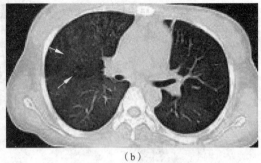

（a）　　　　　　　　　　　　　（b）

图 6-8-4　弥漫性肺泡出血（四）

患者，女，32 岁，系统性红斑狼疮患者。（a）治疗前，可见双肺弥漫出血点及间质增粗，构成网格征，另可见索条影。
（b）治疗后，肺出血明显吸收，间质改变亦较前改善。可见马赛克征（箭头）。

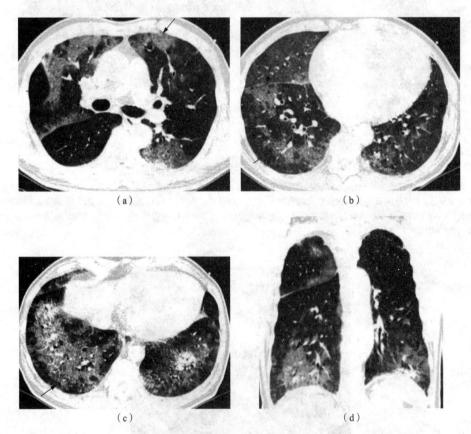

（a）　　　　　　　　　　　　　（b）

（c）　　　　　　　　　　　　　（d）

图 6-8-5　弥漫性肺泡出血（五）

患者，男，60 岁，患有缺血性心脏病，接受肝素及华法林治疗。（a）～（c）CT 扫描（层厚 2.5 mm）肺窗于主支气管层
面（a）、心室层面（b）以及肝顶部层面（c）均显示双肺斑片状及大片状磨玻璃影，伴网格样变（铺路征，箭头）。全肺
病灶不累及胸膜下区域。（d）冠状位重建图像（层厚 2.0 mm）也可见双肺胸膜下区域不受铺路征累及（黑箭头）。

三、被动性肺出血

1. 概述

支气管扩张症、肺结核、肺癌、肺外伤等可引起支气管动脉分支、肿瘤血管或肺动静脉出血，致血液溢出支气管内，血液循环经气管分支、依重力、随吸气而进入肺泡内，呈区域性、局灶性分布。

2. 影像学表现

（1）胸部X线平片：主要表现为原发疾病的征象，如肿块、结节、肺纹理粗乱及片状阴影等，不能直接显示肺泡积血。

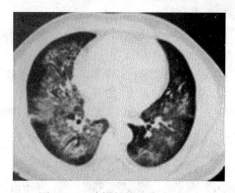

图 6-8-6　弥漫性肺泡出血（六）

患者，女，28岁，肺出血-肾炎综合征患者。CT示弥漫性肺泡出血和肺间质改变，共同构成了形似铺路石的征象即灰血征象。

（2）胸部CT：可见肺结核、支气管扩张症或肺癌原发病灶，肺泡内积血肺窗表现为肺叶内散在、淡薄、絮片样模糊影，边界不清且其密度极为淡薄、均匀，可出现于一侧或双侧肺野，具有不对称特点，可与原发病灶同一肺段或非同一肺叶肺段（图6-8-7）。

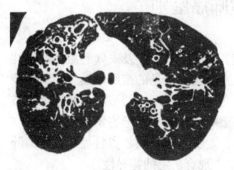

图 6-8-7　支气管扩张肺出血 CT 影像

患者，男，49岁，支气管扩张患者。CT示多个肺段分布的囊状支气管扩张，伴左肺上叶前段磨玻璃样渗出影（箭头）。

四、诊断与鉴别诊断

1. 主动性肺出血与新型冠状病毒肺炎鉴别

（1）病史：基础疾病史和流行病学史是重要鉴别点。肺出血一般有免疫性疾病、凝血障碍等，新型冠状病毒肺炎一般有流行病学史，比如疫区相关史、新冠患者接触史、聚集发病等；（2）临床：新型冠状病毒肺炎以发热、乏力、干咳为主要表现，较少表现为咯血和缺铁性贫血，尸体解剖显示肺外边缘出现出血病变呈古铜色，肺泡内有积血、肺水肿及肺间质纤维化；（3）实验室检查和支气管肺泡灌洗可提供重要的证据；（4）影像：肺出血影像表现多样，与新型冠状病毒肺炎鉴别较难。肺出血的磨玻璃影与实变表现以向心性分布为主，而新型冠状病毒肺炎以外周分布为主。

2. 被动性肺出血

一般有明确的基础病史，如支气管扩张症、肺结核、肺癌、肺外伤等，主要依据原发病的征象与新型冠状病毒肺炎鉴别。

参 考 文 献

［1］ 鲍隽君，韩一平，萧毅，等. 弥漫性肺泡出血［J］. 中国呼吸与危重监护杂志，2010，9（6）：

649-651.

［2］ 蔡后荣，李惠萍，张湘燕，等. 实用间质性肺疾病［M］. 2版. 北京：人民卫生出版社，2016：510-513.

［3］ 李凯，龙莉玲，邓东，等. 不同年龄组的弥漫性肺泡出血的 MSCT 探析［J］. 临床放射学杂志，2017，36（10）：1433-1436.

［4］ 童成命，卜雨华. 支气管扩张合并肺出血的 CT 诊断［J］. 中国 CT 和 MRI 杂志，2006，4（2）：51-52.

［5］ 詹宇威，凌光辉. SLE 合并弥漫性肺泡出血3例临床分析并文献复习［J］. 新医学，2019，50（3）：211-215.

［6］ 曾晓华，陈志辉，刘忠，等. 肺泡内积血的 CT 平扫肺窗表现［J］. 华南国防医学杂志，2014，28（11）：1126-1127.

［7］ MELIH TOPCUGLU O, NURSUN OZCAN H. Imaging findings of pediatric rheumatologic emergencies[J]. American Journal of Roentgenology, 2015(204): 428-439.

（吴元魁　欧陕兴　欧舒斐　黄其鎏）

第九节　与周围型肺癌鉴别

周围型肺癌是指发生于肺段以下支气管黏膜上皮、肺泡上皮及支气管腺体的恶性肿瘤，分为鳞状细胞癌、小细胞癌、腺癌和大细胞癌四种常见的组织学类型，其中腺癌最常见。肿瘤大体形态可分为结节型、肿块实变型和弥漫型。结节型包括单个结节或多个结节，形态尚规则，呈类圆形；肿块实变型病灶密度高，形态不规则，部分实变；弥漫型形似肺炎或粟粒性结核，分布范围大，发展相对较快。资料显示在各型肺癌中，腺癌发病率逐年上升，女性略多见，其影像表现有一定的特异性。

胸部 X 线平片：可显示肺内单/多发结节、不规则肿块影和弥散分布大小不等结节、浸润影，与一些炎性病变鉴别困难。少数早期病例，肿瘤细胞沿细支气管肺泡壁生长，细支气管腔、肺泡腔尚未完全受累，呈现边界不清斑片状磨玻璃影，如范围较小，胸部平片往往无法显示。即使肿瘤范围较大且密度略高，也常误诊为肺部炎症。因此胸部 X 线平片诊断价值有限。

胸部 CT：由于周围型肺癌的组织病理不同，CT 征象表现各异，常分为结节型、肿块实变型和弥漫型；结节型以圆形或类圆形病灶为特征，可有单发或多发病灶，密度不均，边界较清楚，可见空泡征和血管集束征；肿块实变型以不规则肿块或胸膜下团块状致密影为特征，病灶较大，密度不均，病灶周围可见浸润影，为淋巴管炎或合并感染所致，部分肿块伴有血管集束征和胸膜尾征，实变病灶内往往可见支气管扭曲、扩张或截断；弥漫型以单侧或双侧肺内粟粒样结节或多发大小不等结节伴斑片状模糊影为特征，往往与不规则致密肿块相伴，致密病灶内也可见支气管扭曲、扩张或截断。随着病情的进展，可出现混合影像征象。

新型冠状病毒肺炎不同时期的影像表现与周围型肺癌的影像有相似之处，因此结合临床病史的影像鉴别，特别在新型冠状病毒肺炎疫情暴发期，尤显重要。

新型冠状病毒肺炎普通型影像表现以磨玻璃影为特征，与弥漫型周围型肺癌的影像有相似之处，但新型冠状病毒肺炎以两下肺胸膜下斑片状 GGO 病灶为主，边缘模糊，密度不均，弥漫型周围型肺癌则以单或双侧肺粟粒样或多发大小不等结节伴斑片状模糊影为主，且多分布于肺内、中带及肺门附近；新型冠状病毒肺炎进展期的影像以多发、短期内新发混合密度结节状影多见，病灶边缘往往较模糊，部分伴纤维条索影，与结节型周围型肺癌影像类似，但前者病灶边缘模糊，且短期内（以天计）病灶形态、数量变化较大伴纤维条索改变，后者结节边缘清晰，见血管集束征，变化相对较慢（以月计），伴纵隔淋巴结肿大；重症和危重期新型冠状病毒肺炎以单或双侧大片肺实变伴浸润，影像进展迅速。周围型肺癌肿块实变型以不规则肿块或胸膜下团块状致密影为特征，形态不规则，密度不均，病灶渐进发展，多伴纵隔淋巴结肿大。结合临床症状和流行病学史，可及时准确鉴别。影像学图片见图 6-9-1～图 6-9-7。

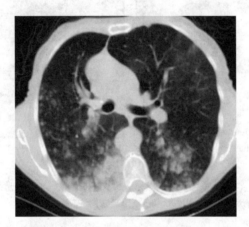

图 6-9-1　周围型肺癌（弥漫型）

患者，女，70 岁，两肺下叶背侧多发大小不等结节伴右下斑片状模糊影，
中心密实，周边模糊，两肺散在结节影。

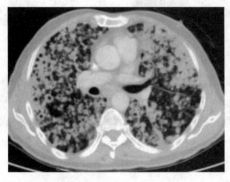

图 6-9-2　周围型肺癌（弥漫型）

患者，男，53 岁，两肺弥漫粟粒样结节，部分融合。

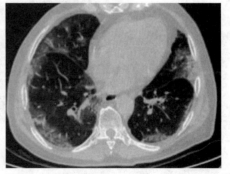

图 6-9-3　新型冠状病毒肺炎（普通型）

患者，男，76 岁，两下肺胸膜下斑片状 GGO，形态不规则，边缘模糊，密度不均，紧贴胸膜下。

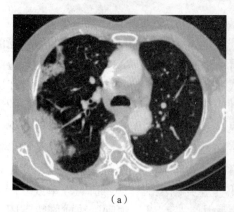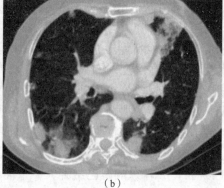

（a） （b）

图 6-9-4 周围型肺癌（结节型）

患者，女，73岁，两肺多发结节，大小不等，密度不均，边缘尚清晰，见血管集束征，伴纵隔淋巴结肿大。

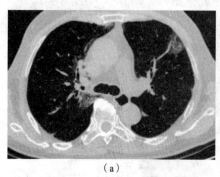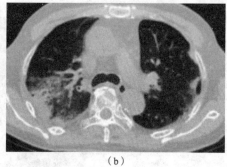

（a） （b）

图 6-9-5 新型冠状病毒肺炎

患者，男，75岁，半个月前从疫区返回，发热2天，（a）2020年1月22日影像，（b）2020年2月5日确诊新型冠状病毒肺炎。胸部CT示：抗生素治疗下病灶增多，范围增大，混合密度不规则致密影，病灶边缘模糊，部分伴纤维条索影。核酸检测阳性。

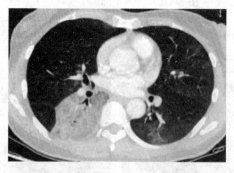

图 6-9-6 周围型肺癌（肿块实变型）

患者，女，52岁，不规则胸膜下团块状致密影，密度不均，下叶近段支气管扭曲、远端闭塞。左下叶背侧不规则GGO。

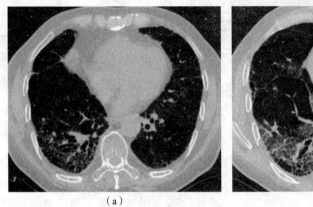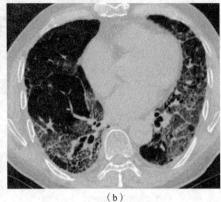

（a）　　　　　　　　　　　　　　　　　　　（b）

图 6-9-7　新型冠状病毒肺炎

患者，男，57岁，10天前有新型冠状病毒肺炎患者接触史，发热3天，2020年1月21日（a）胸部CT示：右下肺散在纤条影伴少量浸润，消炎治疗后症状加重，2020年2月3日（b）胸部CT示两肺弥漫片状浸润影，影像进展迅速。右下肺病灶增多，范围增大，左下肺大片磨玻璃为主混合密度影，边缘模糊，伴少量纤维条索影。核酸检测弱阳性。

参 考 文 献

［1］　阎培莎，李维华. 细支气管肺泡癌的超微结构［J］. 中华病理学杂志，1985（14）：244-247.

［2］　LEE K S, KIN Y, HALT J, et al. Bronchioloalveolar carcinoma: clinical histopathologic and radiologic findings[J]. Radiolographics, 1997, 17(6): 1345-1357.

［3］　AKATA S, FUKUSHIMA A, KAKITAKI D, et al. CT scanning of bronchioloalveolar carcinoma: specificappearances[J]. Lung Cancer, 1995, 12(3): 221-230.

［4］　宋璐，曾莹婷，龚晓明，等. 新型冠状病毒肺炎影像表现及鉴别诊断［J］. 新发传染病电子杂志，2020，5（2）：82-86.

［5］　管汉雄，熊颖，申楠茜，等. 新型冠状病毒肺炎（COVID-19）临床影像学特征［J］. 放射学实践，2020，35（2）：125-130.

（杨有优　叶剑定　李向东　全江涛）

第七章 人工智能在肺部疾病诊断中的临床应用

1956 年，计算机科学家在达特茅斯会议上第一次提出了"人工智能（AI）"的概念，梦想着用当时刚刚出现的计算机来构造复杂的、拥有与人类智慧同样本质特性的机器。现今，人工智能经过几十年的发展，已成功地应用于诸多领域，并迅速渗透到我们生活的方方面面。本章将首先回顾人工智能及大数据挖掘的基本原理，特别是人工智能在多模态医学影像的特征识别及相关应用；随后描述人工智能在肺部疾病诊断和分析中的相关应用，并介绍人工智能对新型冠状病毒肺炎定量及征象提取的研究。

第一节 人工智能及大数据挖掘基本原理

人工智能是一种在大数据世界中指引方向和收集规律的方法，而大数据挖掘是用机器学习、统计学和数据库等相交叉的方法在大规模数据中发现隐含模式的计算过程。人工智能从最初的计算智能发展到感知智能，并逐渐向认知智能发展。本节将主要介绍人工智能及大数据挖掘相关基本原理。

一、人工智能及大数据挖掘基本原理

人工智能的实现主要归功于机器学习。机器学习是一门专门研究计算机怎样模拟或实现人类的学习行为，以获取新的知识或技能，重新组织已有的知识结构使之不断改善自身性能的学科。

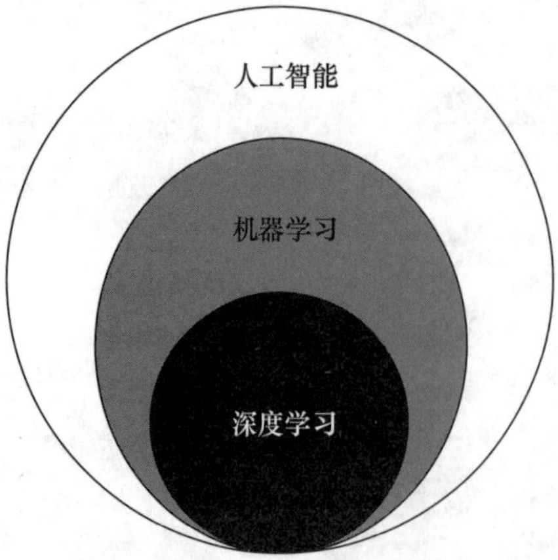

机器学习是一种实现人工智能的方法，深度学习是一种实现机器学习的技术，三者的关系如图 7-1-1 所示。

（一）机器学习的发展史

机器学习有过两次发展的浪潮。

（1）浅层学习是机器学习的第一次浪潮。20 世纪 80 年代末期，用于人工神经网络的反向传播算法（back propagation algorithm，BPA）的发明，给机器学习带来了希望，掀起了基于统计

图 7-1-1 人工智能、机器学习与
深度学习之间的关系

人工智能

机器学习

深度学习

模型的机器学习热潮。这个热潮一直持续到今天。人们发现，利用 BPA 可以让一个人工神经网络模型从大量训练样本中学习统计规律，从而对未知事件做预测。这种基于统计的机器学习方法比起过去基于人工规则的系统，在很多方面显出优越性。这个时候的人工神经网络，虽也被称作多层感知机，但实际是种只含有一层隐层节点的浅层模型。20 世纪 90 年代，各种各样的浅层机器学习模型相继被提出，例如支持向量机（support vector machine，SVM）、Boosting 等。这些模型的结构基本上可以看成带有一层隐层节点（如 SVM、Boosting），或没有隐层节点。这些模型无论是在理论分析还是应用中都获得了巨大的成功。相比之下，由于理论分析的难度大，训练方法又需要很多经验和技巧，这个时期浅层人工神经网络反而相对沉寂。

（2）深度学习是机器学习的第二次浪潮。2006 年，加拿大多伦多大学教授、机器学习领域的泰斗 Geoffrey Hinton 和他的学生 Ruslan Salakhutdinov 在《科学》上发表了一篇文章，开启了深度学习在学术界和工业界的浪潮。当前多数分类、回归等学习方法为浅层结构算法，其局限性在于有限样本和计算单元情况下对复杂函数的表示能力有限，针对复杂分类问题其泛化能力受到一定制约。深度学习可通过学习一种深层非线性网络结构，实现复杂函数逼近，表征输入数据分布式表示，并展现了强大的从少数样本集中学习数据集本质特征的能力（多层的好处是可以用较少的参数表示复杂的函数）。

直至今日，业界有一种错误的较为普遍的意识，即"深度学习最终可能会淘汰掉其他所有机器学习算法"。但科学不是战争而是合作，任何学科的发展从来都不是一条路走到黑，而是同行之间互相学习、互相借鉴、博采众长、相得益彰，站在巨人的肩膀上不断前行。机器学习的研究也是一样，需要开放包容。纵观机器学习发展历程，经历了由浅至深。而未来哪种机器学习算法会成为热点呢？机器学习领域的泰斗吴恩达曾表示，"在继深度学习之后，迁移学习将引领下一波机器学习技术"。但机器学习的最终归途何处，无人知晓。

（二）SVM

SVM 是一类应用广泛的分类算法。由简至繁 SVM 可分类为三类：线性可分的线性 SVM、线性不可分的线性 SVM、非线性 SVM。

（1）线性可分的线性 SVM：对于二类分类问题，训练集 $T=\{(x_1,y_1),(x_2,y_2),\cdots,(x_N,y_N)\}$，其类别 $y_i \in \{0,1\}$，线性 SVM 通过学习得到分离超平面，如公式（7-1-1）所示。

$$w \cdot x + b = 0 \tag{7-1-1}$$

以及相应的分类决策函数，如公式（7-1-2）所示。

$$f(x) = \mathrm{sign}(w \cdot x + b) \tag{7-1-2}$$

有如图 7-1-2 所示的分离超平面，哪一个超平面的分类效果更好呢？

将距离分离超平面最近的两个不同类别的样本点称为支持向量。通过这两个样本点可以构成两条平行于分离超平面的长带，二者之间的距离称为边缘（margin）。显然，margin 更大，则分类正确的确信度更高（与超平面的距离表示分类的确信度，距离越远则分类正确的确信度越高）。margin 的公式如公式（7-1-3）所示。

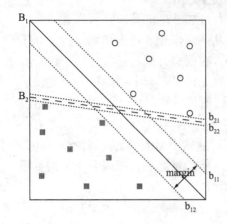

图 7-1-2　分类效果

$$margin = \frac{2}{\|w\|} \qquad (7\text{-}1\text{-}3)$$

由图 7-1-2 可观察到 margin 以外的样本点对于确定分离超平面没有贡献，换句话说，SVM 是由训练样本（支持向量）所确定的。至此，SVM 分类问题可描述为在全部分类正确的情况下，最大化 $\frac{2}{\|w\|}$（等价于最小化 $\frac{1}{2}\|w\|^2$）。

于是便转换为线性分类的约束最优化问题，如公式（7-1-4）所示。

$$\begin{cases} \min\limits_{w,b} \quad \dfrac{1}{2}|w|^2 \\ s.t. \quad y_i(w \cdot x_i + b) - 1 \geqslant 0 \end{cases} \qquad (7\text{-}1\text{-}4)$$

对每一个不等式约束引进拉格朗日乘子。构造拉格朗日函数，如公式 7-1-5 所示。

$$L(w,b,\alpha) = \frac{1}{2}|w|^2 - \sum_{i=1}^{N} \alpha_i [y_i(w \cdot x_i + b)] \qquad (7\text{-}1\text{-}5)$$

根据拉格朗日对偶性，原始的约束最优化问题可等价于极大极小的对偶问题，如公式（7-1-6）所示。

$$\max_{\alpha} \min_{w,b} \ L(w,b,\alpha) \qquad (7\text{-}1\text{-}6)$$

将 $L(w,b,\alpha)$ 求偏导并令其等于 0，如公式（7-1-7）所示。

$$\begin{cases} \dfrac{\partial L}{\partial w} = w - \sum_{i=1}^{N} \alpha_i y_i x_i = 0 \Rightarrow w = \sum_{i=1}^{N} \alpha_i y_i \\ \dfrac{\partial L}{\partial b} = \sum_{i=1}^{N} \alpha_i y_i = 0 \Rightarrow \sum_{i=1}^{N} \alpha_i y_i = 0 \end{cases} \qquad (7\text{-}1\text{-}7)$$

将上述式子代入拉格朗日函数公式（7-1-5）中，可将对偶问题转化，如公式（7-1-8）所示。

$$\min_{\alpha} \ -\frac{1}{2}\sum_{i=1}^{N}\sum_{j=1}^{N} \alpha_i \alpha_j y_i y_j (x_i \cdot x_j) + \sum_{i=1}^{N} \alpha_i \qquad (7\text{-}1\text{-}8)$$

等价于最优化问题，如公式（7-1-9）所示。

$$\begin{cases} \min\limits_{\alpha} \ \dfrac{1}{2}\sum\limits_{i=1}^{N}\sum\limits_{j=1}^{N} \alpha_i \alpha_j y_i y_j (x_i \cdot x_j) - \sum\limits_{i=1}^{N} \alpha_i \\ s.t. \ \sum\limits_{i=1}^{N} \alpha_i y_i = 0 \\ \alpha_i \geqslant 0 \quad i = 1, 2, \cdots, N \end{cases} \qquad (7\text{-}1\text{-}9)$$

线性可分是理想情形，大多数情况下，由于噪声或特异点等各种原因，训练样本是线性不可分的。因此，需要更一般化的学习算法。

（2）线性不可分的线性SVM：线性不可分意味着有样本点不满足约束条件 $y_i(w \cdot x_i + b) - 1 \geqslant 0$，为了解决这个问题，对每个样本引入一个松弛变量，这样约束条件如公式（7-1-10）所示。

$$y_i(w \cdot x_i + b) \geqslant 1 - \xi_i \qquad (7\text{-}1\text{-}10)$$

目标函数如公式（7-1-11）所示。

$$\min_{w, b, \xi} \frac{1}{2}\|w\|^2 + C\sum_{i=1}^{N} \xi_i \qquad (7\text{-}1\text{-}11)$$

其中，C 为惩罚函数，目标函数有两层含义：margin 尽量大；误分类的样本点计量少。

C 为调节二者的参数。通过构造拉格朗日函数并求解偏导，可得到等价的对偶问题，如公式（7-1-12）所示。

$$\begin{cases} \min_{\alpha} \dfrac{1}{2}\sum_{i=1}^{N}\sum_{j=1}^{N} \alpha_i \alpha_j y_i y_j (x_i \cdot x_j) - \sum_{i=1}^{N} \alpha_i \\[2mm] s.t. \ \sum_{i=1}^{N} \alpha_i y_i = 0 \\[2mm] 0 \leqslant \alpha_i \leqslant C \quad i = 1, 2, \cdots, N \end{cases} \qquad (7\text{-}1\text{-}12)$$

与上一节中线性可分的对偶问题相比，只是约束条件发生变化，问题求解思路与之类似。

（3）非线性SVM：对于非线性问题，线性 SVM 不再适用，需要非线性 SVM 来解决。解决非线性分类问题的思路，通过空间变换 ϕ ［一般是低维空间映射到高维空间 $x \rightarrow \phi(x)$］后实现线性可分，如图 7-1-3 所示，通过空间变换，将图（a）中的椭圆分离面变换成图（b）中的直线。

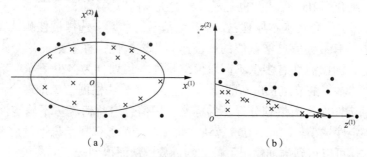

图 7-1-3　非线性分类问题转换为线性分类问题

在 SVM 的等价对偶问题中的目标函数中有样本点的内积 $x_i \cdot x_j$，在空间变换后则是 $\phi(x_i) \cdot \phi(x_j)$，由于维数增加导致内积计算成本增加，这时核函数便派上用场了，将映射后的高维空间内积转换成低维空间的函数，如公式（7-1-13）所示。

$$K(x, z) = \phi(x) \cdot \phi(z) \qquad (7\text{-}1\text{-}13)$$

将其代入一般化的 SVM 学习算法的目标函数 $\min\limits_{\alpha} \dfrac{1}{2}\sum\limits_{i=1}^{N}\sum\limits_{j=1}^{N} \alpha_i \alpha_j y_i y_j (x_i \cdot x_j) - \sum\limits_{i=1}^{N} \alpha_i$ 中，可得非线性 SVM 的最优化问题，具体步骤与线性不可分的线性 SVM 相同。

（三）决策树

决策树方法在分类、预测、规则提取等领域有着广泛应用。在 20 世纪 70 年代后期和 80 年代初期，机器学习研究者 J.Ross Quinilan 提出了 ID3 算法以后，决策树在机器学习、数据挖掘邻域得到极大的发展。Quinilan 后来又提出了 C4.5，成为新的监督学习算法。1984 年几位统计学家提出了 CART 分类算法。ID3 和 ART 算法大约同时被提出，但都是采用类似的方法从训练样本中学习决策树。

决策树是一树状结构，它的每一个叶节点对应着一个分类，非叶节点对应着在某个属性上的划分，根据样本在该属性上的不同取值将其划分成若干个子集。对于非纯的叶节点，多数类的标号给出到达这个节点的样本所属的类。构造决策树的核心问题是在每一步如何选择适当的属性对样本做拆分。对一个分类问题，从已知类标记的训练样本中学习并构造出决策树是一个自上而下，分而治之的过程。

常用的决策树算法见表 7-1-1。

表 7-1-1　决策树算法分类

决策树算法	算法描述
ID3 算法	其核心是在决策树的各级节点上，使用信息增益方法作为属性的选择标准，来帮助确定生成每个节点时所应采用的合适属性
C4.5 算法	C4.5 决策树生成算法相对于 ID3 算法的重要改进是使用信息增益率来选择节点属性。C4.5 算法可以克服 ID3 算法存在的不足：ID3 算法只适用于离散的描述属性，而 C4.5 算法既能够处理离散的描述属性，也可以处理连续的描述属性
CART 算法	CART 决策树是一种十分有效的非参数分类和回归方法，通过构建树、修剪树、评估树来构建一个二叉树。当终结点是连续变量时，该树为回归树；当终结点是分类变量，该树为分类树

本节将详细介绍 ID3 算法，也是最经典的决策树分类算法。

（1）ID3 算法简介及基本原理：ID3 算法基于信息熵来选择最佳测试属性。它选择当前样本集中具有最大信息增益值的属性作为测试属性；样本集的划分则依据测试属性的取值进行，测试属性有多少不同取值就将样本集划分为多少子样本集，同时决策树上相应于该样本集的节点长出新的叶子节点。ID3 算法根据信息论理论，采用划分后样本集的不确定性作为衡量划分好坏的标准，用信息增益值度量不确定性：信息增益值越大，不确定性越小。因此，ID3 算法在每个非叶节点选择信息增益最大的属性作为测试属性，这样可以得到当前情况下最纯的拆分，从而得到较小的决策树。

设 S 是 s 个数据样本的集合。假定类别属性具有 m 个不同的值：$C_i(i=1,2,\cdots,m)$。设 s_i 是类 C_i 中的样本数。对一个给定的样本，它总的信息熵如公式（7-1-14）所示。

$$I(s_1, s_2, \cdots, s_m) = -\sum_{i=1}^{m} P_i \log_2(P_i) \tag{7-1-14}$$

其中，P_i 是任意样本属于 C_i 的概率，一般可以用 $\dfrac{s_i}{s}$ 估计。

设一个属性 A 具有 k 个不同的值 $\{a_1, a_2, \cdots, a_k\}$，利用属性 A 将集合 S 划分为 k 个子集 $\{S_1, S_2, \cdots, S_k\}$，其中 S_j 包含了集合中属性 A 取 a_j 值的样本。若选择属性 A 为测试属性，则这些子集就是从集合 S 的节点生长出来的新的叶节点。设 s_{ij} 是子集 S_j 中类别为

C_i 的样本数，则根据属性 A 划分样本的信息熵值如公式（7-1-15）所示。

$$E(A)=\sum_{j=1}^{k}\frac{s_{1j}+s_{2j}+\cdots+s_{mj}}{s}I(s_{1j},s_{2j},\cdots,s_{mj}) \qquad (7\text{-}1\text{-}15)$$

其中，$I(s_{1j},s_{2j},\cdots,s_{mj})=-\sum_{i=1}^{m}P_{ij}\log_2(P_{ij})$，$P_{ij}=\dfrac{s_{ij}}{s_{1j}+s_{2j}+\cdots+s_{mj}}$ 是子集 S_j 中类别为 C_i 的样本的概率。

最后，用属性 A 划分样本集 S 后所得的信息增益（Gain）如公式（7-1-16）所示。

$$Gain(A)=I(s_1,s_2,\cdots,s_m)-E(A) \qquad (7\text{-}1\text{-}16)$$

显然 $E(A)$ 越小，$Gain(A)$ 的值越大，说明选择测试属性 A 对于分类提供的信息越大，选择 A 之后对分类的不确定程度越小。属性 A 的 k 个不同的值对应的样本集 S 的 k 个子集或分支，通过递归调用上述过程（不包括已经选择的属性），生成其他属性作为节点的子节点和分支来生成整个决策树。ID3 决策树算法作为一个典型的决策树学习算法，其核心是在决策树的各级节点上都用信息增益作为判断标准来进行属性的选择，使得在每个非叶节点上进行测试时，都能获得最大的类别分类增益，使分类后的数据集的熵最小。这样的处理方法使得树的平均深度较小，从而有效地提高了分类效率。

（2）ID3 算法具体流程：ID3 算法的具体详细实现步骤如下。

① 对当前样本集合，计算所有属性的信息增益；

② 选择信息增益最大的属性作为测试属性，把测试属性取值相同的样本划为同一个子样本集；

③ 若子样本集的类别属性只含有单个属性，则分支为叶子节点，判断其属性值并标上相应的符号，然后返回调用处；否则对子样本集递归调用本算法。

（四）深度学习

深度学习（deep learning）是机器学习研究中的一个新的领域，其动机在于建立、模拟人脑进行分析学习的神经网络，它模仿人脑的机制来解释数据，例如图像，声音和文本。深度学习是无监督学习的一种。

深度学习的概念源于人工神经网络的研究。其本身算是机器学习的一个分支，它的发展简单可以理解为神经网络的发展。20 世纪 80 年代末期，用于人工神经网络的 BP 算法的出现掀起了机器学习热潮。但由于 BP 算法的缺陷和浅层机器学习模型的相继提出，人工神经网络又陷入低谷。直到 2006 年，Hinton 和 Ruslan Salakhutdinov 发表的一篇文章掀起了深度学习的浪潮。这篇文章的主要观点如下：

（1）多隐层的人工神经网络具有优异的特征学习能力，学习得到的特征对数据有更本质的刻画，从而有利于可视化或分类。

（2）深度神经网络在训练上的难度，可以通过"逐层初始化"来有效克服，且逐层初始化是通过无监督学习实现的。

深度学习的实质，是通过构建具有很多隐藏层的机器学习模型和海量的训练数据，来学习更有用的特征，从而最终提升分类或预测的准确性。因此，"深度模型"是手段，"特征学习"是目的。

（3）深度学习与神经网络之间的区别：深度学习与传统的神经网络之间有相同的地方也有很多不同。

二者的相同在于深度学习采用了神经网络相似的分层结构，系统由包括输入层、隐层（多层）、输出层组成的多层网络，只有相邻层节点之间有连接，同一层以及跨层节点之间相互无连接，每一层可以看作是一个逻辑回归模型。这种分层结构，是比较接近人类大脑的结构的。神经网络与深度学习的分层结构如图 7-1-4 所示。

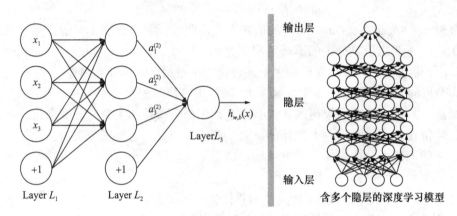

图 7-1-4　神经网络与深度学习的分层结构

而为了克服神经网络训练中的问题，深度学习采用了与神经网络很不同的训练机制。传统神经网络中，采用的是反向传播的方式进行，简单来讲，就是采用迭代的算法来训练整个网络，随机设定初值，计算当前网络的输出，然后根据当前输出和标签之间的差去改变前面各层的参数，直到收敛（整体是一个梯度下降法）。而深度学习整体上是一个逐层的训练机制。这样做的原因是，如果采用反向传播的机制，对于一个深度网络（7层以上），残差传播到最前面的层已经变得太小，出现梯度扩散。

BPA 作为传统训练多层网络的典型算法，实际效果对仅含几层的网络就已经很不理想。深度结构（涉及多个非线性处理单元层）非凸目标代价函数中普遍存在的局部最小是训练困难的主要来源。其存在的问题如下：

（1）梯度越来越稀疏。从顶层越往下，误差校正信号越来越小。

（2）会收敛到局部最小值。尤其是从远离最优区域开始的时候（随机值初始化会导致这种情况的发生）。

（3）通常只能用有标签的数据来训练。但大部分的数据是没标签的，而大脑可以从没有标签的数据中学习。

区别于传统的浅层学习，深度学习区别如下：

（1）强调了模型结构的深度，通常有 5 层、6 层，甚至 10 多层的隐层节点。

（2）明确突出了特征学习的重要性，也就是说，通过逐层特征变换，将样本在原空间的特征表示变换到一个新特征空间，从而使分类或预测更加容易。与人工规则构造特征的方法相比，利用大数据来学习特征，更能够刻画数据的丰富内在信息。

深度学习常用模型或方法及其介绍如表 7-1-2 所示。

表 7-1-2 深度学习常用模型或方法及其描述

常用模型或方法	算法描述
自动编码器	自动编码器是一种无监督的神经网络模型，它可以学习到输入数据的隐含特征（编码），同时用学习到的新特征可以重构出原始输入数据（解码）。自动编码器被用于降维或特征学习
稀疏编码	稀疏编码算法是一种无监督学习方法，它用来寻找一组"超完备"基向量来更高效地表示样本数据。该方法具有空间的局部性、方向性和频域的带通性，是一种自适应的图像统计方法
受限玻耳兹曼机	受限玻耳兹曼机（restricted Boltzmann machine，RBM）是一种可通过输入数据集学习概率分布的随机生成神经网络。受限玻耳兹曼机在降维、分类、协同过滤、特征学习和主题建模中得到了应用。根据任务的不同，受限玻耳兹曼机可以使用监督学习或无监督学习的方法进行训练
深信度网络	深信度网络（deep belief networks，DBNs）是由多个受限玻耳兹曼机层组成的一个概率生成模型，与传统的判别模型的神经网络相对，生成模型是建立一个观察数据和标签之间的联合分布。可拓展为卷积 DBNs（CDBNs）
卷积神经网络	卷积神经网络（convolutional neural network，CNNs）是人工神经网络的一种，它的权值共享网络结构使之更类似于生物神经网络，降低了网络模型的复杂度，减少了权值的数量。CNNs 已成为当前语音分析和图像识别领域的研究热点

（4）自动编码器：深度学习最简单的一种方法是利用人工神经网络的特点，人工神经网络本身就是具有层次结构的系统，如果给定一个神经网络，假设其输出与输入是相同的，然后训练调整其参数，得到每一层中的权重。于是得到输入 I 的几种不同表示（每一层代表一种表示），这些表示就是特征。自动编码器就是一种尽可能复现输入信号的神经网络。为了实现这种复现，自动编码器就必须捕捉可以代表输入数据的最重要的因素，如同 PCA 那样，找到可以代表原信息的主要成分。

具体过程简单地说明如下。

① 给定无标签数据，用非监督学习特征。传统神经网络中，如图 7-1-5 所示，输入的样本是有标签的，即（数据，标签），这样我们根据当前输出和标签（target、label）之间的差去改变前面各层的参数，直到收敛。但若只有无标签数据，应该怎么得到误差呢？

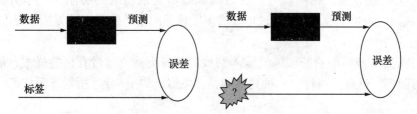

图 7-1-5 有标签的样本输入与无标签的样本输入

如图 7-1-6 所示，将数据（input）输入一个编码器（encoder），就会得到一个编码（code），这个编码也就是输入的一个表示，那怎么知道这个编码表示的就是数据呢？于是加一个解码器（decoder），这时候解码器就会输出一个信息。如果输出的这个信息和一开始的输入信号数据是很像的（理想情况下就是一样的），就有理由相信这个编码是靠谱的。所以，通过调整编码器和解码器的参数，使得重构误差最小，这时候可以得到输入数据信号的第一个表示，即编码了。因为是无标签数据，所以误差的来源就可由直接重构后与原输入相比得到。

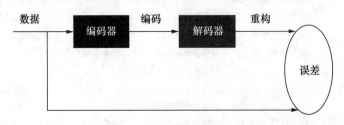

图 7-1-6　自动编码器第一层模型

② 通过编码器产生特征并逐层训练。重复上一步骤，将第一层输出的编码当成第二层的输入信号，同样最小化重构误差，就会得到第二层的参数，并且得到第二层输入的编码，即原输入信息的第二个表达了。其他层如法炮制即可（训练这一层，前面层的参数都是固定的，并且解码器已经没用，不需要了）。如图 7-1-7 所示。

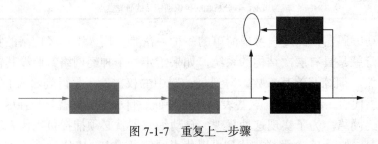

图 7-1-7　重复上一步骤

③ 有监督微调。经过上面两步可以得到一个多层的模型。具体需要多少层还需要调试。每一层都会得到原始输入的不同的表达，最后得到的表达越抽象越好。

到此为止，自动编码器还不能用来分类数据，因为它还没有学习如何去联结一个输入和一个类。它只是学会了如何去重构或者复现它的输入而已。或者说，它只是学习获得了一个可以良好代表输入的特征，这个特征可以最大程度上代表原输入信号。那么，为了实现分类，我们就可以在自动编码器的最顶编码层添加一个分类器（如Logistic 回归、SVM 等），然后通过标准的多层神经网络的监督训练方法（梯度下降法）去训练。

此时需要将最后层的特征编码输入到最后的分类器，通过有标签样本，通过监督学习进行微调，这也分两种，一种是只调整分类器，如图 7-1-8 所示（黑色部分）。

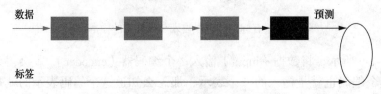

图 7-1-8　只调整分类器

另一种是通过有标签样本，微调整个系统。如图 7-1-9 所示。该方法适合数据足够多的情况。

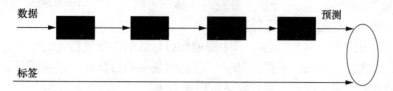

图 7-1-9　微调整个系统

一旦监督训练完成，这个网络就可以用来分类了。神经网络的最顶层可以作为一个线性分类器，然后我们可以用一个更好性能的分类器去取代它。在研究中可以发现，如果在原有的特征中加入这些自动学习得到的特征可以极大提高精确度，可以称作最好的分类算法之一。

（五）迁移学习

迁移学习（transfer learning）顾名思义就是把已学、训练好的模型参数迁移到新的模型，以便帮助新模型训练。考虑到大部分数据或任务是存在相关性的，所以通过迁移学习可以将已经学到的模型参数（也可理解为模型学到的知识）通过某种方式来分享给新模型，从而加快并优化模型的学习效率，不用像大多数网络那样从零学习。传统机器学习与迁移学习的过程差别如图 7-1-10 所示。

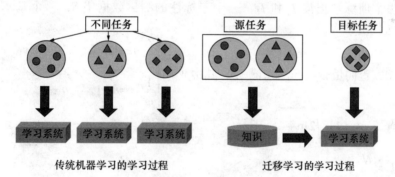

图 7-1-10　传统机器学习与迁移学习的过程差别

1. 常见的迁移学习分类

（1）归纳迁移学习：目标任务与原任务不同，目标域和源域可能相同也可能不同。即 $T_s \neq T_t$。这种迁移学习方式又被分为 4 种形式。

① 实例知识迁移学习：基于实例的迁移学习的基本思想是，尽管目标域中部分带标签训练数据和源训练数据或多或少会有些不同，但是目标域中部分训练数据中应该还是会存在一部分比较适合用来训练一个有效的分类模型，并且适应测试数据。于是，目标就是目标域中部分带标签训练数据中找出那些适合测试数据的实例，并将这些实例迁移到源训练数据的学习中去。这种方法比较适合与源数据与目标数据中部分带标签数据非常接近的情况。

② 特征知识迁移：基于特征的迁移学习主要是找到一种好的特征表示最小化域的不同。并且根据源域中带标签样本是否充足可以分为有监督以及无监督学习方法。

③ 参数知识迁移：大部分基于参数的迁移学习均是以不同域的模型共享了一些参数或者是贡献了一些先验分布为前提的。

④ 相关知识迁移：这种迁移学习中源域和目标域的数据是相关的。

（2）直推式迁移学习：直推式迁移学习的原任务和目标任务是相同的，$T_s = T_t$，目标域和源域可能相同也可能不同。它又可以被分为：

① 特征空间不同：$x_s \neq x_t$。

② 特征空间相同，但边缘概率分布不同：$P(X_s) \neq P(X_t)$。

直推式迁移学习仍然包括实例知识迁移学习以及特征知识迁移，这种情况多是在无监督学习模型中进行的。

（3）无监督迁移学习：无监督迁移学习的原任务和目标任务不相同，$T_s \neq T_t$，且目标域数据以及源域数据都没有标签。

（4）TrAdaBoost 算法：TrAdaBoost 算法是归纳迁移学习中的基于特征迁移的开山之作，由戴文渊提出，是迁移学习中十分有影响力的算法之一。算法的基本思想是从源域数据中筛选有效数据，过滤掉与目标域不匹配的数据，通过 Boosting 方法建立一种权重调整机制，增加有效数据权重，降低无效数据权重，用一句话概括就是从过期数据里面找出和目标数据最接近的样本数据。TrAdaBoost 算法的示意图如图 7-1-11 所示。

TrAdaBoost 的算法步骤如下：

输入两个训练数据集 T_a 和 T_b，一个未标注的测试数据集 S，一个基本分类算法 Learner 和迭代次数 N。

① 初始权重向量 $w^1 = (w_1^1, \cdots, w_{n+m}^1)$，其中 $w_i^1 = \begin{cases} \dfrac{1}{n}, & i=1, \cdots, n \\ \dfrac{1}{m}, & i=n+1, \cdots, n+m \end{cases}$

② 设置 $\beta = 1 / \left(1 + \sqrt{2\ln\dfrac{n}{N}} \right)$

当 $t = 1, \cdots, N$

① 设置 p^t 满足 $p^t = \dfrac{w^t}{\sum\limits_{i=1}^{n+m} w_i^t}$

② 调用 Learner，根据合并后的训练数据 T 以及 T 上的权重分布 p^t 和未标注数据 S，得到一个在 S 的分类器 $h_t : X \mapsto Y$

③ 计算 h_t 在 T_b 上的错误率，如公式（7-1-17）所示。

$$\varepsilon_t = \sum_{i=n+1}^{n+m} \frac{w_i^t \left| h_t(x_i) - c(x_i) \right|}{\sum\limits_{i=n+1}^{n+m} w_i^t} \tag{7-1-17}$$

④ 设置 $\beta_t = \dfrac{\varepsilon_t}{1 - \varepsilon_t}$

⑤ 设置新的权重向量，如公式（7-1-18）所示。

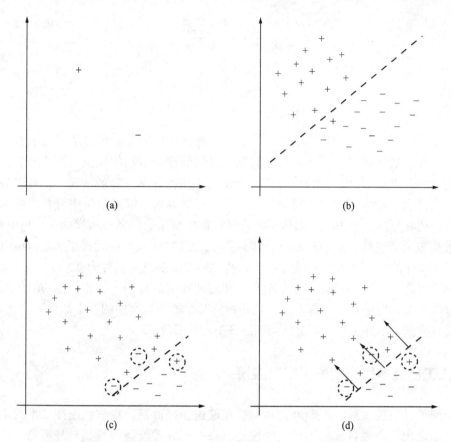

图 7-1-11　TrAdaBoost 算法（见文前彩图）

（a）当有标注的训练样本很少的时候，分类学习是非常困难的。（b）如果能有大量的辅助训练数据（红色的"＋"和"－"），则可能可以根据辅助数据估计出分类面。（c）有时辅助数据也可能会误导分类结果，例如图中黑色的"－"即被分错。（d）TrAdaBoost 算法，通过增加误分类的源训练数据的权重，同时减小误分类的目标训练数据的权重，使得分类面朝正确的方向移动。

$$w_i^{t+1}=\begin{cases}w_i^t\beta^{|h_t(x_i)-c(x_i)|},i=1,\cdots,n\\ w_i^t\beta_t^{-|h_t(x_i)-c(x_i)|},i=n+1,\cdots,n+m\end{cases}\qquad(7\text{-}1\text{-}18)$$

输出最终分类器，如公式（7-1-19）所示。

$$h_f(x)=\begin{cases}1,\ \displaystyle\sum_{t=[N/2]}^{N}\ln(1/\beta_t)h_t(x)\geq\sum_{t=[N/2]}^{N}\ln(1/\beta_t)\\ 0,\ \text{其他}\end{cases}\qquad(7\text{-}1\text{-}19)$$

　　这里需要说明的一点就是权重的更新方式，对于辅助样本来讲，预测值和标签越接近，权重越大；而对于目标数据则相反，预测值和标签差异越大，权重越大。这种策略不难理解，要想找到辅助样本中和目标数据分布最接近的样本，同时放大目标样本不匹配的影响，那么理想的结果就是目标样本预测值与标签尽量匹配（不放过一个没匹配好的数据），辅助样本在前面的基础上筛选出最匹配（权重大的）的部分。

　　证明算法收敛的公式如公式（7-1-20）、公式（7-1-21）所示。

$$\frac{L_d}{N} \leqslant \min_{1 \leqslant i \leqslant n} \frac{L(x_i)}{N} + \sqrt{\frac{2\ln n}{N}} + \frac{\ln n}{N} \tag{7-1-20}$$

$$\lim_{N \to \infty} \frac{\sum_{t=[N/2]}^{N} \sum_{i=1}^{n} p_i^t l_i^t}{N - [N/2]} = 0 \tag{7-1-21}$$

可以看到，在每一轮的迭代中，如果一个辅助训练数据被误分类，那么这个数据可能和源训练数据是矛盾的，那么我们就可以降低这个数据的权重。具体来说，就是给数据乘上一个 $\beta^{|h_t(x_i)-c(x_i)|}$，其中的 β 值为 0~1，所以在下一轮的迭代中，被误分类的样本就会比上一轮少影响分类模型一些，在若干次以后，辅助数据中符合源数据的那些数据会拥有更高的权重，而那些不符合源数据的权重会降低。极端的一个情况就是，辅助数据被全部忽略，训练数据就是源数据 T_b，这时候的算法就成了 AdaBoost 算法。在计算错误率的时候，当计算得到的错误率 >0.5，需要将其重置为 0.5。

总而言之，TrAdaBoost 算法在源数据和辅助数据具有很多的相似性的时候可以取得很好的效果，但是算法也有不足，当开始的时候辅助数据中的样本如果噪声比较多，迭代次数控制得不好，这样都会加大训练分类器的难度。

二、人工智能多模态图像识别及应用

当前科技飞速发展，不断地为各行各业输送新鲜血液。在软、硬件技术的不断创新下，涌现出了各种各样的图像成像设备，每一种成像设备均有其自身特点，成像原理也不尽相同，因此，对于同一成像本体呈现出不同的成像格式、效果，包含着成像本体的不同信息。如何对各种类型的成像设备所提供的图像进行综合的分析和利用，逐渐受到更多研究者的关注。在医学影像领域，人工智能多模态影像处理已经成为一个亟待解决的热点问题。

自 20 世纪初伦琴发现 X 射线以来，医学影像技术不断发展，新一代医学成像技术不断涌现。在医学成像技术中，不同成像设备下的医学影像往往呈现出不同的模态，如计算机断层成像（CT）、磁共振成像（MRI）、正电子发射断层成像（PET）、单光子发射计算机断层成像（SPECT）等。不同模态下的医学影像可以从不同方面提供人体组织器官的解剖或功能信息，不同成像方法各有优缺点，包含的信息存在一定的冗余，模态之间具有一定信息重叠和互补，单一模态下的医学影像无法为医生提供足够的病灶信息，因此，往往需要将同一患者不同模态下的影像信息以及同一模态下的多次成像信息进行综合分析，以更加全面地了解病变组织和器官。

近年来，以计算机技术为基础的图像处理和分析技术逐渐融入医学领域，以人工智能技术为主导的多模态影像处理已经成为医疗活动中重要的辅助工具。通过人工智能对多模态影像的综合分析处理，能够获得更全面的人体脏器形态和功能、病灶位置和体积等信息，帮助医生做出更加精准的诊断结果，制定更加合理的治疗方案，改进手术技术，提高手术精度，避免损伤正常组织，指导术后治疗，减少并发症，从而提高医生的诊断水平和治疗水平，提高患者的生存质量。

J. Jiang 等提出一种钼靶影像中基于放射组学特征的标志点检测算法，在数字乳腺钼靶影像（digtial mammogram，DM）中乳头检测取得了良好的效果。该算法通过限定乳头的搜索区域来减少假阳，在图像预处理过程中使用全卷积神经网络对胸大肌组织区域进行分割，基于胸大肌区域边界和乳房边界信息提取感兴趣区域。在临床上，乳头主要分为两种类型：突出且形状较大的乳头和平坦且形状较小的乳头。算法利用沿着乳房边界的几何信息将乳头分为两类，对凸出且形状较大的乳头，作者使用统一的几何形状来描述，通过形态学操作得到候选乳头位置，使用包含乳头得到的感兴趣区域筛选候选位置得到最终检测位置。对于平坦且形状较小的乳头，很难用特定的几何形状去描述，考虑到乳头位置位于乳晕区域的中心，乳晕区域与乳房皮肤区域在解剖学呈现明显的不同，作者提出一种基于放射组学的算法对其进行检测。利用放射组学特征来刻画乳晕区域和乳房皮肤区域的解剖学差异，从而可以区分出乳晕区域和乳房皮肤区域，即将检测问题转化为区分乳晕区域和皮肤区域的二分类问题。为了可靠地测量和分析不同乳房边界区域的放射组学特征，作者先将乳房边界区域转换到笛卡尔直角坐标系，再沿着乳房边界进行特征提取。通过在特征空间上训练一个随机森林分类器预测出乳晕区域。乳晕区域的重心则作为检测到的乳头位置。使用 721 张乳腺钼靶影像对算法进行验证，将算法检测的位置和医生勾画金标准位置之间的欧几里得距离作为评估标准。总体而言，97.61% 的第一类乳头（613/628）和 88.17% 的第二类乳头（82/93）在以金标准为中心的 10 mm 半径内被检测到。

传统的乳腺钼靶影像自动检测特征点的方法的效果依赖于特征点的几何特征和灰度级特征的明显程度。对于某些患者的乳头呈现凸出且形状较大，对于这类乳头可以使用良好的几何形状如椭圆形或者圆形去描述。但是对于某些患者的乳头呈现平坦且形状较小，就难以使用特定的形状去描述它。Casti P 等提的基于 Hessian 矩阵的算法使用几何约束来检测合理的乳头区域，通过基于局部形状的条件的平均和高斯曲率测量分析梯度矢量场，通过去掉不符合特定条件的候选区域，将具有最大平均高斯曲率的最大连通区域检测为乳头区域。Yin 等提出的基于强度的乳头检测算法考虑了沿乳房皮肤边界的平均灰度轮廓的最大值来定位乳头。将该算法应用于 80 张乳腺钼靶图像中，该算法的平均误差是 10 mm。Mendez 等提出的一种在乳房区域中上部利用乳腺皮肤边界最大高度、最大梯度、灰度最大二阶导数等特征构建乳头检测模型的算法。将该算法应用到 156 张乳腺钼靶影像的数据集中，平均检测误差为 13.5 mm。

Z. Zeng 等提出了一种基于深度学习的多器官组织病理图像细胞核分割算法（相关的图例）。在训练网络之前对多器官图像的数据集的特性与特点进行了分析，针对数据本身，利用了颜色标准化操作来降低染色不均匀带来的局限。同时，在训练时进行了数据增强处理，通过对图像的旋转和再切分等方式，对样本量进行了一定的扩充，提升了模型的泛化能力。通过已有的全卷积神经网络 U-net（可以给出该网络的示意图）常用来处理二分类的问题，提出了引入细胞核边缘轮廓标注进行三分类分割的思想，得到了两个分支的 U-net 网络，分别得到预测的轮廓结果与边缘结果后，再基于预测的边缘利用传统形态学方法的膨胀腐蚀，开闭操作，精炼了直接预测出的细胞核轮廓分割结果。通过对传统 U-net 结构特征提取不够充分,以及反卷积操作太过单一这两大局限为切入点,在特征提取部分引入残差模块与多尺度模块,并在上采样部分引入注意力机制配合反卷积获得分割结果,最后再次基于后处理的思想得到最终的分割结果。

病理活检是临床中诊断癌症的重要方法,是癌症诊断方法的金标准。病理医生对所得的病理切片进行一个全局的镜检,筛查确定是否存在异常细胞,以获得最终的诊断结果。细胞核大小和形状是判定切片中细胞良恶性的重要指标,但筛查切片中的所有细胞需要耗费病理医生的大量时间和精力,且容易出现漏检导致误诊。由于组织病理图像种类繁多,染色不均匀,对比度低,边缘模糊等原因,病理图像中细胞核的分割是一个具有挑战性的课题。Aïcha BenTaieb 等在 2016 年将几何与拓扑相关的先验信息引入传统的 FCN 网络结构中,并依靠这些先验信息一定程度的引导网络的训练过程,在组织病理细胞的腺体分割上取得了较好的结果。Olaf Ronneberger 等则是基于FCN 的原始结构,对 FCN 进行了修改,首次提出了 U-net 网络结构,最早该结构被用于生物细胞的图像分割。而在提出后,该结构也成了医学图像分割整个大方向中最为经典的一个结构。相较于 FCN,U-net 共进行了 4 次上采样,并在同一个阶段(stage)使用了跳跃连接,而不是直接在高级语义特征上进行监督和梯度回传,这样就保证了最后恢复出来的特征图融合了更多的低尺度的特征,让多尺度的特征进行了有效的融合,从而可以进行多尺度预测和深度监督,而且 4 次上采样也使得分割图恢复边缘等信息更加精细。H. Chen 等发现全卷积神经网络能够很好地对病理图像进行分割,但是由于是像素级的分割,分割的最终结果往往会有较为严重的交叠,为了能够缓解交叠的现象,他们提出了基于 FCN 的深度轮廓网络,不仅分割实体,还预测了细胞核的边缘,用于后处理中。这类后处理的思想备受青睐,Kumar 等也参照了这个思想,构建了一个三分类的分割网络对自己搜集整理的组织病理细胞的细胞核进行分割,Y. Li 等则是对分割网络进行了一定的调整,通过引入一些模块代替原有的卷积层使得分割的感受野更加宽阔,以提高病理分割的精度。

R. Zeng 等提出成了一种针对能谱 CT 影像的建模方法。作者基于交叉验证在典型单能量图像及碘值图中选择碘值图特征进行建模,实验结果显示模型可有效量化医生人工阅片的经验性准则。为量化能谱 CT 的能量维信息,作者提出以局部描述子整合表征的方法对能谱曲线模式进行信息整合,其主要思路是通过局部特征变量的实际分布来描述目标区域的物质构成。为验证该量化方式的有效性,作者以临床常用指标,能谱曲线斜率均值为对照,对比了 BoVW、Fisher vector、VLAD 三种表征方式,实验结果显示综合性的表征方式优于均值指标,并提升了淋巴结预测准确性(斜率均值:AUC=0.6;VLAD:AUC=0.75)。进一步,为整合能谱 CT 中的能量维及空间维信息,作者基于神经网络提出分离式卷积结构对能量维与空间维进行信息解耦,并引入孪生网络对时间维信息进行整合。该框架以端到端的训练方式实现能量维、空间维及时间维的高维特征提取同步优化,并在上述方法中最终实现淋巴结预测的最高性能(AUC=0.84)。此方法可为能谱 CT 在更多临床问题中的量化分析建模提供有效借鉴,从而推进能谱 CT 的推广应用及自动化分析。

能谱 CT 作为一项新型的影像工具在临床上正逐渐被广泛应用,目前针对能谱 CT

的建模方法相关研究有限，尚未由算法实现能谱 CT 能量维、空间维、时间维的高维信息整合，具有作为无创式淋巴结转移预测手段的可能性。随着临床应用的推广，在计算机医学辅助诊断领域逐渐出现基于能谱 CT 的量化分析模型。主要的思路包括：①基于能谱 CT 中可直接计算的量化参数进行统计分析建模；②基于影像组学进行特征工程建模；③利用深度学习的方法构建神经网络判别模型。Chen 等在一项多组织分割任务中，使用 3D 全卷积网络框架，通过线性加和的方法融合高、低能量两幅图像并依据图像能量谱因素噪声作为网络图像输入。Van Der 等在一项检测可疑患病器官的研究中，使用 3D U-net 网络结构建模，对比以不同单能量图像作为输入的模型性能。Al Ajmi E 等在针对腮腺肿瘤分类问题的研究中，通过对比实验说明结合不同单能量图像所提取的特征进行建模，判别性能优于使用 65 keV 单一图像。这一思路直接且实现简单，但能谱 CT 的影像数量较大，无论是特征的计算成本还是庞大的特征空间带来的降维压力都影响该方法的普及推广。关于如何在网络结构中充分利用能谱曲线的信息尚待研究。

　　如今，人工智能多模态影像算法算力快速迭代，智能图像诊断算法相对成熟。根据 IDC Digital 预测，截至 2020 年医疗数据量将达到 40 万亿 GB，是 2010 年的 30 倍，其中 90% 的医疗数据是医学影像。在数据量和计算量的驱动下，卷积神经网络（CNN）和深度神经网络（DNN）等深度学习算法在图像识别上发生了质的飞跃，遥遥领先于传统的图像算法。2016 年年末，国务院印发了《"十三五"国家战略性新型产业发展规划》，其中多次提及医疗影像，指出要"发展高品质医疗影像设备""支持企业、医疗机构、研究机构等联合建立第三方影像中心"。在国家政策的大力扶持以及业内人员的努力下，极大地推动了人工智能医学影像行业的发展。人工智能多模态影像识别技术在肺结节、眼底、乳腺癌、宫颈癌等高发疾病取得了很好的发展应用，相信人工智能多模态影像识别将为医疗领域带来惊人的变化。

参 考 文 献

［1］周永章，张良均，张奥多，等. 地球科学大数据挖掘与机器学习［M］. 广州：中山大学出版社，2019.
［2］张良均，谭立云，刘名军，等. Python 数据分析与挖掘实战［D］. 2 版. 北京：机械工业出版社，2019.

（张良均　秦文健　赵　地　陈兴灿）

第二节　人工智能在肺部疾病诊断中的临床应用

一、人工智能在肺部疾病诊断中的应用概述

　　"人工智能＋医学"已经成为人工智能在医疗应用层面最热门的领域之一。人工智能与医学影像的结合，能够为医生阅片和勾画提供辅助和参考，大大节约了医生时间，提高了诊断、放疗及手术的精度。

（一）人工智能在新型冠状病毒肺炎上的应用概述

影像检查在新型冠状病毒肺炎早期诊断方面扮演重要的角色，影像学异常是临床诊断新型冠状病毒肺炎的必不可少的一部分，也在不明原因肺炎的诊疗环节中发挥重要作用。

影像检查在重型新型冠状病毒肺炎的诊断及鉴别诊断方面具有举足轻重的作用。武汉市卫生健康委员会防控会议通报新型冠状病毒肺炎感染后重型率达到 14%、致死率 4%，与 SARS 有相似之处。

由于本病死亡的重要原因是重型肺炎及并发症的发生，现代影像学技术检查能够迅速发现肺炎进展情况、病情进展快慢及并发症的精确诊断，为疗效评估提供重要的临床循证依据并扮演重要的角色。

新型冠状病毒肺炎患者应根据需要及时进行定期影像学复查，及时发现病情变化，指导临床治疗。在人工智能的帮助下，可有效减少患者重复检查次数，因为人工智能除了可用于 CT 影像，还可与临床数据，实验室数据，生化指标，核酸检测进行关联学习。比如 CT 诊断关联核算检测和接触式可提升 CT 检查的准确性，检测的准确性也可以通过人工智能进一步提升。

通过人工智能在 CT 诊断新型冠状病毒肺炎中实现智能筛查，及时向医生推荐诊断优先级、治疗前后疗效评估以及愈后随访，是目前得出的可行路径。

首先，当下新型冠状病毒肺炎患者检查量巨大，影像变化复杂，临床医生负担重，通过人工智能可快速实现影像筛查，找到疑似肺炎患者提醒医生有限阅片，对新型冠状病毒肺炎感染区域自动勾画，显示全肺感染比例及体积。

其次，在新型冠状病毒肺炎暴发期，对医生来说诊断比较容易，暴发期之后鉴别新型冠状病毒肺炎和其他病毒性肺炎对医生将会形成挑战，人工智能将发挥自己的价值，帮助医生做出更准确的判断，同时人工智能的定量分析功能还可以在每次 CT 检查、随访和复查中反应病变体积与分布。

最后，在影像分期与愈后评价上，愈后的恢复期可以根据 SARS 的经验去做，现在大多数新型冠状病毒肺炎患者恢复的比较好，人工智能可以综合一系列的体征数据对患者进行随访观察。

（二）智慧影像云平台技术架构概述

智慧影像云平台的构建应符合国家卫生健康委员会人口健康信息化"46311-2 工程框架"标准，从而搭建符合公共医疗卫生要求的智慧影像云平台，实现医学影像数据集中存储管理、满足远程影像诊断需求，并对接云上人工智能辅助诊断应用，辅助医生诊断和决策，形成大数据科研数据中心，最终实现区域重大疾病分析，绘画区域人群健康画像，推进公共卫生服务全民覆盖，实现打破区域内医疗机构间"信息孤岛"的问题。见图 7-2-1。

（1）技术路线：平台基于 Linux 系统平台开发及运行，采用 JavaEE 开源技术体系，基于 B/S 架构的企业级应用程序。运用微服务架构集中部署，可最大程度降低单

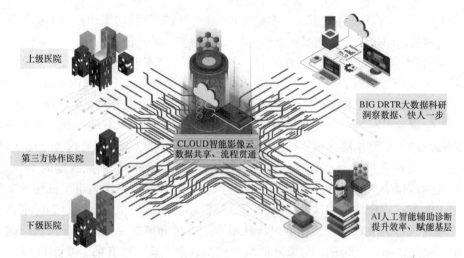

上级医院

第三方协作医院

下级医院

CLOUD智能影像云
数据共享、流程贯通

BIG DRTR大数据科研
洞察数据、快人一步

AI人工智能辅助诊断
提升效率、赋能基层

图 7-2-1 基于 ABC 架构的智慧影像云平台

点故障对全平台产生的影响。提供统一基础层、公共中间层、应用层的数据分层架构模式，结合云计算 IaaS 的虚拟化和 Docker 容器集群服务技术，自底而上构建统一的分布式运行环境从而搭建影像数据中台。影像数据是整个平台的核心内容，如何实现对影像数据的抽取、加工治理、提供数据服务是建设整个平台的核心内容，因此影像数据中台的建设是关键。以数据中台为核心的数据治理和其背后先进的 IT 技术两个维度来保证平台的实用性、先进性、标准性和安全性。

（2）平台建设标准：面对影像数据量的指数级增长，平台的存储和运算模式要足以应对当前和未来 10～15 年的数据量和数据复杂程度，提供集中、低成本、高可靠的平台架构。

① 可用性：保证平台的高可用，在整体设计上的可用性需要达到 99.95% 以上。并且能够根据应用负载进行弹性扩容，在任意一台机器故障时或流量波动等情况下都能做到不中断对外服务。在性能方面，用户进行在线实时查询业务操作，实现秒级搜索（查询时间低于 5 s）。

② 拓展性：采用互联网级技术架构，具备弹性伸缩，动态增加和删除系统节点等，业务扩展需要简单方便，通过增加网页等方式即可增加服务器功能。平台的用户同时在线数量，需满足未来 10～15 年发展需求。

③ 灵活性：从平台角度出发，可采用 B/S 架构实现跨平台操作，可采用 Linux 系统实现系统定制和开发；从开发角度出发，开发语言不必局限于单一技术栈，可结合具体场景合理选择；从更新服务端的角度出发，每个服务可独立扩展，开发、变更、升级不再需要协调其他服务部署对本服务的影响，提高了交付和问题响应速度；从客户端维护角度出发，只需要改变网页，即可实现所有用户的同步更新，保证客户端操作系统的平台无关性和降低维护的成本。

④ 可集成：充分体现与集成其他系统的友好性。首先，应有统一的 API 接口及对应的接口标准规范和协议，其次，在与多个系统集成的环境下，具有动态调度能力和均衡流量的处理机制，保证最小延迟的实时计算与输出能力。

⑤ 稳定性：保证高并发需求，实施流量控制。所有负载均衡均采用集群部署，集群之间实时会话同步，以消除服务器单点，提升冗余，保证服务稳定。

⑥ 安全性：符合三级等保 2.0 标准，在网络和通信安全，设备与计算安全，应用和数据安全 3 个方面有完整的安全体系保障。平台系统需采用可提供更高内核保护，如采用 Linux 系统，既不容易遭受病毒攻击，减少系统崩溃带来的安全危险。

（3）数据建设标准：在流程管控方面，大多数医疗机构现有的系统或平台中数据治理的各模块大多都是独立地执行功能，通过数据治理可以将数据管理各个环节打通，实现完整的数据管控流程。在规范和共享方面，数据治理能够消除数据的不一致性，建立规范的数据应用标准，实现数据广泛共享，并能够将数据作为组织机构的宝贵资产应用于业务、管理、战略决策中，发挥数据资产的商业价值。建设数据标准，不仅能够及时发现、解决和监控数据问题，从根本上改善和解决系统的数据质量问题，还可设定严密的数据安全机制，可以降低医疗机构数据风险，这有助于减低 IT 建设及运维成本，对医疗机构的稳定运营极其重要。

① 数据标准：影像数据按照 DICOM 3.0 的标准统一进行管理。

② 数据验证：在影像数据平台处理、生产后的数据应与原业务系统的数据保持一致，平台应有一套完整的校验机制来保证数据的一致性、完整性、正确性。只要验证通过后数据才可以被临床所使用。数据验证环节建议医院和承建单位双方进行共同验证，其方法包括并不限于平台建设方提供数据报告，包括接入数据范围（系统数量）、数据量（需要分类，比如患者、报告、影像检查等）、数据纵深（起始到终止日期），医院信息部门工程师可进行宏观数据核验。数据质量抽样检查等。

③ 数据加密：用多种方法将敏感数据加密存储和传输。此外，加解密对上层业务透明，上层业务只需指定敏感数据，加解密过程业务完全无感知。

（三）基于人工智能与云计算平台的临床应用服务

（1）新型冠状病毒肺炎人工智能辅助诊断系统：针对新型冠状病毒肺炎，人工智能助力疫情筛查，针对新型冠状病毒肺炎进行人工智能算法优化处理，快速检测 CT 不同类型肺炎的各种征象，尤其加强检出《新型冠状病毒肺炎影像学诊断指南（2020 第一版）》所示影像学表现。对于各种肺炎征象进行智能分类、定量分析，提供可疑病例预警，最终提供结构化图文报告。降低抗疫前线影像医生的工作强度，提高诊断的效率、准确率。帮助新型冠状病毒肺炎影像进行大规模病例筛查，及时发现潜在患者，加强防控。辅助医生对比判断肺炎分期及轻重程度，有效监控病程发展。

① 疑似新型冠状病毒肺炎筛查：全自动、批量处理 CT 影像；实现新型冠状病毒肺炎精准诊断，秒级筛查，在图像列表页给出筛查结果。

② 疑似病灶区标注模块：针对阳性病例，在影像中将疑似病灶进行精准分割，提供疑似病灶详细信息。

③ 疑似病灶定量分析模块：针对分割出的疑似病灶区，提供多种量化指标进行定量分析；最大截面信息测量、肺占比、病灶区精准定位（层数以及所在肺叶）、病灶类型分析。

④ 辅助报告功能：报告勾选病灶区域，生成影像描述；自动生成影像意见基于人工智能和深度学习技术，在海量医学数据基础上，自主研发出针对医学影像的神经网络系统，实现疾病病灶的高辨识度。目前，成熟的人工智能辅助诊断产品除新型冠状病毒肺炎人工智能辅助诊断系统外，还包含 CT 肺炎辅助诊断、CT 肺结节辅助诊断、DR 骨折辅助诊断、DR 肺结核辅助筛查、MG 乳腺辅助诊断等的人工智能辅助筛查系统，包含了 CT 肝癌、MR 前列腺癌、乳腺钼靶、MR 乳腺癌、MR 结直肠癌和 MR 胰腺癌的人工智能结构化报告系统，以及包含了 B 型主动脉夹层和腹主动脉瘤的人工智能血管平台。

（2）新型冠状病毒肺炎影像健康档案及专家咨询系统：针对新型冠状病毒肺炎患者，提供个人初诊及随访影像检查档案，并提供专家咨询隔离防护是抗击疫情的重中之重，新型冠状病毒肺炎个人影像健康档案及专家咨询系统为疑似/确诊患者提供个人原始 Dicom 影像数据的云存储，实现手机、PC 等多终端智能阅览和分享，在疑似/确诊患者影像检查后实现自动推送，无须排队等候取片，减少患者院内聚集以及交叉感染；新型冠状病毒肺炎患者需根据需要及时进行定期影像学复查，数字智能胶片提供个人影像中心保存所有历史检查数据，以便追踪随访。同时，该系统提供国内著名专家在线咨询，患者通过手机端即可进行线上病情咨询，提升患者就医体验，进一步缓解医院就诊压力，避免疫情扩散。

① 方便居民就近就医，加强疫情防控：通过手机发起在线就医咨询，利用线上平台合理分配医疗资源，就近推荐就医，采用远程问诊模式，在部分医院就能够享受各级专家的优质医疗服务，提升患者就医满意度。

② 建立个人影像健康档案，降低患者影像重复检查支出，减少交叉感染风险：通过建设个人影像健康档案，从而实现患者影像数据在各级医疗机构间的互联互通，降低影像重复检查的不合理支出。同时通过远程诊疗能力的实现，降低了患者远程就医的交通和食宿成本，并且减少了因为远程就医和就医等待造成的交叉感染。

③ 增强居民健康意识，提升居民生活质量：通过提升部分医院医疗水平，医保向部分医院倾斜等手段，推动居民在部分医院就医，从而增强居民的健康意识，一定程度上实现"治未病，查小病，防大病"，从而提升居民生活质量。

（3）智能远程影像会诊平台：针对疾病管控，建设智能影像远程会诊平台保护一线工作者、提升会诊效率，云端医疗平台将在疫情的控制中起到重要作用。智能远程会诊平台是国内唯一的无缝嵌入人工智能的影像云平台，以云计算、大数据和人工智能技术，提供多终端移动阅片、人工智能辅助诊断、多方在线会诊、可视化数据统计分析等核心功能。阅片诊断不受空间地点限制，会诊效率大幅度提高，同时能够有效加强疾病统计的准确性与及时性。范围可涵盖：放射、核磁共振、CT、核医学等影像科室。

① 充分利用专家资源优势，提供高质服务：为部分医院提供实时远程检查诊断，诊断报告推送，紧急患者的危机值提醒。机制上成立专家诊断小组，无论是在医院还是外出都可以通过手机、IPAD 等智能终端，及时有效完成检查诊断。协调好会诊医院医生日常工作与远程工作是平台能良好应用的重要前提，所以，会诊中心建设中将医生的日常本院诊断工作与远程诊断工作，通过软件集成模式有效地整合在一起，实现两种工作的无障碍交叉进行，最大限度地利用医生的碎片时间。

　　② 提升部分医院的医疗服务水平，推动分级诊疗：部分医院在远程诊断平台建设项目中，主要是服务享受者与数据提供者，采集部分医院的各种检查设备数据是平台良好应用的基础。实现诊断级数据的采集与数字化存储，并自动通过远程诊断平台得到会诊中心医生的诊断服务。集成人工智能辅助诊断应用，通过平台可及时获取病灶区标注，快速对患者数据进行初步筛查，平台可根据患者初步诊断结果推荐相应会诊专家或专科医院。

　　③ 针对突发医疗卫生事件，开展多终端远程会诊：远程会诊平台便于全院多学科远程视频会诊，医生可以在不同地方，用各自的电脑直接进行多方的病例讨论和教学，全保真、可互动操作的医学影像和诊断报告的实时交互，全面解决远程诊断与实时会诊需求，提升远程会诊与指导的实际效果。对于突发自然灾害事件及突发医疗卫生事件（如新型冠状病毒肺炎疫情等）进行远程应急协助，实现实时与国内外高端医院进行远程医疗协作。

　　④ 开展远程教学培训，提升区域协同合作能力：为科研、医疗、管理和教学、公共服务提供服务。依托高校医师资源，通过云服务技术进行医学影像的线上操作，实现云端权限控制、数据管理、服务申请、研发验证等方面的研究，突破医学影像数据云平台建设、基于云服务的医学影像数据的智能化管理及衍生出的人工智能辅助诊疗技术开发和科研资源云服务共享等关键技术。

　　（4）大数据科研平台：基于医学大数据为驱动的产学研医联合科研平台，为医学影像人工智能方向的科研工作者提供数据管理标注系统、放射组学科研系统和深度学习科研系统，提供影像大数据的一站式科研利器，包括课题管理、数据管理、图像浏览、放射组学分析、深度学习模型训练、模型验证等多项功能，可以为不同病种、不同算法框架的研究提供零编程的快速模型训练，帮助科研团队进行智能分型分级诊断、智能疗效评估、智能预测生存和预后。

　　① 科研课题管理：课题管理系统基于云平台实现云端的科研项目课题管理、科研人员管理、数据管理，可以促进多中心合作，保证课题数据安全，减少重复性劳动。课题组成员管理，实现课题组数据的共享和保密；DICOM 数据管理，实现批量上传、自动归档分类和脱敏处理；研究项目管理，实现个人项目和合作项目的分离。

　　② 影像组学分析：影像组学分析系统是依托于大数据分析和高通量计算而发展起来的医学影像大数据分析方法，通过提取感兴趣区域的特征值，将影像信息转换成数字信息，得到用于描述感兴趣区域的信号强度、病灶形状、病灶边缘和病灶纹理特征的特征值数据库，结合与影像相关的临床信息，对患者的病灶类型、疾病分级和预后疗效等临床问题进行研究。平台将实现影像数据和临床数据的统一管理，影像阅片和感兴趣区域勾画，特征值批量计算，统计分析结果交互显示，分析报告一键处理等功能，为医学工作者提供自动化、智能化的科研分析工具。影像组学分析系统的实现不仅可以辅助医学工作者对影像鉴别诊断，减轻其工作量，更重要的是帮助医学工作者利用智能化工具完成科研分析，提高其临床科研能力。

　　③ 数据管理：包括影像原始数据、临床信息、感兴趣区和影像组学特征值数据。系统提供了患者入组、感兴趣区勾画、特征值计算和临床信息增加等功能，用于管理

整个医学影像大数据科研平台的所有数据信息。患者入组可以将课题组的影像数据选择纳入项目，在项目内的任何操作不会影响课题组的影像数据。使用平台内植入的 Web PACS，可以直接阅览图片，调节显示的窗宽窗位和图像大小，并且对感兴趣区域进行勾画管理。特征值计算模块使用异步批量计算所有感兴趣区域的特征值，每个感兴趣区域提取出 1 000 多个特征值用于描述病灶特征。临床信息部分可以添加与影像相关的临床信息，平台提供了布尔型、数值型和字符型临床信息的输入。

④ 病灶统计分析模块：该模块提供了批量计算模式，对所有已勾画 VOI 的图像设计一键式自动提取 1 000 多个影像组学特征值。内嵌特征值分析和机器学习模块的多种流行的分析方法，一键式处理分析数据，并且通过交互式图表进行展示。

⑤ 个案预测模块：影像组学分析系统将集成 k 近邻（KNN），SVM，决策树（decision tree），逻辑回归（Logistic regression），随机森林（random forest）和 XGBoost 等多种机器学习方法用于诊断模型的训练，并且训练的结果可以以交互方式进行展示，训练的模型也可以保存在云端数据库并且对患者进行预测。

二、人工智能肺管家研究与应用

（一）"肺管家"胸部智能影像健康管理系统概念

人工智能预测疾病风险以及对个人健康管理是未来的流行发展趋势。核心解决的问题是预测个体在未来一段时间内患某种疾病（或发生某种事件）的风险概率。"肺管家"胸部智能影像健康管理系统是应用人工智能技术结合影像组学自主开发的基于胸片的智能疾病风险评估、诊断及管理系统。系统基于高风险人群稳定的长期队列影像数据、定期随访的个人信息、预测因子和结局指标，建立了预测未来发病的风险模型，可以辅助定位胸片中肉眼看不到的微小病变，进行及时的疾病预防和治疗，提高患者的健康管理。使用该系统可以提高诊断准确率，缩短诊断时间，评估病情进展，提高卫生服务人员的工作效率。其优点在于：①可自动评估无症状个体胸片中各种疾病风险，如潜在的肺结核、肺结节、肺炎和心脏病的风险；②对心肺功能、脊柱侧凸、胸部异常等肺部健康指标评定和评估后续进展。③自动将图像结果与诊断报告关联，给出简单明了的肺部健康综合评分、胸片健康图表、疾病风险分析，可快速了解肺部健康状况；④将影像学检查结果和分析报告传送至电子病历（EMR）进行存档。

（二）"肺管家"在冠状病毒肺炎诊疗中的应用

胸片是最普通的影像筛查技术，胸部智能影像健康管理系统借助于胸片实现：

（1）快速筛查出肺功能较差的长期吸烟人群，近期在网站 Medrxiv 上发布 Guoshuai Cai 的一项最新分析显示：吸烟者肺组织样本中，血管紧张素转化酶 2（ACE2）的表达水平更高，这意味着吸烟者可能更容易感染新型冠状病毒。

（2）快速筛查出伴有高血压、心血管疾病和基础肺疾病的高风险人群，这类人群免疫力更低，高血压的发生机制中有大量 ACE2 释放，ACE2 的遗传数据也表明，它是体内肺和心脏功能的重要调节因子，预示着更容易感染新型冠状病毒及结局要更差。

（3）快速筛查出肺结核高风险人群，肺结核是需要预防的传染性疾病。

（4）快速筛查出肺部炎性病灶，帮助医生排查是否是新型冠状病毒导致。

（5）根据以上筛查出的疾病风险，出具最终的接触新型冠状病毒感染源后的发病风险报告。可为新型冠状病毒肺炎高风险人群、无症状感染者、疑似者和出院后的患者提供个人专属的新型冠状病毒肺炎疾病发生风险预警，以及给医生提供治疗指导。

同时"肺管家"胸部智能影像健康管理系统也能对出院患者的康复情况进行监测。新型冠状病毒肺炎部分康复患者出院后仍可能是病毒携带者，需要定期筛查。肺炎是潜伏性比较长的疾病，有些老年人或者身体差的人肺炎恢复比较差，恢复时间长。通过该系统可以查看到出院患者心肺功能的变化趋势，以及肺部影像变化状况，协助社区对患者实现全康复周期的自我健康管理。

"肺管家"胸部智能影像健康管理系统，目前已经应用于青海、新疆、北京、河南、河北和广东等省市。仅仅在青海，使用14个月，已在70多家医院，帮助超过40万的人群筛查传染疾病及风险，每月帮助超过3万的人群，解决大面积筛查有基础疾病患者群得新型冠状病毒肺炎后的高风险自动预警问题（图7-2-2）。"肺管家"胸部智能影像健康管理系统不仅在青海省获得业界专家的高度认可，在北京、广州、深圳、新疆等医院都获得临床专家的高度评价，也逐步走出国门，走向世界其他国家。新时代下，人工智能赋予了医疗产业创新升级，仍尚待更多的医工合作，各方协同构建公共卫生领域的新生态。

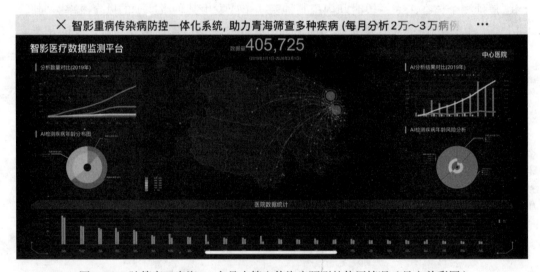

图 7-2-2　肺管家于青海 14 个月内筛查传染病预测的使用情况（见文前彩图）

三、人工智能在肺 CT 影像中的应用

人工智能在肺 CT 影像中的应用，主要包括肺部分割、肺结节检测和其他常见肺病的分析。

在肺 CT 影像分析中，肺部分割是必需的预先步骤。只有先获得精确的肺部区域，才能进行后续的一系列操作和分析。人工智能，特别是计算机视觉和机器学习已经很成功地应用到 CT 影像中，大量的算法和技术已经提出了进行肺部区域分割。大多数方法基于以下观察结果：对于正常肺实质，肺实质与周围组织之间的衰减存在很大差异。这些常规方法在不包含致密疾病异常的图像中表现良好。

Hu 等提出一个"三步骤"的肺部分割方法。首先，通过灰度阈值处理从 CT 图像中提取肺区域。然后，通过动态编程识别前后连接来分离左肺和右肺。最后，使用一系列形态学操作来平滑沿纵隔的不规则边界，以获得与通过手动分析获得一致的结果，其中仅将最中央的肺动脉排除在肺区域之外。Pu 等提出了一个自适应边界匹配的算法（ABM）来分割肺部。该方法以几何方式平滑肺边界，并且可以用于可靠地包括神经旁结节，同时最小化相邻区域（例如腹部和纵隔）的过度分割。

传统的肺分割方法依赖于肺实质与周围组织之间的较大衰减差异。这些方法在致密的异常图像上会失败。大多数方法基于以下观察结果：对于正常的肺实质，肺实质与周围组织之间的衰减差异很大。这些常规方法在不包含致密异常的图像中表现良好。但是，在致密的肺部或胸膜下异常的情况下，这些区域不被包括在传统算法的肺部分割中。

Rikxoort 等提出了一种新的混合肺分割方法，该方法可自动检测常规算法的故障，并在需要时诉诸更复杂的算法，在异常情况下产生更好的结果。首先，常规的基于图像灰度分割的方法应用于图像上，自动检查通过常规方法产生的肺段是否有错误。如果有分割结果不准确，则采用图集配准的方法。这需要大量时间，但在异常情况下效果更好。Filho 等应用三维自适应主动轮廓模型方法进行肺部分割。该方法从肺内的球体作为初始区域，根据该球体通过作用于其上的力朝向肺边界而变形。迭代地执行该过程以最小化与所使用的 3D 可变形模型相关联的能量函数。

深度学习模型已经在 CT 图像分析中体现了优异的性能。Negahdar 等提出了一种基于 V-net 的快速有效的 3D 肺分割方法：纯体积全卷积神经网络。模型在胸部 CT 图像上，通过三维体积到三维分割结果进行训练，可以缓解有限数量的注释训练数据的过度拟合问题。采用预处理步骤并训练基于 Dice 系数的目标函数解决了肺体素数量与背景数量之间的不平衡。通过使用批量标准化进行培训来利用 Vnet 模型，使用更高的学习率并加速模型的训练。为了解决训练数据的不足并获得更好的"鲁棒性"，应用随机线性和非线性变换来增强数据。Hu 等使用卷积神经网络和 Mask R-CNN 建立肺部区域映射模型，并结合监督和无监督机器学习方法（贝叶斯，支持向量机），k 均值和高斯混合模型（GMM），进行肺部区域的分割。

Guo 等把中智集合理论应用到 CT 肺部图像分割中，利用肋骨和肺部的解剖学特征，结合中智集合理论，提出了迭代中智肺部分割算法。最大期望算法和形态学算法来获得肺部的初始区域，肋骨区域来构建成为一个封闭的笼。通过对初始区域在该封闭笼中的迭代优化，最终获得精确的肺部区域。

在获得肺部区域的精确位置后，下一步就需要在该区域对不同病变进行分析和检测。肺结节作为肺部疾病的重要表征，关于其分割和检测一直是肺 CT 图像分析的一项重要任务。肺结节的异质性和结节与其周围环境之间存在相似的视觉特征使得难以进行有效精确地分割。大量的基于计算机视觉和机器学习的方法被提出和应用到肺结节检测中。

Wang 等提出了一种数据驱动模型，称为中心聚焦卷积神经网络（CF-CNN），用于从异构 CT 图像中分割肺结节。该方法结合了两个关键见解：①所提出的模型同时捕获来自 3-D 和 2-D CT 图像的各种结节敏感特征；②当对图像体素进行分类时，其相邻体素的影响会根据它们的空间位置有所变化。一种中央汇集层来描述这种现象，该汇集层保留了关于体素贴片中心的大量信息。并且利用多尺度贴片学习策略和加权采样以促进模型训练。Kashani 等利用计算机断层扫描图像，结合图像处理算法和分类器进行肺结节检测，分割和识别的新方法。首先，通过主动轮廓建模对肺区域进行分割，然后通过一些掩蔽技术将非分离的结节转移到分离的结节中。然后，使用有效的 2D 随机和 3D 解剖特征，通过支持向量机分类器检测结节。然后通过活动轮廓建模提取检测到的结节的轮廓。在该步骤中，所有实心和空洞结节都被精确分割。最后，肺组织分为四类：即肺壁，实质，细支气管和结节。这种分类有助于区分连接到肺壁和（或）细支气管（附着结节）的结节与实质覆盖的结节（孤立结节）。最后，通过使用临床 CT 图像和来自 Lung Image Database Consortium（LIDC）和 ANODE09 的两组公共数据集的实验，检查方法的性能并与其他有效方法进行比较。Gurcan 等设计计算机辅助诊断（CAD）系统来进行胸部螺旋计算机断层扫描图像上的肺结节检测。在该 CAD 系统通过 k 均值聚类技术识别肺区域。每个肺部切片图像被分类为属于肺体积的上部、中部或下部。在每个肺区域内，使用加权 k 均值聚类再次分割结构。这些结构可包括真正的肺结节和主要由血管组成的正常结构。基于规则的分类器使用 2D 和 3D 特征区来区分结节和正常结构。在基于规则的分类之后，线性判别分析用于进一步减少误报结节。Naqi 等提出了一种由多个步骤组成的肺结节检测方法。首先，使用最佳多阈值方法分离肺区域。为了平滑边界和填充孔，使用形态学操作。在下一步中，使用多边形近似提取结节候选物。在提取结节候选物的特征时，使用来自增强的结节候选物的定向梯度、强度和几何特征的直方图创建混合特征向量。最后，利用支持向量机已被选特征向量进行分类。Golan 等利用计算机辅助检测（CADe）系统用于检测胸部 CT 图像中的肺结节。该系统使用到了公开的肺图像数据库联盟（LIDC）和图像数据库资源计划（IDRI）数据库，该数据库包含 1 018 个具有不同形状和大小结节的胸部 CT 扫描。该系统利用深度卷积神经网络从输入数据中提取有价值的体积特征，并检测 CT 图像子体积中的肺结节。Jiang 等提出了一种基于碎片区域的肺结节检测方案，该方案基于从肺图像中切下的多组碎片区域，通过 Frangi 滤波器增强。通过组合两组图像，设计了四通道卷积神经网络模型，以学习影像科医师检测 4 个级别结节的知识来监督训练深度神经网络。

慢性阻塞性肺病（COPD）是一种常见的肺部慢性疾病，使用胸部计算机断层扫描进行分析和诊断。大部分的研究使用 CT 图像的强度和纹理分布，结合弱监督学习自动诊断 COPD。Cheplygina 等研究了多中心数据集中 COPD 的分类，共有来自 3 个不同中心的 803 次扫描，4 个不同的扫描设备，并且提出了基于高斯纹理特征和加权逻辑分类器，其增加与测试数据类似的样本的权重。该研究表明高斯纹理特征优于先前在多中心分类任务中使用的强度特征，并且基于分类器的加权策略可以改善分类器在来自不同的扫描设备 CT 图像上的性能。

四、人工智能在新型冠状病毒肺炎影像诊断中的临床应用

（一）新型冠状病毒肺炎人工智能研发现状

在此次新型冠状病毒肺炎疫情中，人工智能从疫情预测、监控、预防、控制，到物资转运等各个环节都发挥了积极的作用。2019 年 12 月 31 日加拿大人工智能创业公司 BlueDot 就发出了武汉肺炎疫情暴发预警，这远早于世界卫生组织和美国疾病控制与预防中心的通报。BlueDot 将人工智能技术应用到社交媒体、网络和其他数据中，挖掘新型冠状病毒肺炎在全球各地传播的微妙迹象，以监测疫情和跟踪疫情大流行的情况。钟南山院士在广州接受"路透社"采访时曾表示，除了现有的疫情防控措施外，还有更多工作需要去做，其中就包括建立疫情暴发预警的全球"哨兵"系统。此次 BlueDot 的人工智能技术对新型冠状病毒肺炎暴发提前成功预警，是实现"哨兵"系统的第一次尝试。

在疫情预防方面，快速、有效、安全的体温测量监测是疫情防控的重要部分，目前主要的测温手段是点温枪和红外热成像测温仪。点温枪需人工一对一操作，无法应对高流量场景，而且大量人员长期的接触容易造成交叉感染；传统红外热成像测温仪则容易误识别其他高温物体，如手机、充电宝等，且在大量人员通行相互遮挡时容易漏检。人工智能红外测温技术具有"直观""非接触"以及"24 小时不间断工作"的优势，可自动识别人体，并通过画面上呈现出的不同颜色，直接判断"发热点"。"非接触式"检测能够在很大程度上降低接触性传染的概率，最大限度地避免了人员交叉感染，迅速被市场采用，在图 7-2-3 中是旷视部署在北京政务大厅的人工智能测温系统。

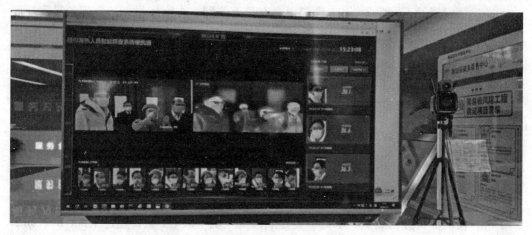

图 7-2-3　旷视人工智能测温系统（见文前彩图）

基于人工智能技术的无人机助力消杀和运送医疗物资，深圳龙岗宝龙工业区利用无人机进行消杀工作；无人机还广泛应用在医疗和防疫物资配送方面。2020 年 2 月 12 日上午，一架顺丰无人机降落在疫区的某医院，将 3.3 kg 的医疗和防疫物资送到了医护人员手中。"抗疫人工智能机器人""新型冠状病毒肺炎预检机器人"和"体温检测机器人"也纷纷上岗，而紧急研发的具备自动测温、自动消毒、自动问询和智能报表功能的

"企业复工防疫机器人"和"学校复课防疫机器人"也将投入使用。在疫情防控期间，人工智能智能疫情防控系统纷纷上线，如中科闻歌推出"疫情防控大脑"、中科慧眼推出社群人员防疫和带体温检测的 AEB 系统、阿里安全推出"AI 防疫师"系统等。

而在医疗制药领域，人工智能也是大展拳脚。研究者们基于深度学习技术成功预测了 SARS-CoV-2 的非结构区域基因对应的高分辨率三维蛋白结构和 S 蛋白三维结构，为研究模拟病毒与受体的结合分析提供了极大帮助。浙江省疾病预防控制中心上线的自动化全基因组检测分析平台，借助阿里达摩院研发的人工智能算法，将原本数小时的疑似病例基因分析缩短至半小时，大幅缩短疑似患者确诊时间。基于互作网络分析和分子动力学模拟的高通量药物筛选结合机器学习和人工智能等技术，利用高通量的计算机辅助药物设计和预测也在"老药新用"的策略中大展拳脚。通过 SARS-CoV-2 蛋白结构与已知的有机小分子药物库中的海量候选分子进行 Docking 模拟，分析不同分子与病毒蛋白结合的自由能和亲和力，高通量地筛选出抵御病毒的潜在药物分子。目前国内外已经有多个研究组采用这种技术筛选出洛匹那韦（Lopinavir）等抗艾滋病病毒药物可能具有抵御新型冠状病毒的潜力。相信随着"老药新用"在临床上的不断尝试，以及针对新型冠状病毒肺炎特效新药的快速研发，缓解和治疗新型冠状病毒肺炎的药物会陆续被研发上市。另外，许多人工智能公司正在开发预测冠状病毒传播模型，通过建立疾病症候学检查器，评估和筛查冠状病毒感染症状，将其与季节性流感和其他感冒区分开来。

在临床应用中，基于人工智能技术的新型冠状病毒肺炎的多模态影像检测大力发展，如 CT、DR、超声、MRI 等。其中 CT 影像是主要应用手段。CT 扫描是新型冠状病毒肺炎诊断的重要环节，在《新型冠状病毒感染的肺炎诊疗方案（试行第五版）》中，新型冠状病毒肺炎 CT 检测被纳入诊断标注。

在病情发展的不同阶段，CT 影像上会有显著差别。在疾病早期，呈现的是病变局限，呈斑片状、亚段或节段性磨玻璃影，多伴有小叶间隔增厚；到了进展期，病灶增多、范围扩大，累及多个肺叶，部分病灶实变，磨玻璃影与实变影或条索影共存，有时会出现"铺路石征"；而在重型期，两肺弥漫性病变，少数呈"白肺"表现，实变影为主，合并磨玻璃影，多伴条索影，支气管充气征。另外，与其他病毒性肺炎、细菌性肺炎在 CT 影像呈现上有诸多相似之处。三种肺炎都存在视觉相似的病灶（如磨玻璃影），目前临床发现可适当利用病灶在肺部空间的分布等更多差异信息进行区分。

但是面对疫情的迅猛传播，短短 3 个月左右的时间即使 7 万余人感染；感染人数巨大，医务人员紧缺，提升诊断效率尤为重要。事实上，在 CT 影像诊断过程中，每位患者的 CT 检查多达几百幅甚至上千幅图像，加上前后对比，最快也需要 5～10 min。据了解，疫区的部分新型冠状病毒肺炎定点医院全院一天 CT 量曾超过 1 000 例。如果按照一个病例做一次 CT 要拍 300 张照片估算，意味着一个医院的影像科医生要在一天内看完 30 万张照片。单靠影像诊断医师从庞杂的图像特征中筛选出新型冠状病毒肺炎所具有的特征，不仅对医师经验要求高，而且需要一定的观察时间，严重影响病例筛查效率，更给医生带来超负荷工作。

与此同时，与人工诊断相比，算法只需要数秒钟。人工智能辅助算法的最大优势就在于读片速度，在秒级时间内就能帮助医生预测发现病灶发生区域，从而大幅度缩短医生的读片时间，能将医生诊断效率提升 30%～50%，提高临床诊治的效率。

结合新冠 CT 影像的临床表现，目前的新型冠状病毒肺炎肺部感染辅助诊断系统的关键核心采用了人工智能结合计算机视觉技术，对患者肺部病变区域进行分割、量化计算，可以同时获取病变区域的体积、密度、磨玻璃成分等定量参数，尤其是对于患者随访的数据，可以实时进行图像配准，精准定位病灶位置、大小，方便比较病变的消长。通过临床试验发现，人工智能辅助诊断系统能够辅助医生对新型冠状病毒肺炎进行快速诊断，并能提供智能诊断报告，适应阻断疫情扩散蔓延的公共卫生紧急应对要求，具有很好的临床应用效果。

目前，提供针对新型冠状病毒肺炎的 CT 智能分析软件的公司有：联影智能、柏视医疗、深睿医疗、推想科技、依图医疗、智影医疗、数坤科技、商汤科技、汇医慧影、科亚医疗、平安科技、腾讯、阿里达摩院。

其中，柏视团队利用当前最先进的深度学习算法，针对肺部 CT 影像定制了一套深度神经网络模型，结合长期研究积累的小样本学习机制，在少量 CT 影像标注情况下，获得了较好预测性能的模型。"小样本学习"即在较少训练数据样本的条件下进行机器学习。在疫情发生前期，能够获取的新型冠状病毒肺炎影像数据非常少，且由于一线影像医生任务繁重，难以获得大量的专家标注，因此需要模型在较少的样本条件下"自学成才"。因此，团队采用基于自迁移学习、半监督学习、meta learning 等技巧，使模型具备"小样本学习"能力，在不增加医生标注工作量的情况下较好地提高了算法模型的普适性。图 7-2-4 中展示了柏视医疗科技有限公司开发的新型冠状病毒肺炎辅助诊断系统，具有双肺 CT 值统计对比、肺炎病灶勾画、病灶体积与 CT 值等量化分析统计以及 MIP 展示。

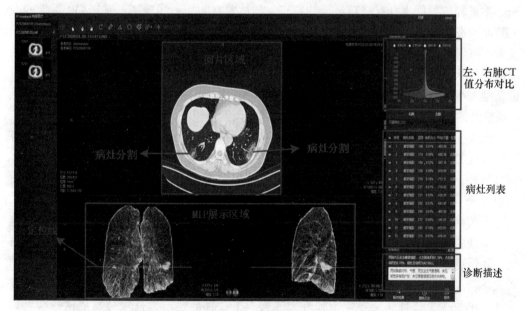

图 7-2-4 柏视医疗科技开发的新型冠状病毒肺炎辅助诊断系统（见文前彩图）

在柏视开发新型冠状病毒肺炎辅助系统中，医生可以一键导入数据，并在 30 s 内得到诊断结果。在双肺密度直方图中，通过与正常基线相比，医生可以快速知道双肺正常程度。而在 MIP 图中，通过双肺的冠状图和左、右肺各自的矢状图，医生可以直观地看到肺部病灶的整体分布情况。通过 MIP 与 CT 切片的联动显示，医生也可以快速地观察病灶断层。最后，该系统提供一键生成报告。

CT 作为临床诊断标准，在《新型冠状病毒感染的肺炎诊疗方案（试行第五版）》和《新型冠状病毒感染的肺炎诊疗方案（试行第六版）》中，先被纳入后被取消。原因与疫情发展的实际形势有关，也与 CT 影像在临床诊断中面临的复杂性有关。因此，"AI 阅片"最终成为有效诊疗手段，仍面临很多难题。从肺炎病理角度出发，肺炎分为很多种，病毒性、细菌性、真菌性、支原体、衣原体、过敏性等。而病毒性肺炎的影像学表现和其他类型肺炎都不同。人工智能辅助诊断系统目前无法准确判断患者携带的是否是新型冠状病毒。而要在病毒性肺炎中区分 SARS、MERS、禽流感和新型冠状病毒等则更是困难。实际上这些病毒的 CT 影像学表现没有特别明显差异。因此，核酸检测、CT 影像、DR 影像、超声影像等多种检测技术结合患者流行病学史、临床表现能更为精准地诊断新型冠状病毒肺炎。

DR 作为应用最广泛的影像检测技术，是此次新冠疫情防治中采用最广泛的检测手段。在《新型冠状病毒（2019-nCoV）感染肺炎放射检查方案与感染防控》专家共识第一版中就明确要求配置一台专用 DR 作为专用机，在有条件使用智能摆位的情况下，医师隔室遥控操作。可以看出在没有条件上 CT 的基层医用机构，选配一款 DR，能更好地保护医护人员的安全，降低院内感染风险。而在"早发现、早报告、早隔离、早治疗"的疫情防控中，便携 DR 设备能前置到与体温检测同在的位置，及时"早发现"疑似患者并进行隔离，有效阻断疫情扩散蔓延。与固定式 DR 和普通移动 DR 相比，便携 DR 体积小重量轻辐射低，具有轻巧灵活的特点，能放置在防控一线现场。基于 DR 影像的人工智能肺炎辅助筛查系统也因此应运而生。在疫情暴发区域、一线防控现场、发热门诊或者隔离病区，每天都要产生大量的胸片，人工智能辅助筛查系统能大大提高阅片效率，解决阅片人员的严重不足。柏视科研团队，在 DR 设备厂商支持下，开发了一套 DR 影像新型冠状病毒肺炎辅助诊断系统，可以提供去骨胸片，提高病灶的清晰度，同时提供肺炎病灶的定位与患肺炎概率。基于 DR 影像的人工智能肺炎辅助诊断系统见图 7-2-5。

此人工智能辅助诊断系统具有准确度高、轻量级、运行速度快、耗费资源少、可快捷嵌入 DR 设备等特点，可快速部署到大量 DR 设备当中，应用到防疫前线。

另外，超声在此次新型冠状病毒肺炎检测中的作用也得到凸显。超声能够在床边对患者全身多脏器进行系统、快速检查，无损伤、无辐射，方便跟踪监测重型患者，随时了解病情进展变化，尤其是对原本轻症病情突然恶化以及病情反复的患者进行监测，可使临床医师及时掌握患者全身各脏器情况，迅速采取应对措施，为治疗争取时机，降低患者病死率，提高新型冠状病毒肺炎的整体诊断和治疗水平。根据 CT 影像学研究，新型冠状病毒肺炎以肺部磨玻璃影和实变为主要特征。发病 1 周内，双肺多发病灶，单发少见，且病变多位于肺外周或胸膜下，肺部超声检查较易发现这些靠近胸膜下的异常。因此，超声主要作为重型患者不宜搬动且无床旁 CT 检查条件时肺部评估的重要补充手段。新型冠状病毒肺炎的肺部超声评估主要依靠 B 线和实变。其中肺实变是肺组织完全失气化后表现出来的实性组织回声，其中较小的胸膜下实变表现为

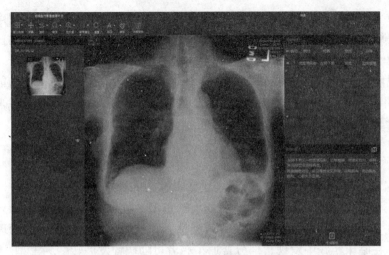

图 7-2-5 基于 DR 影像的人工智能肺炎辅助诊断系统

"碎片征",较大的实变呈"肝样变",可伴有支气管充气征。B 线的增加或减少、B 线区域的扩大或缩小、实变面积的变化均为评估病情发展与转归的重要依据。此外,新型冠状病毒肺炎患者还常见胸膜增厚、粗糙及连续性中断,部分患者还可能出现胸腔积液。见图 7-2-6。

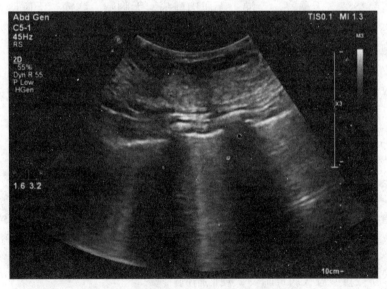

图 7-2-6 危重型新型冠状病毒肺炎患者异常超声显示

超声是人工智能技术最早的落地应用之一。2016 年,浙江大学与浙江大学附属第一医院"DE"超声人工智能,对甲状腺结节良恶性判读病理符合率从人工的 64% 提升到 84%,在浙江大学附属第一医院提供的 202 个病例中,人工智能的诊断准确率高达 85.7%。2017 年 4 月及 9 月,北京计算机中心与首都医科大学附属北京友谊医院共同开发的"起宏图"超声人工智能,现场以总平均分 0.3% 领先现场 70 多位医生。2017 年 10 月,上海市第六人民医院主办的会议上,台湾大学的"安克侦"人工智能,准确率达到 84.6%，而现场的 80 位医生平均准确率仅为 57.6%。在中国青年超声医师论坛暨全国超声医学多模态人工智能人 - 机大赛中，乳腺肿块人机大战中，来自高级职称组、中级职称组、规培生组的共 6 名选手对战 SonoAI，SonoAI 用时 30 s，准确率为 90%，而现场选手中的最高准确率为 75%，用时 4 min。目前，大量人工智能医疗公司也投入到超声人工智能新型冠状病毒肺炎诊断系统开发中。相信不久的将来，超声新型冠状病毒肺炎人工智能系统就会出现在疫情前线。

（二）人工智能在新型冠状病毒肺炎影像诊断中的应用实例

根据国家卫生健康委员会《新型冠状病毒感染的肺炎诊疗方案（试行第五版）》，新型冠状病毒肺炎临床分型为轻型、普通型、重型、危重型。不同的临床分型预后存在差异，在实际诊疗过程中，轻型、普通型患者和重型、危重型患者的管理和治疗有明显区别。在临床实践中发现，部分普通型患者可随病程发展转变为重型。CT 检查普遍应用于新型冠状病毒肺炎患者病情的评估。人工智能可同时高效处理多个病例，快速识别炎性病灶、分割定位，并精准高效勾画感染区域，辅助临床医生快速准确判断病情及评估疗效。

病例 1： 患者，男，43 岁，因"乏力、发热、咳嗽、咳痰 1 天余"于急诊收治入院。

现病史： 患者于 1 天前开始出现乏力、发热，体温最高 38.2℃，伴咳嗽、咳痰，量少，为清亮痰液，无鼻塞、流涕，无肌肉酸痛，无胸闷、胸痛，无呼吸困难，无咯血。无恶心、呕吐，无腹泻、腹痛。于当地医院就诊。血常规：白细胞 4.9×10^9/L，中性粒细胞比率 55.20%，淋巴细胞计数 1.50×10^9/L，单核细胞百分比 9.40%，血红蛋白 151 g/L，C 反应蛋白 6.9 mg/L，甲型 / 乙型流感病毒抗原检测均为阴性，胸部 CT 诊断意见：双侧肺炎，建议治疗后复查。患者自发病以来，神志清楚，精神尚可，饮食可，二便正常，体重无明显减轻。

流行病学史： 有明确疫区滞留史，在疫区未曾到过海鲜市场及医院，未曾接触其他发热患者。

既往史： 否认高血压、糖尿病、冠心病病史，否认食物及药物过敏史，无外伤史，无手术史。

入院查体： 体温 37.1℃，脉搏 111 次 / 分，呼吸 18 次 / 分，血压 133/72 mmHg。神志清楚，查体配合。听诊双肺呼吸音粗，未闻及干、湿啰音及胸膜摩擦音；心律齐，心音无异常；无双下肢水肿；无腹部压痛、反跳痛、腹膜刺激征，未触及异常包块等。

入院诊断： 新型冠状病毒肺炎，疑似病例。

诊治经过： 结合患者病史，患者入院后新型冠状病毒核酸检测回报阳性，根据《新型冠状病毒感染的肺炎诊疗方案（试行第五版）》诊断"新型冠状病毒肺炎，普通型"。后予以洛匹那韦 / 利托那韦片、重组人干扰素 α-2b 注射抗病毒治疗及其他对症治疗后好转。

病例点评： 患者入院后胸部两下肺胸部 CT 示多发、片状磨玻璃影，边缘模糊。结合新型冠状病毒肺炎人工智能辅助诊断系统，基于深度学习算法可自动输出肺炎在轴位上的分割区域，不同颜色区分肺叶与炎症，可实时、迅速、直观地发现并标记肺炎炎症病灶，多角度查看肺叶、肺炎的 3D-VR 显示，明确肺炎病灶在双肺的分布情况，见图 7-2-7、图 7-2-8。

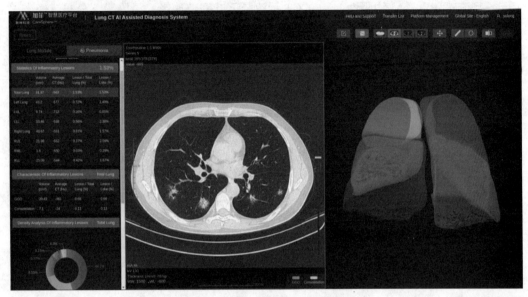

图 7-2-7　入院后胸部 CT（见文前彩图）
示两肺中、下叶多发片状磨玻璃影，边界不清。

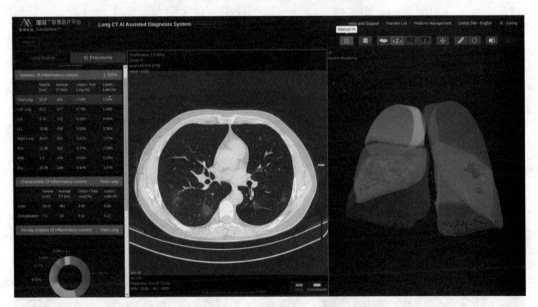

图 7-2-8　人工智能自动分割及 3D-VR 图像（见文前彩图）
由人工智能自动分割并标记两肺中、下叶多发片状磨玻璃影（红色部分），
并由 3D-VR 图像展示肺炎病灶在两肺分布情况。

病例 2：患者，男，33 岁，因"发热、寒战 4 天入院"。

现病史：患者入院前 4 天出现发热、寒战，体温最高 38.5℃，无咳嗽、咳痰、流涕，无咯血，无胸闷、胸痛，无呼吸困难；无心悸；无头晕、头痛；无双下肢水肿。

入院前就诊于当地医院，查血白细胞 $4.3×10^9$/L，中性粒细胞比率 49.20%，淋巴细胞计数 $1.12×10^9$/L，C 反应蛋白 6.67 mg/L。患者肺炎支原体 IgM、肺炎衣原体 IgM、甲型/乙型流感病毒 IgM 均阴性。胸部 CT 示双肺下叶磨玻璃影，沿胸膜下分布。经当地疾病预防控制中心筛查及复核咽拭子及鼻拭子，确诊新型冠状病毒核酸检测阳性。患者自发病以来，神志清楚，精神可，饮食可，二便无异常，体重无明显减轻。

流行病学史：有明确疫区滞留史，在疫区未曾接触海鲜市场，未曾接触其他发热患者。

既往史：无吸烟史，无饮酒史。否认高血压、糖尿病、冠心病病史，否认食物及药物过敏史，无外伤史，无手术史。无其他传染病病史。

入院查体：体温 38.8℃，脉搏 118 次/分，呼吸 22 次/分，血压 130/81 mmHg。神志清楚，查体配合。咽部充血，听诊双肺呼吸音粗，未闻及干、湿啰音及胸膜摩擦音；心律齐，未闻及杂音；无腹部压痛、反跳痛、腹膜刺激征，未触及异常包块等；无双下肢水肿。

入院诊断：新型冠状病毒肺炎，普通型。

诊治经过：结合病史、实验室检查、影像学检查及核酸检测结果，根据《新型冠状病毒感染的肺炎诊疗方案（试行第五版）》诊断为"新型冠状病毒肺炎，普通型"，予以洛匹那韦 500 mg，2 次/日口服，重组人干扰素 α-2b 注射液吸入抗病毒治疗后，体温降至正常，CT 复查显示炎症病灶有所吸收，考虑病情好转。

病例点评：患者为青年男性，除发热外，其他症状不明显，因入院时间及时，患者胸部 CT 初始表现为较为淡薄的磨玻璃影（图 7-2-9、图 7-2-10）。但结合患者血常规及核酸检测结果、流行病学史等，符合新型冠状病毒肺炎特点，诊断明确。结合新型冠状病毒肺炎人工智能辅助诊断系统，可以更加清楚、明确、直观地观察患者胸部炎症病灶的情况，避免因临床症状不明显遗漏浅淡磨玻璃影，给诊断造成困难。

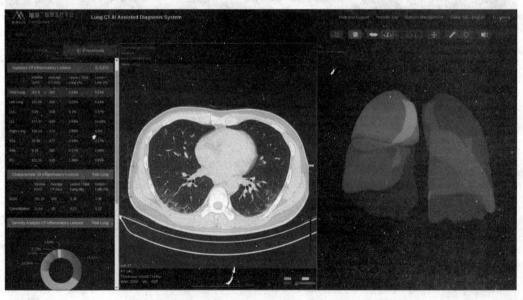

图 7-2-9　患者入院时胸部 CT（见文前彩图）

示两肺下叶浅淡片状磨玻璃影，沿胸膜下分布。

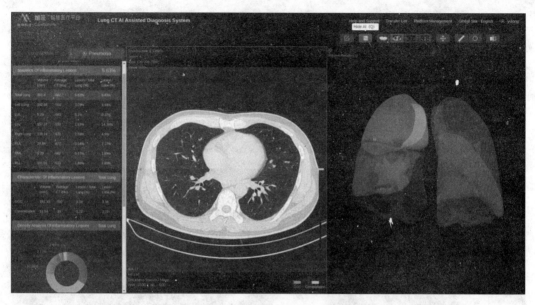

图 7-2-10　人工智能自动识别、分割及 3D-VR 图像（见文前彩图）
人工智能自动准确识别并分割、标记两肺下叶浅淡片状磨玻璃影（红色部分），
3D-VR 图像展示了肺炎病灶在两肺的分布情况（两肺下叶为著）。

在新型冠状病毒肺炎的诊治中，部分研究采用半定量的方式预测新型冠状病毒肺炎分型。吕志彬等采用视觉半定量评估法评估肺炎病灶积分预测普通型转重型的灵敏度、特异度分别为 69.2% 和 86.3%。若采用人工智能定量测定肺炎病灶体积及其所占体积比，密度及密度分布，不同成分（磨玻璃成分、实性成分）占比情况等，则可减少人为主观性。对于重型、危重型患者，肺内病灶弥漫，人工智能测量更加准确。

病例 3：患者，男，34 岁，因"发热 6 天，确诊新型冠状病毒肺炎 1 天"入院。

现病史：患者于 2020 年 1 月 19 日出现发热，体温最高 38.2℃，伴持续、剧烈干咳、喘憋、乏力。无寒战，无咳痰，无咯血，无胸闷、胸痛，无心悸，无头晕头痛，无双下肢水肿。自行服药"抗病毒药物"3 天后症状无明显缓解（具体药物不详）。后就诊于当地医院，鼻拭子及咽拭子标本检测新型冠状病毒核酸均呈阳性。患者于 2020 年 1 月 25 日以新型冠状病毒感染收入院。患者自发病以来，神志清醒，精神欠佳，食欲缺乏，二便无异常，体重无明显减轻。

流行病学史：有明确疫区滞留史，未曾接触过海鲜及家禽市场，未曾接触过其他发热患者。

既往史：吸烟史 10 年，10 支 / 天，未戒烟。偶有饮酒史，量少。否认高血压、糖尿病、冠心病病史，否认食物及药物过敏史，无外伤史，无手术史。无其他传染病病史。

入院查体：体温 38.1℃，脉搏 110 次 / 分，呼吸 26 次 / 分，血压 128/78 mmHg，静息状态下氧饱和度≤93%。神志清楚，查体配合。咽部充血，口唇无苍白、发绀。双肺听诊呼吸音粗，未闻及干、湿啰音；心律齐，心脏各瓣膜区听诊未闻及杂音；腹部无压痛、反跳痛、腹膜刺激征，未触及异常包块等；无双下肢水肿。

入院诊断：新型冠状病毒肺炎，重型。

　　诊治经过：结合病史、实验室检查、影像学检查（2020 年 1 月 25 日，图 7-2-11）及核酸检测结果，根据《新型冠状病毒感染的肺炎诊疗方案（试行第七版）》诊断为"新型冠状病毒肺炎，重型"，予以洛匹那韦 500 mg，2 次 / 天，口服及其他对症治疗后，患者自述出现喘憋加重情况，氧饱和度 92%。2020 年 1 月 29 日复查胸部 CT（图 7-2-12）示两肺下叶炎症病灶范围增大，继续予以洛匹那韦、对症治疗及吸氧，氧饱和度可维持 96%～98%。2020 年 2 月 1 日（图 7-2-13）复查胸部 CT 提示双肺下叶感染病灶较前明显吸收，患者自述喘憋较前明显减轻，考虑治疗有效。

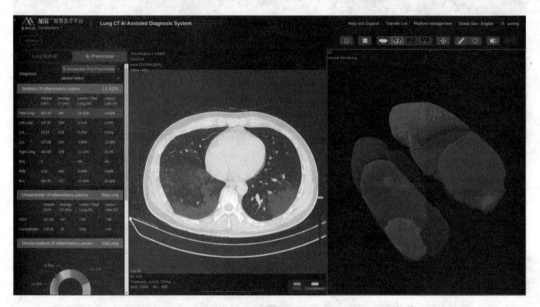

图 7-2-11　2020 年 1 月 25 日胸部 CT（见文前彩图）

两肺下叶磨玻璃及混合实变影，人工智能定量分析提示炎症区域占全肺比例为 14.42%，实性成分占比为 2.64%。

　　病例点评：根据《新型冠状病毒感染的肺炎诊疗方案（试行第七版）》，本例病例为新型冠状病毒肺炎重型病例，临床表现较重，双肺炎症渗出表现由轻变重，呈现大面积的多发实变。复查过程中出现了病灶增大，经治疗后病灶缩小的过程。而通过人眼判读很难完全确定病灶较前变化情况，容易给临床诊疗带来困难。人工智能可以定量分析病程中炎性渗出病灶占各肺叶比例及占全肺的比例，各肺叶及全肺病灶的平均密度；同时可以定量分析不同成分（磨玻璃成分与实变成分）所占比例。

（三）展望

　　自 2018 年以来，中共中央总书记习近平多次强调人工智能是新一轮科技革命和产业变革的重要驱动力量，是新一轮科技革命和产业变革机遇的战略问题。中央与地方大力促进人工智能技术同经济社会发展深度融合，推动新一代人工智能健康发展。在此次疫情中，人工智能技术不负众望，在多个领域中大显身手，极大地支援了疫情防控与救援工作。人工智能创新企业也是第一批复工，第一批冲向疫情前线的企业。未来，随着中央的持续大力支持，与人工智能技术逐步下沉到日常生活中，人工智能技术必将成为我国经济与社会发展的强大驱动力，为共建全面的幸福生活添砖加瓦。

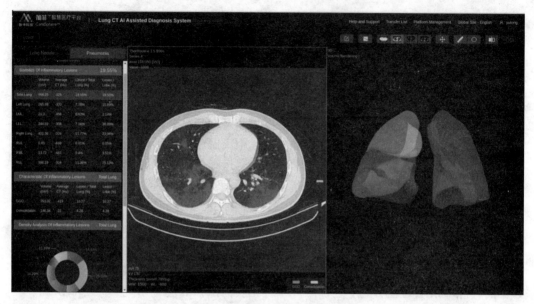

图 7-2-12　2020 年 1 月 29 日胸部 CT（见文前彩图）

两肺下叶磨玻璃及混合实变影较前缩小，人工智能定量分析提示炎症区域占全肺比例为 19.56%，
实性成分占比为 4.28%，考虑病变较前进展。

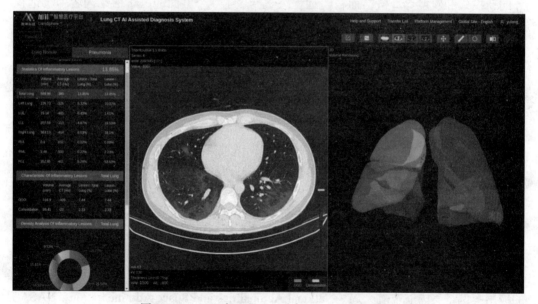

图 7-2-13　2020 年 2 月 1 日胸部 CT（见文前彩图）

两肺下叶磨玻璃影及混合实变影较前吸收，人工智能定量分析提示炎症区域占全肺比例为 13.85%，实性成分占比为
2.33%。较前比例缩小，考虑临床治疗有效。

五、人工智能与远程医疗在重大灾害医学中的作用及临床应用

（一）远程医学的概念

世界卫生组织于 1997 年在瑞士日内瓦召开了 21 世纪远程医疗与全球卫生发展战

略会议，给远程医学系统以如下定义：远程医学系统是通过信息和通信技术从事远距离健康活动和服务的系统，其目的是为了促进全球健康、疾病控制、患者保健、医学教育、卫生管理以及进行相关的研究。国内对远程医学比较全面的描述为：远程医学是采用现代通信技术、现代电子技术和计算机技术手段，实现各种医学信息的远程采集、传输、处理、存储和查询，从而完成对远地对象的检测、监护、诊断、教育、信息传递和管理等。综上所述，远程医学可以从广义和狭义两个方面加以描述，从广义上讲，是采用信息技术和远程通信技术提供远距离医学服务活动，包括有远程诊断等远程医疗活动和远程医学教育、远程学术交流、远程信息共享等医学信息服务。从狭义上讲，是指远程医疗，包括远程诊断、远程护理、远程外科、远程放射、远程病理等与医疗相关的活动。国内专家统一将"Telemedicine"一词译为"远程医学"。远程医学是远程通信技术、信息学技术和医学科学的有机结合，它不仅包含医学科学的内涵，又更多地融入了信息工程技术的内容。远程医疗系统由三级结构组成，系统的应用服务端是一个中间的用于连接客户端和数据库服务端的结构，数据库服务端只负责数据的存储和请求处理功能。远程医疗系统主要由图像处理子系统、声音子系统、应用软件子系统、通信子系统等组成。远程医学带动了现代医疗保健技术向更广更深的领域发展，打破了传统医疗在时间、地点、环境、资源等方面的限制，开拓了医疗服务的新模式和新境界。概括而言，远程医学涵盖了 3 个方面的医学活动内容：①远程医疗：远程会诊、远程手术、远程护理、远程监测等。②远程教育：远程医学教学、远程学术交流、远程技能培训等。③信息服务：远程医学文献查询、远程医学数据共享、远程卫生信息交流等。近几年来，我们看到很多运用远程技术进行治疗，甚至远程操控机械臂实现远程手术的案例。

（二）远程医学的国内及国外发展

20 世纪 50 年代末期，美国学者首先将双向电视系统用于医疗，同年创立了远程放射医学。此后，不断有人利用通信和电子技术进行医学活动，并出现了"Telemedicine"一词。国外的远程医疗大致可分为以下三个阶段：

第一代远程医学（20 世纪 60 年代初期至 20 世纪 80 年代中期），文献计量显示，此阶段的文献数量曲线处于低水平状态，这一阶段的远程医学发展缓慢。从客观上分析，当时的信息技术还不够发达，数据传输能力极为有限，远程医学受到了通信条件的制约。因此，第一代远程医学也称为启蒙与起步阶段的远程医学。其中最有代表性的应用案例是美国航空航天局（National Aeronalltics and Space Administration，NASA）在 20 世纪 60 年代初期，为调查失重状态下宇航员的健康及生理状况，提供了技术及资金，在亚利桑那州建立的远程医学试验台，为太空中的宇航员以及亚利桑那州印第安人居住区提供远程医疗服务。其通信手段是卫星和微波技术，传递包括心电图和 X 线片在内的医学信息。

第二代远程医学（20 世纪 80 年代后期至 20 世纪 90 年代后期），随着现代通信技术水平的不断提高，20 世纪 80 年代中后期到 90 年代后期的远程医学被称为第二代远程医学。随着现代通信技术、机器人技术、虚拟现实技术、微机械技术等的快速发展，数字化压缩等各种相关技术日益成熟，一大批有价值的项目相继启动，远程医疗逐走向军用和民用两大领域，有力地促进了远程医学由研究转向实际应用的迅速发展。第二代远程医学在声势和影响上远远超过了第一代远程医学。文献计量显示远程医学的文献数量在这一时期呈几何级增长。在远程医学系统的实施过程中，美国和西欧国家发展速度最快，通信方式多是通过卫星、微波、综合业务数据网（SDN 和光纤网络），在远程咨询、远程会诊、医学图像的远距离传输、远程会议和军事学方面取得了较大的进展。随着技术的跃升，远程医学正日益渗入到医学的各个领域，向着更细致的专科应用上发展，诸如远程病理学、远程放射学、远程精神病学、远程皮肤病学、远程儿科学等。20 世纪 90 年代后期，民用远程医疗系统得到了较大实质性的发展。

第三代远程医学是一个快速发展时期，该阶段的特征是：通过公众通信即客户端、应用服务端和数据库服务终端。我国的远程医疗开始相对较晚，但发展迅速，作为远程医疗核心技术的计算机技术、通信技术、数字化医疗设备技术、医院信息化管理技术目前都达到或接近了国际先进水平。与此同时，这段时间的发展也积累了许多经验和应用到诸多场景。

（三）远程医学的应用

远程医疗系统通常包括：远程诊断、专家会诊、信息服务、在线检查和远程交流等几个主要应用部分。它以计算机和网络通信为基础，实现对医学资料（包括数据、文本、图片和声像资料）和远程视频、音频信息的传输、存储、查询、显示及共享。主要应用于以下几方面：

（1）远程会诊：远程医疗会诊主要用于医生与医生之间的信息、意见交流，有时也会用于患者与医生之间。在某些情况下，患者可以通过移动远程医疗系统传递视频和音频的信息让医生进行诊断，如使用本地无线网络或移动手机网络进行及时、清楚的信息传送。远程医疗会诊系统可以提供一种"面对面"的模式，给人以亲切感和真实感。当医生或患者有难以解决的病情时，可以通过这一系统向知名医院的专家进行询问，以得到第二方甚至第三方的建议信息。

（2）远程手术：远程手术是通过虚拟现实技术与网络技术相结合，使医生亲自对远程患者进行一定的手术过程操作。医生可根据现场传来的影像，通过键盘、鼠标、"数字手套"等输入设备进行手术操作，其一举一动均可转化为数字信息传递至远程患者处，控制当地医疗器械的动作。世界上首例实验性远程手术已在 1999 年实现，这种手术对专家的操作技巧与相关设备的要求很高。

（3）网上医疗专家系统：专家系统是人工智能研究中的一项重要内容，它是对大量数据进行"挖掘"，同时抽取一定的计算模式，建立一定的运算模型，形成自己的知识系统（即"知识发现"过程），并能对进一步的新资料（输入）进行处理，得出符合其知识结构的结论（输出）。在医疗领域，已有一些特定的专家系统能对患者信息进行"诊断"和提出医疗建议。随着网络技术的发展，这些专家系统将会被搬到网上，为广大求医者提供初步的远程医疗服务。当然，这种专家系统无法完全替代医生，毕竟疾病十分复杂，不仅有生理生化方面的客观变化，更有情绪、环境、心理等诸多因素的影响。

六、超声成像及其在新型冠状病毒肺炎诊治中的临床应用

超声是一种无辐射、可重复使用的影像学技术，尤其适用于空间狭小或要求快速诊治的环境，如重症科和急诊科。在此次新型冠状病毒肺炎疫情中，超声发挥了重要作用。国家卫生健康委员会能力建设和继续教育中心发布了《新型冠状病毒感染肺超声诊断实用手册》，指出超声在应对新型冠状病毒不可替代的优势，如"超声设备便携，人能到的地方仪器就可以到，手提超声可以方便地放置在隔离病房，掌上超声也可以置于口袋，随身携带。在4G或5G网络支持下，进行如身临其境般的远程会诊，适用于隔离的医疗区使用。现已证实新型冠状病毒肺炎存在空气和接触传染，超声设备的消毒较CT、DR机有较大的优势，而且与患者接触的面积更小。因此，在临床上，超声已在危重型肺炎的诊断、治疗后及时疗效评估中发挥不可或缺的作用，为降低死亡率、提高治愈率做出较大贡献。超声作为本次疫情期间唯一一种能进入隔离病房床旁评估患者肺部病情的影像学检查技术，在诊断、辅助治疗、评估病情方面发挥了巨大的作用。本章节主要从超声成像原理、肺部超声基础、超声在肺炎（含新型冠状病毒肺炎）诊治中的应用、肺部超声新技术应用展望等方面对超声及其在此次新型冠状病毒肺炎诊治中的作用进行阐述。

（一）超声成像原理

超声成像经超声探头发射声波，接受反射声波，以及信号分析处理三个步骤得到图像。

目前，临床常用的超声探头由压电陶瓷材料构成，基于压电效应发射超声波，不同的探头能够发射的声波频率不同。医学超声波频率一般是 $2\sim13$ mHz，声波频率越高，成像分辨率越高；但同时，频率越高，声波衰减也越快，穿透深度越小。因此，探测心脏和腹部脏器时，一般选用低频探头，以达到足够的检查深度；而在探测乳腺、甲状腺等浅表器官时，需选用高频探头，成像更清晰。

超声波的特点是遇到非均匀介质或界面会发生反射，而超声成像正是利用这一特点。比如在超声图像上骨头表面往往表现为很亮的界面，那是因为超声波遇到骨头发生了强反射。发射超声波的探头同时负责接收反射回来的声波，压电陶瓷换能器将声波信号转换成电信号，之后经过放大、滤波、信号处理等环节最终形成图像（图 7-2-14）。

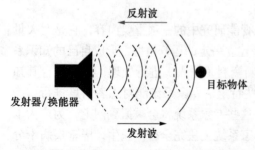

图 7-2-14　超声成像原理：利用反射波成像

从成像角度来分，临床常见的超声图像可分为 B 型超声、M 型超声、彩色超声（包括彩色多普勒、能量多普勒、脉冲多普勒）、弹性成像及超声造影成像等。

（二）肺部超声基础

由于肺内含有大量气体，不能反射成像，长期以来一直被认为是超声的"禁区"。

从 20 世纪 80 年代法国的利希滕斯坦（Lichtenstein）教授正式开始用超声进行肺部检查以来，肺部超声已经得到了越来越广泛的关注。研究发现，通过对于 A 线、B 线、肺实变、胸腔积液及气胸等超声征象的分析，超声成像在肺部病变的诊治方面具有其独特的优势，其诊断的敏感性和特异性均优于常规的 X 线床旁摄片检查。更重要的是，作为一种可以在床旁开展、无辐射、可重复性高的检查，肺部超声特别适用于在重症医学或者急诊医学等环境中使用。因此，目前肺部超声主要由 ICU 医生或急诊科医生实施。

1．检查方法

（1）检查部位和流程：肺部检查一般遵循 BLUE 或改良 BLUE 方案，即对上蓝点、下蓝点、膈肌点、后外侧肺泡和（或）胸膜综合征（posterolateral alveolar and/or pleural syndrome，PLAPS 点）及后蓝点部位进行扫查，双侧肺脏共 10 个点。

（2）探头及频率：通常选择可探查一定深度、频率为 2～5 mHz 的低频凸阵探头，适合检查肺部病变，例如胸腔积液、肺实变等。对于胸膜病变或气胸患者，可选择频率为 5～10 mHz 的高频线阵探头，有助于观察胸膜病变。此外，频率 2～4 mHz 的相控阵探头（主要用于心脏检查）也经常用于肺部的检查。

（3）扫查方法：可垂直肋间隙行纵切面扫查，也可平行肋间隙行横切面扫查。

2．超声常见征象

肺部超声常见的征象主要包括胸膜滑动征、蝙蝠征、A 线、B 线、肺实变、支气管征、胸腔积液、肺点、肺搏动征、沙滩征、碎片征等。

（1）胸膜滑动征（lung sliding）：当探头垂直于肋骨扫描时，随着呼吸的变化，可见脏层胸膜、壁层胸膜存在着相对运动而产生一种水平方向的相对滑动，称为胸膜滑动征。

（2）蝙蝠征：由相邻的两根肋骨组成"蝙蝠"的翅膀，胸膜线为"蝙蝠"的身子，因形状类似"蝙蝠"而得名（图 7-2-15）。

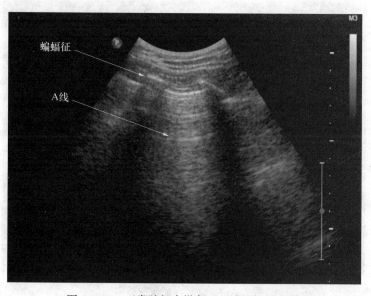

图 7-2-15　正常肺超声纵断面：蝙蝠征及 A 线

（3）A线（A line）：探头与胸膜线之间声束的多重反射，位于胸膜线下方，形成的与胸膜线平行的强回声线，彼此间距相等，回声由浅入深逐渐减弱至消失（图7-2-15）。

（4）B线（B line）：起始于胸膜线并与之垂直，延伸至远场的强回声线称为B线（图7-2-16）。正常人每个肋间一般显示少于3条B线；B线增多（3条以上 / 肋间）与肺间质综合征相关，特别是肺水肿前期的肺间质水肿。在急诊、ICU、CCU等床旁超声检查中，超声能够比X线更灵敏提示早期亚临床肺水肿。

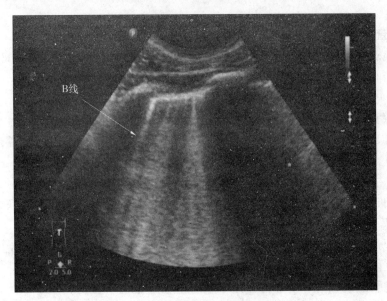

图7-2-16　肺超声征象：B线

（5）肺实变（lung consolidation）：超声图像上呈"肝样变"的肺组织称为肺实变，可伴有动态支气管充气征（图7-2-17）。

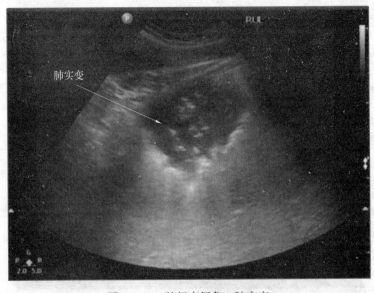

图7-2-17　肺超声征象：肺实变

（6）支气管征（bronchogram）：当实变扩展至肺门附近，较大的含气的支气管与实变的肺组织形成对比，在实变区中可见到含气的支气管分支影，是肺实变的重要征象（图 7-2-18）。

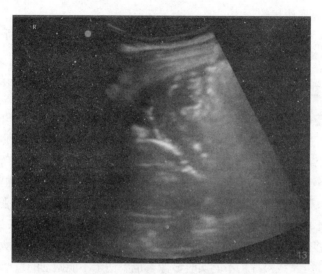

图 7-2-18　肺部病变征象：支气管征

（7）胸腔积液（pleural effusion）：胸腔积液是以胸膜腔内病理性液体积聚为特征的一种常见临床症候，超声表现为无回声区（图 7-2-19）。

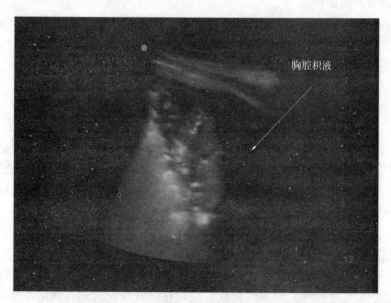

图 7-2-19　肺部病变征象：胸腔积液

（8）肺点（lung point）：在 B 型模式下，发生气胸的位置，因脏层胸膜、壁层胸膜彼此分离而使胸膜滑动现象消失。在 M 型模式下，正常沙滩征中沙滩部分随时间的延续出现断裂，取而代之的是平行线征表现，断裂位置为 M 型模式肺点。

（9）肺搏动征（lung pulse）：心脏的搏动传递至肺组织的表面，M型超声下可观察到胸膜线与心脏搏动一致的跳动，也称为"肺脉"。

（10）沙滩征（sandbeach sign）：M型模式下，胸壁、胸膜、肺形成的上端呈平行线似大海，下端呈细沙状的超声图像。

（11）碎片征（shred sign）：肺部实变组织与充气组织的交界区所形成的不规则高回声反射，好像碎片，称为碎片征。

（三）超声在肺炎（含新型冠状病毒肺炎）诊治中的应用

肺炎（又称下呼吸道感染）是呼吸科常见疾病，也是严重威胁人类健康的一类疾病。据《中国肺炎研究》报道，肺炎占呼吸科住院收治病种第一位，全因死亡率占全部疾病第四位，占感染性疾病第一位。新型冠状病毒肺炎临床表现为发热、咳嗽等症状，早期准确诊断对患者康复至关重要。目前，新型冠状病毒肺炎的诊断主要依靠临床症状（如发热、咳嗽等），胸部影像学检查（如胸部X线摄片或胸部CT）及病毒核酸检测。然而，X线摄片因有辐射性，不能用于孕妇，对诊断医生的经验要求较高。相对于X线摄片，胸部CT虽然更准确，能够很好地显示浸润影、脓肿、实变等，但由于辐射量更大，费用更高而受到限制。并且CT和X线摄片均不能实时显像，也不适于不能搬动的重型患者。

超声无辐射、移动方便、可反复使用，已经成为临床医生的可视听诊器，并在此次新型冠状病毒肺炎疫情中起到了不可替代的作用，为患者的诊断和治疗发挥了巨大的作用。

1. 肺炎超声图像特征

肺炎的超声图像特征主要包括胸膜线异常、局部肺水肿征、肺实变、动态支气管充气征、碎片征等，超声图像上同时出现2种或2种以上征象的情况也较为常见。

2. 新型冠状病毒肺炎超声特征

新型冠状病毒肺炎的超声特征与其他类型肺炎类似，并无特异性表现，主要特征包括：

（1）胸膜线不同程度增厚；

（2）不同程度的B线（B7、B3）、融合B线，根据分布区域不同，可变为局灶性B线，弥漫性肺泡间质综合征改变；

（3）胸膜下肺实变，呈碎片征或大片实变伴支气管充气征，肺部超声征象变为组织样征、动态支气管充气征；

（4）少见水母征，四边形征等胸腔积液表现；

（5）肺部多个检查部位异常；

（6）早期和轻症以局灶性B线为主，进展期以肺泡间质综合征和实变为主；康复期可完全恢复肺部超声的正常A线征象，或存在肺纤维化的胸膜线增厚伴有不均匀B线改变。

3. 肺部超声在新型冠状病毒肺炎疗效评估方面的作用

肺部超声在对新型冠状病毒肺炎治疗过程中疗效的评估方面也发挥着重要作用（表7-2-1）。B线区域大小与病情相关，治疗中致密B线面积逐渐增大或突然大面积扩大要考虑病情加重或心肺交互作用（图 7-2-20）。致密 B 线合并肺实变提示肺泡腔受累，面积越大越多，症状越重。渗出严重可能合并脓肿或坏死。肺部超声与临床症状不符合时，应关注其他脏器功能，尤其是心脏，必要时需进一步完善肺部 CT 影像学检查，尽快完成核酸检测。病情好转主要依据症状支持，同时不断地检查，多次结果对比。

表 7-2-1　新型冠状病毒肺炎的 CT 表现及超声特征[39]

新型冠状病毒肺炎	CT 表现	超声特征
早期	呈散在或多发小斑片影及间质改变，以肺外带明显	胸膜线模糊或中断
进展	渗出加重，双肺多发大片磨玻璃影、浸润影	B 线增多 出现肺实变伴支气管充气征
重型	可出现肺实变，胸腔积液少见	B 线弥漫，胸腔积液局限或少量

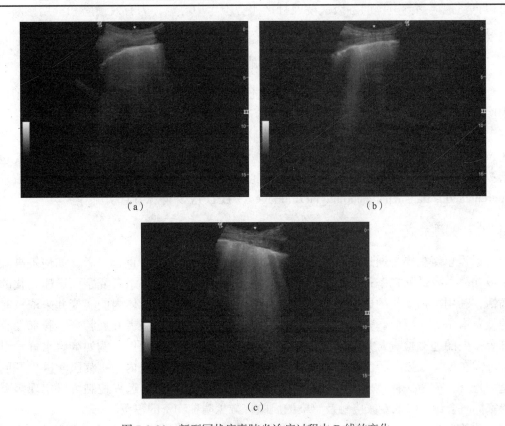

（a）　　　　　　　　　　　　　　　　（b）

（c）

图 7-2-20　新型冠状病毒肺炎治疗过程中 B 线的变化

（a）～（c）依次为同一例患者由重变轻的过程中 3 次采集的图像，（a）B 线融合，（b）B 线部分，（c）B 线开始分离。

（四）肺部超声新技术应用展望

近年来，肺部超声已经得到越来越广泛的关注。与 X 线摄片相比，肺部超声在诊断肺实变，胸腔积液，气胸等肺部病变的敏感性与特异性方面均有着明显的优势；与胸部 CT 相比，肺部超声便于在床旁检查，且无辐射，更适合在 ICU 或急诊环境中应用。但是，由于 ICU 和急诊科医生均非超声专业出身，对超声图像的解读缺乏必要的理论知识基础和临床经验，且提高其诊断准确性的学习周期较长，限制了肺部超声在临床中的应用，对诊断辅助技术的需求显得更加迫切。

医学超声人工智能技术的发展是解决目前临床需求的可行方案，它可以为临床医生提供基于超声图像的特征识别，从而辅助医生做出临床诊断。在具有一定规模的肺部超声图像数据库的基础之上，人工智能技术对提取肺炎超声病变特征自动提取和识别，并采用目前流行的机器学习和深度学习算法模型，对新型冠状病毒肺炎超声图像进行分析和训练，最终可生成可用于辅助诊断新型冠状病毒肺炎的人工智能算法模型。国内有学者采用人工智能深度学习算法框架 Resnet 50 对肺超声图像进行自动识别和量化评分，初步建立肺超声人工智能辅助诊断的优化模型，模型的总体诊断准确度高达 89.6%。

此外，如果将超声肺炎人工智能辅助诊断技术与便携式超声、掌上超声相结合，可以广泛地应用到全国的各级医院及社区服务卫生中心等，为有效预防和早期诊断新型冠状病毒肺炎提供有力的超声影像学支持。

（五）介入超声在肺部疾病治疗中的广泛应用

在重症病房里，唯一能够在床旁应用的无创、无辐射影像设备就是超声。除了作为医生的可视化听诊器外，超声在疾病的诊治中也发挥着重要作用，如介入超声。

介入超声在肺部超声中的应用主要为胸腔积液置管引流（血脓胸、气胸），以及超声引导下的肺部占位的穿刺活检；在重型新型冠状病毒肺炎患者中的价值主要包括：胸腔积液置管引流（血脓胸、气胸）、心包积液置管引流、经皮肝穿刺胆道引流术（percutaneous transhepatic cholangial drainage，PTCD）、深静脉置管引流等。

（六）远程超声

远程超声主要是通过超声云端实现实时的远程会诊。针对重型患者，如何提高救治成功率，降低死亡率是医务人员面临的重要任务。面对重型患者复杂而迅速变化的病情，利用可移动化的影像设备实时、快速、准确地识别患者体内的病变并采取及时的处置措施非常重要。多名专家可同时指导重症医学医生为患者开展肺部、腹部及心脏等多处的超声检查，并可以远程指导超声引导下的介入性操作，例如胸腹水置管引流等。在传染性强的新型冠状病毒肺炎诊治中，远程指导 ICU 内的重症医学医生开展超声检查，成为一种合理而可行的解决方案并多次成功实施。远程控制可以实现多个专家同时会诊，降低专家接触及感染的风险，减少防护物资的浪费。

此外，此次疫情中基于 5G 网络的远程超声机器人技术也得到应用。医生通过遥控手柄远程操控疫区现场超声机器人，控制超声探头扫查患者，超声图像通过 5G 网络实时返回给医生，实现远程、无接触、快速诊断。

参 考 文 献

［1］ 刘薇. 医学图像配准的关键技术研究［D］. 成都：成都电子科技大学，2017.
［2］ 范鹏. 先进和医学影像探测器的位置和能量性能优化研究［D］. 北京：清华大学，2016.
［3］ JIANG J, ZHANG Y, LU Y, et al. A radiomic feature–based nipple detection algorithm on digital mammography[J]. Medical physics, 2019, 46(10): 4381-4391.

［4］　CASTI P, MENCATTINI A, SALMERI M, et al. Automatic detection of the nipple in screen-film and full-field digital mammograms using a novel hessian-based method[J]. Journal of Digital Imaging, 2013, 26(5): 948-957.

［5］　赵文俐，郭红云，林士兴，等. 数字化 X 线胸片计算机辅助诊断鉴别肺结节良恶性研究［J］. 新发传染病电子杂志，2018，3（2）：115-117.

［6］　闫明艳，陈根铭，赖超，等. 人工智能对肺结核患者病变检出及定性诊断价值研究［J］. 新发传染病电子杂志，2018，3（4）：214-217.

［7］　ZENG Z, XIE W, ZHANG Y, et al. RIC-Unet: An improved neural network based on Unet for nuclei segmentation in histology images[J]. Ieee Access, 2019(7): 21420-21428.

［8］　AÏCHA B T, GHASSAN H. Topology aware fully convolutional networks for histology gland segmentation[C]//In International Conference on Medical Image Computing and Computer-Assisted Intervention(MICCAI), Athens: Springer, 2016: 460-468.

［9］　RONNEBERGER O, FISCHER P, BROX T. U-net: Convolutional networks for biomedical image segmentation[C]. //International Conference on Medical image computing and computer-assisted intervention. Springer, Cham, 2015: 234-241.

［10］　CHEN H, QI X, YU L, et al. DCAN: deep contour-aware networks for accurate gland segmentation[C]//Proceedings of the IEEE conference on Computer Vision and Pattern Recognition, 2016: 2487-2496.

［11］　KUMAR N, VERMA R, SHARMA S, et al. A dataset and a technique for generalized nuclear segmentation for computational pathology[J]. IEEE transactions on medical imaging, 2017, 36 (7): 1550-1560.

［12］　LI Y, SHEN L. A deep residual inception network for hep-2 cell classification[M]//Deep Learning in Medical Image Analysis and Multimodal Learning for Clinical Decision Support. Springer, Cham, 2017: 12-20.

［13］　ZENG R, ZHANG S, ZHANG X, et al. Metastatic breast cancer: characterization of axillary sentinel lymph node(SLN)on the preoperative spectral CT[C]//14th International Workshop on Breast Imaging(IWBI 2018). International Society for Optics and Photonics, 2018 DOI: 10.1117/12.2318323.

［14］　LURE F Y M, JAEGER S, ANTANI S, et al. 自动化显微镜检测和数字化胸片诊断系统在肺结核筛查中的应用［J］. 新发传染病电子杂志，2017，2（1）：5-9.

［15］　VAN DER HEYDEN B, WOHLFAHRT P, EEKRS D B, et al. Dual energy CT for automatic organs at risk segmentation in brain tumor patients using a multi atlas and deep learning approach[J]. Scientific reports, 2019, 9(1): 4126.

［16］　AL AJMI E, FORGHANI B, REINHOLD C, et al. Spectral multi energy CT texture analysis with machine learning for tissue classification: an investigation using classification of benign parotid tumours as a testing paradigm[J]. European radiology, 2018, 28(6): 2604- 2611.

［17］　HU S, HOFFMAN E A, REINHARDT J M. Automatic lung segmentation for accurate quantitation of volumetric X-ray CT images[J]. IEEE transactions on medical imaging, 2001, 20(6): 490-498.

［18］　PU J, ROOS J, CHIN A Y, et al. Adaptive border marching algorithm: automatic lung segmentation on chest CT images[J]. Computerized Medical Imaging and Graphics, 2008, 32(6): 452-462.

［19］　VAN RIKXOORT E M, de HOOP B, VIERGEVER M A, et al. Automatic lung segmentation from thoracic computed tomography scans using a hybrid approach with error detection[J]. Medical physics, 2009, 36(7): 2934-2947.

［20］　REBOUÇAS FILHO P P, CORTEZ P C, da SILVA BARROS A C, et al. Novel and powerful 3D adaptive crisp active contour method applied in the segmentation of CT lung images[J]. Medical image analysis, 2017(35): 503-516.

[21] NEGAHDAR M, BEYMER D, SYEDA-MAHMOOD T. Automated volumetric lung segmentation of thoracic CT images using fully convolutional neural network[C]//Medical Imaging 2018: Computer-Aided Diagnosis. International Society for Optics and Photonics, 2018, 10575: 105751.

[22] HU Q, SOUZA L F F, HOLANDA G B, et al. An effective approach for CT lung segmentation using mask region-based convolutional neural networks[J]. Artificial Intelligence in Medicine, 2020: 101792 [Epub ahead of print].

[23] GUO Y, ZHOU C, CHAN H P, et al. Automated iterative neutrosophic lung segmentation for image analysis in thoracic computed tomography[J]. Medical physics, 2013, 40(8): 081912.

[24] WANG S, ZHOU M, LIU Z, et al. Central focused convolutional neural networks: Developing a data-driven model for lung nodule segmentation[J]. Medical image analysis, 2017(40): 172-183.

[25] KESHANI M, AZIMIFAR Z, TAJERIPOUR F, et al. Lung nodule segmentation and recognition using SVM classifier and active contour modeling: A complete intelligent system[J]. Computers in biology and medicine, 2013, 43(4): 287-300.

[26] GURCAN M N, SAHINER B, PETRICK N, et al. Lung nodule detection on thoracic computed tomography images: Preliminary evaluation of a computer-aided diagnosis system[J]. Medical Physics, 2002, 29(11): 2552-2558.

[27] NAOL S M, SHARIF M, YASMIN M, et al. Lung nodule detection using polygon approximation and hybrid features from CT images[J]. Current Medical Imaging, 2018, 14(1): 108-117.

[28] GOLAN R, JACOB C, DENZINGER J. Lung nodule detection in CT images using deep convolutional neural networks[C]//2016 International Joint Conference on Neural Networks (IJCNN). IEEE, 2016: 243-250.

[29] JIANG H, MA H, QIAN W, et al. An automatic detection system of lung nodule based on multigroup patch-based deep learning network[J]. IEEE journal of biomedical and health informatics, 2017, 22(4): 1227-1237.

[30] CHEPLYGINA V, PENA I P, PEDERSEN J H, et al. Transfer learning for multicenter classification of chronic obstructive pulmonary disease[J]. IEEE journal of biomedical and health informatics, 2017, 22(5): 1486-1496.

[31] BOURCIER J E. Performance comparison of lung ultrasound and chest x-ray for the diagnosis of pneumonia in the ED[J]. Am J Emerg Med, 2014, 32(2): 115-118.

[32] LICHTENSTEIN D A, MEZIÈRE G A, LAGOUEYTE J F, et al. A-lines and B-lines: lung ultrasound as a bedside tool for predicting pulmonary artery occlusion pressure in the critically ill[J]. Chest, 2009, 136(4): 1014-1020.

[33] YANG J, ZHANG M, LIU Z, et al. Detection of lung atelectasis/consolidation by ultrasound in multiple trauma patients with mechanical ventilation[J]. Critical Ultrasound Journal, 2009, 1(1): 13-16.

[34] LICHTENSTEIN D A, MEZIERE G A. Relevance of lung ultrasound in the diagnosis of acute respiratory failure: the BLUE protocol[J]. Chest, 2008, 134(1): 117-125.

[35] PARLAMENTO S R, COPETTI, BARTOLOMEO S D. Evaluation of lung ultrasound for the diag nosis of pneumonia in the ED[J]. Am J Emerg Med, 2009, 27(4): 379-384.

[36] BLAIVAS M. Lung ultrasound in evaluation of pneumonia[J]. Journal of Ultrasound in Medicine, 2012, 31(6): 823-826.

（陆　遥　刘远明　乔　昕　柴象飞　王贵生　马春娥　郭　宁
郭延辉　李　彬　朱贤胜　郭　琳）

第八章　智慧云医疗、5G介入及区块链技术应用

第一节　智慧云医疗服务应用

当前，国内厂商纷纷布局智能云市场，积极开放自身智能化技术能力。同时，智能云服务落地包括医疗领域在内的多个行业应用，助力数字化转型。在医疗领域，云服务已经得到了广泛的应用，其主要影响如下：

（1）云计算在医疗网络中的发展，推动了远程协作和数据共享。

（2）云计算通过近乎无限的存储和控制，为医疗专业人员提供对患者数据的即时访问能力。

（3）远程诊疗平台、辅助诊疗系统、医学影像分析等大大提升了医生的诊疗效率，并在一定程度上提高了医疗较为落后地区的诊疗能力。

（4）在云端构建信息化医疗平台，包括云主机、云存储、云数据库等，实现了区域社区平台、互联网医疗平台、医院在线化平台等应用及业务系统的云平台部署与管理。

一、云服务临床应用

国家政策对医疗信息化的发展具有巨大的推动作用。自2015年以来，国务院和国家卫生健康委员会发布了一系列推动医疗信息化的政策文件，为医疗信息化的发展提供了良好的政策环境。其中，分级诊疗是近两年的政策主线，它推动了以医院为单位的业务模式向以区域为中心的集约化模式的转变；在分级诊疗体系下，以病症为中心向以健康管理为中心转变。同时，医疗机构体量变大、平台化趋势对技术提出了更高要求。医疗信息化主要包括三大部分：区域卫生信息化、医院信息化和基于互联网的健康管理，这三大部分对应的云计算技术分别为区域卫生云、数字医院云和智慧健康云。

（一）医疗云的发展

近几年以来，国家"互联网＋"的顶层设计对医疗信息化的发展也产生了重大的影响，"互联网＋"加速推动了现有数据中心向虚拟化和云计算的转型。在"互联网＋"的推动下，医疗行业从上到下都需要采用集成度更高的解决方案。

不过，在实现医疗信息化互联互通的过程中，还存在如下的一些问题：

（1）数据收集困难：目前还存在数据收集工作量大、数据不全面、数据共享困难，以及业务系统数据与科研数据的采集难以统一等问题，这些都是数据收集方面存在的

现实问题。

（2）信息集成困难：如何全面集成门诊、急诊、住院、查体等不同类型的就诊记录，如何长期管理和再现历史数据，这些都是需要解决的难题。

（3）智能化效果不好：当前医院的智能化服务水平偏低，复杂多样的智能化规则和电子病历还无法集成，多种人工智能产品还无法纳入现有的工作流程中。

采用医疗云来推进医疗信息化建设已经是不可避免的趋势，医疗云在发展过程中，具有如下的发展趋势：

（1）医疗云将继续保持高速增长：随着云计算技术进一步成熟和医疗机构对云计算接受度不断提高，医疗云的采用将会继续保持高速增长的趋势，并且部署范围将进一步扩大，核心业务系统将会逐步向云端迁移。

医疗云的市场竞争格局将会进一步集中，技术力量雄厚、市场拓展能力强、数据中心拥有量大的供应商将会脱颖而出。

（2）医疗云形态呈现多样化发展的趋势：为满足不同等级、不同类型医疗机构的需求，医疗云的形态将会呈现多样化发展的趋势，即私有云在医院的采用率将进一步提高，并且，随着公有云和混合云技术的发展，医疗机构对公有云和混合云的接受程度也在不断上升。

（3）医院云部署范围逐步扩大，区域医疗云向纵深发展：医院云部署将会从大型医院向中小医院拓展；区域卫生云的部署向深度发展；社区卫生服务机构医疗云的应用还处于尝试期，体量小的业务更适合使用云计算，未来分级诊疗的推进会加快医疗云的部署。

医疗云的部署方式，将会逐步从体量小的业务过渡到体量大的业务，从单个新业务的部署到整个业务流程的迁移。从医疗云的部署内容看，越灵活、内容越新的业务，越适合部署到云上；而传统的、体量大、投资多的业务转到云上就不太容易。

在国家推进智慧健康体系建设的背景下，医疗协同、互联互通已成为医疗行业的共识，医疗业务与云计算、大数据、人工智能、物联网、5G等技术相结合，通过远程诊疗、远程护理、智能药房、智慧病房等应用，将提升医院管理和服务效能，催生新的医疗业态，为患者提供高效、便捷的就医服务。对提升管理效率、减少医院整体投入、解决医疗资源不满足等痛点问题，传统数据中心向云化的转型，将为医院效能、产能双提升发挥积极作用。

（二）医疗云的三种服务类型

为了满足减轻运维压力、节省运维成本、医疗数据安全和保证业务高峰期的服务效率等需求，医疗云的IaaS（Infrastructure as a Service）、PaaS（Platform as a Service）和SaaS（Software as a Service）的服务内容如下：

（1）医疗云的IaaS：采用IaaS模式的医疗云，即医疗所需的信息化基础设施上云，使用提供安全、可靠、弹性可扩展的云服务基础设施的医疗云，可以节省运维成本、减轻运维压力，满足医疗机构日益增长的业务发展需求。

（2）医疗云的PaaS：采用PaaS模式的医疗云，即医疗所需的信息化平台能力上云，医疗机构使用 PaaS 平台提供的人工智能、大数据、互动视频等能力，将为智能就医、智能诊疗、智慧协同、智慧办公等业务需求提供平台能力支撑。

（3）医疗云的 SaaS：采用 SaaS 模式的医疗云，即医疗所需的信息化应用上云，医疗机构使用 SaaS 提供的各种云上医疗应用，将满足多种应用场景的使用需求。

（三）医疗云的三种部署模式

在医疗领域，可根据各种医疗系统的业务和功能特点的差异对云计算的公有云、私有云、混合云三大部署模式进行选择。

（1）公有云：在公有云模式中，由于全部信息化基础设施都使用公有云资源，包括云主机、云存储、云数据库等，因此，医疗机构只需关注专业业务的发展建设即可。

公有云适合对数据安全性要求不高，但存在高并发需求和弹性需求的应用。目前，我国医疗供需不平衡，大型医疗机构人满为患，日门急诊量很高，对业务的实时性和连续性要求非常高，在线挂号系统、远程医疗平台、区域卫生平台、线上急救系统、用药提醒、医患沟通、跨境医疗等这些业务具有和医院内网相对隔离、数据安全性不高、承载海量用户接入、应对上万级用户并发、需要根据压力进行弹性扩展处理等的特点，这些应用可以采用公有云模式，充分利用公有云在资金高效利用、业务平滑扩展、采购按需即时等方面的优势。

（2）私有云：私有云由于采用专有物理隔离、独立网络核心的 IDC 方式，它可以满足医疗大健康客户的资源定制化需求，因此，涉及患者隐私等敏感性数据的应用可以部署在私有云上。从安全角度出发，当前医疗机构云化的方向多是以自建的私有云为主。

在现有数据中心之外，独立建云是医疗行业当前部署云计算的主要方式。当前医院管理者普遍对医疗数据安全性、自主性非常敏感，担心医疗数据泄露，因此，对公有云的安全性和稳定性有较大的忧虑，不愿将核心数据部署在公有云上，更愿意将与医疗数据相关的电子病历系统、临床决策系统、医学图像存储与传输系统（picture archiving and communication systems，PACS）、医院信息系统（hospital information system，HIS）、实验室信息管理系统（laboratory information management system，LIS）等部署在私有云上。

（3）混合云：在公有云和私有云两种模式之外，根据医疗机构的业务需求，还可以采用混合云的部署模式，也就是将部分数据、部分业务部署在公有云上，部分数据、部分业务部署在私有云上，并通过统一的运管平台实现统一管控。

由于医疗行业中的大量结构化和非结构化数据都会面临严格的监管和长期存储的需求，对安全性和持续性的要求很高，因此，采用混合云对应用进行部署是一个很好的选择。

（四）医疗云中的边缘计算

边缘计算是云计算的延伸，它将与云计算相依而生、协同运作。未来云边协同是主流模式，这种协同模式将助力智慧医疗的发展。

医疗物联网设备会产生万亿字节的海量数据，如果采用边缘技术，就可以将云计算提升到一个新的水平。边缘系统不再仅仅收集数据并将其传输到云端，而是在收集的同时就地进行分析和处理，这种边缘处理可以使整个系统更加高效。

云边协同使得基于便携式移动医疗、大数据分析、人工智能计算、云服务的智慧医疗迎来新的发展。目前，用于生命体征监测的可穿戴设备正在快速发展，其中低功耗、小尺寸和设计简单已经成为方案设计中的关键所在，而对所收集的可穿戴设备海量数据进行实时分析成为必不可少的需求，一些可穿戴设备直接连接到云上，但也有一些设备支持云下运行。比如，一些可穿戴健康监控器可以在不连接云的情况下在本地分析脉搏等数据，监视器将分析后的数据上传到云端，在云端进行人工智能算法分析，记录患者长期的健康情况，为医生和患者提供病情分析，辅助进行下阶段的治疗。医生可以远程对患者进行评估，并根据患者的健康状况即时反馈，以在患者需要帮助时提醒护理者。

（五）基于云计算的远程医疗

远程医疗是指通过现代通信技术，以双向传送数据、图像、语音等信息为手段，实现不受空间限制的远距离医疗服务。在内容上，远程医疗以远程诊断、远程手术、远程监护等为主；在技术上，远程医疗以医学信息的采集、传输、存储、处理和查询等为主。

目前，远程医疗技术已经可以利用 5G 网络进行数据、图像、语音的综合传输，并且可以进行实时的语音和高清晰视频的交流。基于 5G 技术的远程医疗，可以实现远程手术的操作、远程会诊、突发救援事件的指挥和决策、患者监护和实时随访等功能。

远程医疗融合了医学、通信、信息等领域知识，在 5G 技术的支持下，对推动我国医疗卫生事业的发展具有重要的战略意义，在适合的场景下，突破体系、技术等的限制，会大大促进远程医疗的发展。

云计算在远程疾病诊疗这一医疗细分领域，发挥着举足轻重的作用。第一，远程诊疗云模块为患者搭建了线上问诊、线上咨询的快速通路。患者足不出户，在家里也能获得医生的专业服务，十分方便、快捷。第二，部分医院将全业务上云，就会构建高可靠、低成本的云端信息化架构，降低信息化建设、运维难度，提高医疗机构的业务连续性。第三，在全球人口老龄化趋势逐渐显现的当前，远程陪护市场需求不断攀升，远程陪护主要集中在两大部分：一部分是医生对患者的监测和管理，另一部分是特殊病症家属的探视。云计算将为远程陪护的实现提供有力的技术支持。云计算与 5G、大数据、人工智能、物联网等技术的融合，将为远程医疗效果提升、流程优化创造更多可能性。集成云视频会议的音视频通信，配合智能机器人、人脸识别等技术，将推动远程医疗陪护应用的落地。最后，云计算技术可以支持电子病历的共享需求。患者携带纸质病历看病存在病例记录易丢失、疾病数据实时查询困难等问题，而云存储的出现，则让电子病历的共享得以实现。借助云计算平台，不同医疗机构之间可以共享电子病历信息，及时添加或变更相关诊疗数据，为医生全面了解患者病情并制定合理的治疗方案提供了参考依据。

二、医疗云在新型冠状病毒肺炎诊疗中的应用

2020 年 2 月 3 日，国家卫生健康委员会发布了关于加强信息化支撑新型冠状病毒肺炎疫情防控工作的通知，要求充分发挥各省份远程医疗平台作用，鼓励包括省级定点救治医院在内的各大医院提供远程会诊、防治指导等服务。

新型冠状病毒肺炎重型、危重型患者发病过程短，对重型、危重型患者集中收治并及时集中优质医疗资源全力救治是降低病亡率的重要措施。远程医疗服务为新型冠状病毒肺炎重型、危重型患者的救治争取了宝贵的时间，对于部分医院共享优质医疗资源也起到了重要作用。另外，医院内医疗物资紧缺，远程沟通是一种行之有效的解决办法，远程可以减少医护人员的近距离暴露，同时缓解物资紧张。远程医疗解决方案连接基层医疗机构和医院，助力实现"基层首诊、双向转诊、急慢分治、上下联动"的分级诊疗政策，在帮助医院诊治和救助患者方面都发挥了极大的作用。

（一）5G 远程医疗云平台

在这场突如其来的新型冠状病毒肺炎疫情中，云计算与 5G 技术发挥了重要的作用。云计算与 5G 技术一起支撑着远程医疗系统的运行，以及医院通信的通畅，在疫情期间，云计算还保障着远程办公、在线教育等应用的正常运营。

在疫区部分医院的 5G 远程医疗系统的建设中，为了方便全国不同地区的专家集中、实时会诊，中国移动、中国电信、中国联通、中国铁塔公司、华为、中兴等企业联合完成了医院的远程医疗系统的建设。三大运营商基于 5G 和千兆网络，在医院上线了数套远程医疗会诊系统，包括 3 套远程视频会议系统，分别连接两个指挥会议室和主管分会场，为远程视频会议及医疗会诊打下了基础；远程会诊平台拥有高清视频会议终端，支持 1080P 的高清画质，在远程医疗会诊的场景下，两地或多地医疗专家可以通过共享患者的 CT 影像资料等医疗信息进行诊断，以实现对患者的远程会诊。此外，中国电信还协助医院搭建了 5G 远程会诊应用系统，用于连接医院总指挥部和各分指挥部，为高效实施疫情诊治助力。

在抗击新型冠状病毒肺炎过程中，通过多个 5G 远程医疗云平台的建设以及运营，5G 远程医疗云平台从实践中助推变革了传统的就诊模式。在云平台模式下，利用云计算、海量存储、高速互联能力，结合专业医用软件搭建的"互联网 + 远程医疗云平台"，部分医院可以将患者检查影像等病历数据快速传输至专家所在医院，专家使用影像云等软件实现远程阅片并及时反馈诊断结果，对于疑难杂症，还可以通过实时音视频交互软件实现多学科会诊，更快、更好地救治更多患者。这些宝贵的实践活动，既增强了 5G 远程医疗云产业上下游的密切配合，又推进了技术与需求的深度融合，同时也锻炼了技术队伍、医疗队伍，为疫情之后的 5G 远程医疗云的全面、深度推广打下了坚实的基础。

（二）5G 远程区域医疗云平台

在新型冠状病毒肺炎疫情中，为了提高区域抗疫能力，基于 5G 与云计算技术在抗

疫一线建设了多个区域医疗云中心。

区域医疗云中心主治新型冠状病毒肺炎重型、危重型患者，全力降低病死率。在区域医疗云中心部署远程诊疗系统，并辐射 N 个重型和危重型收治点，即 $1+N$ 区域开展专家远程诊疗，降低重型、危重型患者病死率。利用云平台、远程会诊功能，集中优质医疗专家资源为重型、危重型患者诊治。可以通过云平台上传患者的病历相关资料，远程医疗中心坐诊的专家可以实时共享患者资料，针对患者病情相互交换意见，给患者提供更好的救治方案，从而进一步提高危重型患者的救治率与效治效果，降低病死率，一定程度上缓解了一线重型医学和呼吸专业等相关医护人员调配紧张、超负荷工作的情况。

利用云平台，地市医院的远程医疗系统向下覆盖县医院多家新型冠状病毒肺炎定点医疗机构，向上连接省以及外省远程医疗平台，实现远程会诊、远程影像、超声、心电等诊断，还可以满足远程教育培训、远程视频会议等需求，以及实时查阅电子病历、共享同步信息等需求，通过铺开的 5G 医疗服务，专家可以随时通过视频会议进行远程诊断，满足了部分医院共享优质医疗资源的需求。

5G 远程会诊云平台利用 5G 和云计算技术优势，实现了在不同的医疗机构、科室之间进行高清视频远程查房和会诊，在疫情防控、救治和资源调配方面起到了重要作用。

（陆　遥　张成文　赵　地）

第二节　5G 介入机器人诊疗系统在新型冠状病毒肺炎诊疗中的应用

一、5G 介入机器人诊疗系统概念

医疗机器人技术正迅速成为新兴多学科交叉领域中的一个研究热点，该项技术处在快速发展阶段，新理论、新方法、新技术、新产品正在不断涌现。5G 介入机器人诊疗系统是利用计算机技术分析医学影像信息，在计算机辅助导航的基础上应用医用机器人实现精确定位和辅助操作，从而使微创诊疗与机器人定位准确、状态稳定、灵巧性强、工作范围大及操作流程规范化等优势相结合，减少人为因素干扰，增加微创诊疗的精确性、灵巧性与安全性，克服完全依赖于医生的经验。其优点包括：①缩短训练时间，缩小年轻医生与专家之间的差距；②辅助医生完成以前认为较危险和困难的操作、使之前只能定性评价的操作过程转变成可以定量评价。③通过计划、治疗和评价的统一，使诊疗更加科学和规范。伴随着 5G 网络的应用，数据传输速度倍增，原始影像数据可以从距离较远的两家或多家医院在极短时间内相互传输，有利于 5G 介入机器人诊疗系统对影像数据的采集，辅助上级医院对下级医院进行远程指导。

二、5G介入机器人诊疗系统基本构架

5G介入机器人诊疗系统主要包括影像处理及导航软件、磁定位导航系统、介入机器人和5G远程操控系统四大部分，见图8-2-1。影像处理及导航软件主要功能是数据采集，术前规划和术中导航；磁定位导航系统主要功能是建立磁场世界坐标系导航机器人；介入机器人主要功能是执行术前规划精准定位，辅助医生穿刺；5G远程操控系统主要功能是在5G网络中传输数据并远程指导。

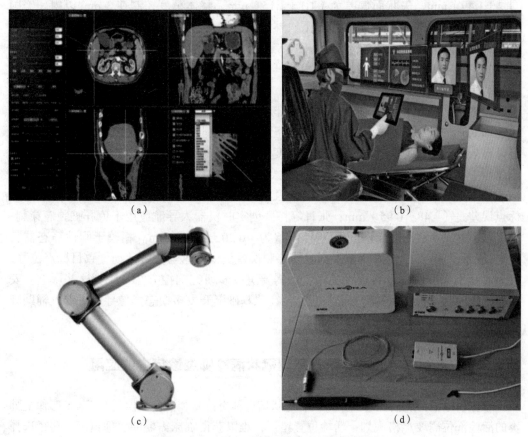

图8-2-1　5G介入机器人诊疗系统基本构架
（a）影像处理及导航软件。（b）磁定位导航系统。（c）介入机器人。（d）5G远程操控系统

三、介入机器人研究进展及临床应用

如果把高度精准定义为1 mm以内，通过人眼观察，人工操作是很难达到的，而医用机器人可以帮助我们实现这一愿望。目前，美国食品药品监督管理局（FDA）批准的手术机器人误差在4 mm以内，但这仍难以达到手术实际要求，因为手术要求的安全精度在2 mm以下。为了提高医用机器人的精准性，各国研究人员借助不同导航手段，

不断提高定位精准度以及减小导航误差，加拿大 NDI 公司生产的影像导航装置已经将精确度减小至 1 mm 以下，光学定位系统 Polaris（Northern Digital，Ontario，Canada），利用双目摄像头追踪目标，精准度可达 0.12 mm，磁定位系统 Aurora（Northern Digital，Ontario，Canada），利用磁场发生器，追踪带有磁场定位装置的器械和手术目标，精准度可达 0.23 mm。目前，市场上出现了嵌入式机器人系统，将机器人嵌入 CT 设备，如 Acubot 机器人手术系统，该系统正在申请认证。这套系统虽然大大提高导航精准度，但是辐射影响较大。以色列 Mazor Robotics 公司制造的西塞尔机器人（Renaissance）适用领域为脑组织活检，并扩展应用于颈椎手术，入针精度达到 98.3%，轴向偏差为（1.2±1.49）mm，矢状面偏差为（1.1±1.15）mm，整体精度控制在 3 mm 以内。美国 Yilun Koethe 等研究发现，CT 引导下机器人辅助腹部穿刺，通过模型进行验证，穿刺点距离目标点为（6.5±2.5）mm *vs.*（15.8±9.2）mm（徒手穿刺），结果有统计学差异。Barzilay 等为 19 例患者行腰椎融合术，其中 9 例出现临床误差，这与图像配准和机器臂松动有很大关系。

国内机器人定位导航辅助手术发展非常迅速，中国人民解放军总医院神经外科利用法国 Rosa 机器人对癫痫患者植入电极已达 1 000 例以上。尽管机器人用于骨科和神经外科效果很好，但在腹部脏器穿刺难度较大，王文东等用机器人穿刺猪肝，发现穿刺过程中猪肝变形平均范围在 1 mm，在柔性介质中穿刺难度增加。王旸等将导航及机器人技术应用于超声引导下肝肿瘤热消融治疗中，在动物实验中发现微波针与肝内目标点误差是（4.48±0.95）mm；张肖等将微创实时机器人导航应用于兔肝脏肿瘤穿刺，单针误差为（4.84±0.99）mm，双针误差为（6.20±1.21）mm。相较于刚性静态器官（颅内或者骨骼），机器人对于腹部脏器穿刺误差更大，这与呼吸运动导致目标点位移，穿刺过程引起肝脏变形有很大关系，还需要进一步研究门控方法，减少这些影响。安超等将超声与 CT 进行多模态影像融合，在此基础上开发多模态影像导航机器人辅助肝癌穿刺和消融，前期进行大量实验研究。

四、5G 介入机器人诊疗系统在新型冠状病毒肺炎诊疗中的应用

影像引导下穿刺活检有助于对新型冠状病毒肺炎诊断和治疗。但是对于 CT 影像上肺炎的活检部位需要严格规划，活检位置错误，难以获得临床需要的病理组织，路径选择不合理，可能会出现术后气胸，因此，5G 介入机器人诊疗系统在新型冠状病毒肺炎诊疗中可以起到一定的作用。借助 5G 网络，可在多家医院迅速传输 CT 影像数据和患者临床资料，上级医院专家可将 CT 影像数据输入 5G 介入机器人诊疗系统快速对穿刺活检路径进行术前规划，下级医院使用介入机器人快速定位和穿刺，增加手术效率，减少与患者的接触时间，可以增加肺炎穿刺活检效率，为医生对新型冠状病毒肺炎的诊断和后续治疗提供研究基础。

参 考 文 献

［1］ GEORGILAS I, DAGNINO G, DOGRAMADZI S. Safe Human-robot interaction in medical robotics:

a case study on robotic fracture surgery system[J]. IJRR, 2017, 8(3): 173-174.

[2] MATTIOLI G, PINI P A, RAZORE B, et al. Da vinci robotic surgery in a pediatric hospital[J]. Adv Surg Tech A, 2017, 27(5): 539-545.

[3] KERIC N, DOENITZ C, HAJ A, et al. Evaluation of robot-guided minimally invasive implantation of 2067 pedicle screws[J]. Neurosurg Focus, 2017, 42(5): 11-16.

[4] MARSH T. Mazor robotics debuts renaissance brain surgical device[J]. Robot, 2014, 28(6): 21-26.

[5] WOOD B J, KRUECKER J, ABIJAOUDEH N, et al. Navigation Systems for Ablation[J]. J VascInterv Radiol, 2015, 21(8 Suppl): 257-261.

[6] BEYER L P, PREGLER B, NIESSEN C, et al. Robot-assisted microwave thermoablation of liver tumors: a single-center experience[J]. Int J Comput Assist RadiolSurg, 2016, 11(2): 253-259.

[7] POLLOCK R, MOZER P, GUZZO T J, et al. Prospects in percutaneous ablative targeting: comparison of a computer-assisted navigation system and the acuBot robotic system[J]. J Urol, 2014, 181(4): 462-464.

[8] PETERHANS M, VOM B A, DAGON B, et al. A navigation system for open liver surgery: design, workflow and first clinical applications[J]. Int J Med Robot, 2014, 7(1): 7-16.

[9] KOETHE Y, XU S, VELUSAMY G, et al. Accuracy and efficacy of percutaneous biopsy and ablation using robotic assistance under computed tomography guidance: a phantom study[J]. EurRadiol, 2014, 24(3): 723-730.

[10] BARZILAY Y, LIEBERGALL M, FIRIDLANDER A, et al. Miniature robotic guidance for spine surgery-introduction of a novel system and analysis of challenges encountered during the clinical development phase at two spine centres[J]. Int J Med Robot, 2006, 2(2): 146-153.

[11] 梁国标，陶英群. 功能神经外科精准时代的助推器——ROSA 手术机器人 [J]. 中国微侵袭神经外科杂志，2017，22（2）：49-50.

[12] WANG W, SHI Y, GOLDENBERG A, et al. Experimental analysis of robot-assisted needle insertion into porcine liver[J]. Biomed Mater Eng, 2015, 1(s1): 375-380.

[13] 王旸. 导航技术、机器人技术在超声引导肝肿瘤经皮热消融中的应用研究 [D]. 北京：中国人民解放军总医院，解放军军医进修学院，2008.

[14] 张肖. CT 微创介入实时机器人导航系统研究 [D]. 北京：中国人民解放军总医院，解放军军医进修学院，2016.

[15] 安超. 多模态影像融合介入机器人系统穿刺精准性实验研究 [D]. 北京：解放军医学院，2018.

（安 超 欧陕兴 蔡 肯 杨永利）

第三节 区块链技术在医疗领域的价值研究与前景展望

一、区块链技术应用的价值体现

可以预见，区块链技术将被广泛应用于医疗大健康行业的各类信息系统，原因在于以下 5 点。

第一，区块链技术有助于支持医疗信息系统间的可信交互与数据交换。医疗领域的信息系统建设者、利益相关者众多，不仅是外部的医疗和社保，即使在医院内部，各个科室收集信息的目的也是不一样的，科室之间的信息同样需要互操作，更何况在更大范围内共享，医院、社区、家庭、公共卫生、政府部门等，无法靠统一标准或统一代码来解决；而且，健康信息自身也是很复杂的，信息系统和设备也有复杂性，如App、手机、家庭终端、物联网设备等。区块链的独特技术架构和分布式网络，可以提供一种更简单、更全面、松耦合的信息加密和验证策略，实现异构的组织、机构、平台、系统、数据库之间的互相信任，从而可以成为数字医疗工作流程和医疗信息互操作性得以实现的基础设施解决方案，满足 HL7 国际组织的医疗保健信息交换标准的要求，特别是 FHIR 快捷式医疗服务互操作资源技术规范。

第二，区块链技术帮助建立标准化、准确可信、具伸缩容错性的数据集。电子化、结构化、标准化、区域化是医疗大数据发展的四个阶段，医疗大数据的特点在于规模大、种类多、结构复杂。例如，根据 EMC 和 IDC 报告，2020 年全球医疗保健数据总体规模就达到 2 314 EB，其中磁共振影像数据量也达到数万 TB 级别。值得一提的是，每一幅影像包含 5 万像素值，均可以进行搜索比较和特征分析。一次个人基因测序，产生的个人数据可达 300 GB，包含的基因 DNA 微阵列可以达到 50 多万，而且每一个阵列包含数万的分子表达值。由此可见，医药数据的复杂度是前所未有的。另一方面，各种个人健身和健康可穿戴设备的出现，使得对血压、心率、体重、血糖、心电图等的信息获取、数据监测、实时分析都变为现实，甚至已经发展到了按"秒"计算。总之，未来医疗大数据的总体数据规模、扩展速度、覆盖范围到复杂度，还会以指数级继续增长，数据的格式也五花八门，这都给医疗大数据管理与应用带来极大的挑战。区块链技术，可以取代大量过去的数据管理中间环节，用统一的架构整合不同的"数据竖井"，确保数据的完整性和一致性，既维护了数据创造者的所有权确权，又让使用者相信数据是通用、准确、无掺杂和可信的，更支持对多格式、多源头、呈爆炸性增长的数据，进行互联互通整合使用，并促进在更大范围、更有效地，应用机器学习和联合建模技术，来开展数据预测分析、临床决策支持和医药研究等活动，真正发挥巨大作用。

第三，区块链技术有望成为中心化集中式存储的补充。医疗机构系统相对封闭，而且医疗大数据规模巨大，安全、可靠、高可用地保存数据和文件代价很高，一般均采用本地化集中式存储模式。但是这种不流通和不开放严重影响了数据利用，与行业趋势和需求相悖。传统云存储方式似乎满足高可用和应用需求，但难以规避安全隐私、数据保护、所有制确权等重大合规管理要求。星际文件系统（inter planetary file system，IPFS）区块链项目除了具备区块链系统的加密、隐私、身份识别、可控访问等特性，还实现了一种永久在线的、去中心化保存和共享文件的方法，其设计原理借鉴了多个业界成功的分布式系统（分布式哈希表、BitTorrent、Git、自认证文件系统）的优点，有望成为大文件数据可信上链的可靠解决方案。经过测试，用 IPFS 搭建的联盟链存储架构，上传 500 MB 文件用时不到 10 s，用户必须基于授权访问文件且文件永远在线。由此可见，区块链的核心价值体现在建立生态系统，所有数据源机构都可以借助新一代的区块链技术，构建自己面向全球的医疗数据资源协作网络。

第四，智能合约技术与医疗信息系统天生具有匹配度。图灵完备的智能合约技术是区块链和实际应用场景结合的重要支撑，在金融领域，智能合约是可编程货币和可编程金融的技术基础。应用智能合约自动化代码上链和医疗信息数据上链等特性，可以对医疗应用全流程各环节的信息流进行重构，有助于解决医疗行业多年来的沟通效率低下和缺乏相互信任的痛点。例如，医疗信息可采用多私钥加智能合约限定的保管模式，确保个人敏感信息数据使用中透明度、隐私性、规范性和安全性的平衡，只有授权的人或机构才能访问有权访问的信息；可以把从门诊 – 药房 – 医保各个环节之间的规则采用智能合约实现，当满足响应的条件就会自动执行约定的操作，如取药环节条件满足就自动发送取药指令，触发了保险理赔条件，将赔偿自动释放给出险人。

第五，区块链技术正驱动机器学习和物联网数据的融合。科技的发展推动数据使用方式的历史性变革，机器学习和物联网数据日益成为医疗大数据分析的基本要求，体现在跨机构跨行业数据共享、多维数据、高效智能等需求越来越多。然而当前上述市场需求正面临数据合规、数据安全、数据资产属性保护要求等的挑战，从 2017 年的国家级《中华人民共和国网络安全法》、2018 年欧盟启用的《通用数据保护条例》（General Date Protection Regulation，GDPR）、2019 年新修订的《信息安全技术个人信息安全规范》、2020 年正式施行的《中华人民共和国密码法》，到 2020 年全球最"贵"数据保护法案加州消费者隐私法案（California Consumer Privacy Act，CCPA）的生效，这些法规在不同程度上都对人工智能传统的数据处理模式提出了新的挑战。为了解决数据孤岛的问题，区块链技术与联邦学习技术相互融合，各自发挥优势，使成为可行的解决方案。区块链可以确保正确使用和存储所有大数据。而联邦学习一种机器学习计算框架，各方数据都保留在本地，不泄露隐私也不违反法规，多个参与者联合数据建立虚拟的共有模型，建模效果和将整个数据集放在一处建模的效果相同。

一旦可信数据源接入和多方数据联合建模分析的关键技术障碍被消除，医疗物联网应用场景中众多数据可被纳入医疗大数据应用体系，例如医用感知设备可包括体温计、血氧仪、心电测试仪、血压计、血糖仪、能量监测仪、位置标识设备等，以患者为中心的医护病房物联网应用场景可以包括院内导航、患者定位、输液管理、非药品遗嘱执行、手术信息管理、移动医护、移动查房、移动药事、移动术前访视、医疗设备管理、临床试剂药品管理、医疗废弃物管理、药品发放管理、物流配送管理等。

二、医疗健康数据存储场景

作为拥有不可更改、分布式存储和可追溯身份验证等特性的账本技术，区块链的首要用途即是为医疗健康信息提供具有可信度、安全性、完整性、可用性的保障服务。

医疗健康数据可以包括个人电子健康档案（electronic health records，EHR）、医疗设备监测数据、物联网健康终端信息、临床试验数据、医院管理信息、药品流通信息、保险合同信息等。中心化的数据库，容易给黑客攻击带来便利。由于涉及隐私和保密，这些实质分散而又规模巨大的信息的存储和使用有很高很严格的安全保障要求。这导致两个挑战，一是医疗机构和系统之间，不容易跨平台安全共享和应用数据，医生也无法完整了解患者的病史记录；二是信息真正所有者患者，事实上也并不掌握自己的医疗记录数据，也缺乏激励去授权第三方使用。2009 年，美国政府颁布《卫生信息技术促进经济和临床健康法案》，耗资 500 亿元打造了电子病历（electronic medical record, EMR）系统，实际应用中并不成功，很多机构仍然无法保证数据共享的安全性，甚至机构内部之间共享难以实现。

MedRec 项目应用区块链和智能合约技术，为医疗保健数据的跨医疗机构分散式记录和使用建立了一个分布式电子病历索引系统，内含认证模块、保密模块和问责模块三个子系统，以及挂号员合约、医患关系合约和总结合约三个智能合约，从而建立一个医疗目录和资源检索的数据库，与各机构本地数据库相集成使用。MedRec 的应用，有助于改变现有的医疗信息管理机制，采用跨越医生和医院，以患者为中心创新的运营模式，体现在：一是系统提供长期可靠的信息记录和内置的数据共享功能，患者可以建立一个完整的医疗数据记录，不仅是医生提供的数据，还有来自患者手环、基因公司等的数据。二是患者可以授权他人查看记录，如提供第二意见的医生、家庭成员和护理人员。三是 MedRec 提供开放式 API，将机器学习和数据分析层添加到医疗数据库中，以实现真正的"学习型医疗系统"，数据提供者患者能够了解自己的家族病史和过去的疾病治疗情况，而医学研究人员可以获得全民范围的医疗数据，开展精准医学和循证研究等预测分析。四是从风险监测角度，支持额外的疾病监测和流行病学监测功能，例如，如果患者滥用处方药，医生会得到警报。MedRec 项目是利用分散的区块链网络结合本地独立存储的示范案例，支持开发互操作性标准和要求，解决隐私问题，实现跨系统的数据安全交换。

IBM Watson Health 正与 FDA 合作，利用区块链技术解决医学研究项目中的患者临床试验数据共享问题，数据源包括 EMR、临床试验、基因数据库，以及手机服务、可穿戴设备和物联网的数据，初期合作领域是肿瘤学相关信息。研究方法是，搭建可扩展的去中心化数据共享生态，支持各种类型的数据交换用例，通过机器学习算法与患者数据结合的仿真建模改善医疗质量，更好地管理人口健康。Health Catalyst 公司提供一系列区块链解决方案，解决美国顶级医疗系统的医疗数据仓库局限问题，帮助整合、组织、规范化和链接来自所有不同医疗系统的电子病历数据；通过使用丰富的元数据功能，用户甚至非技术用户都可以搜索到需要的信息，满足复杂的操作、财务、临床和研究报告需求。BitHealth 公司的区块链生态系统解决方案，不仅能提供数据共享与保密服务，还能依靠去中心化的存储结构实现数据灾备恢复，确保数据的完整性。

三、医疗数据审计管理场景

区块链的数据加密技术可以确保数据的完整性。如果有人篡改原先的记录，将会被系统自动验证识别和放弃。但是这一特性在现实应用场景中并不能满足管理需求。当前方式很难知道数据在哪里产生了变化，或者在什么时候被授权共享。人们急需一个有用的数据控制系统，以使他们验证其使用进度，以及移动或访问数据的位置。

开发出第一个战胜围棋世界冠军的人工智能机器人 AlphaGo，表现出卓越的智能推理能力，大名鼎鼎的谷歌母公司 Alphabet 旗下人工智能企业 DeepMind，正在建立一个"可验证数据审计"的区块链工具，针对分布式的医疗记录数据库，跟踪患者数据的使用情况，以加密可验证的方式自动记录患者数据的每一次变化。这意味着对数据的任何更改或访问都将是可见的，特别是允许医院，甚至是患者，了解谁在使用医疗健康记录，基于何种用途和目的，如果发生篡改事件，系统以分布式和不干预的方式预警，迅速揭示违规行为，并留下令人难以置信的清晰审计线索。该创新将为透明度的监管提供技术证明，关键是将监管的法律条款转变为容易实行的模式。未来，从长远来看，审计系统可以扩展，使患者反过来也可以直接监督数据的使用方式和位置。

区块链解决方案，可以保障跨机构的数据安全性、跨平台的数据共享，更快捷更安全地实现数据流转，特别是能严格满足审计等分级监管要求标准。阿里健康与常州市合作"医联体＋区块链"试点项目，旨在用低成本、高安全的方式，把旧有的 IT 设备和系统的信息串联在一起，满足医改信息共享的需求，实现当地部分医疗机构之间安全、可控的数据互联互通，解决长期困扰医疗机构的"信息孤岛"和数据安全问题。项目设置了多个层级的数据隐私保护屏障，包括密文存储和密文传输，通过数据资产协议和加密证书，约定访问和操作权限，审计单位可以精准地定位医疗敏感数据的使用和授权情况。

四、基因组数据认证场景

基因组数据是医疗领域一个数据量极其庞大、内容丰富，又名目繁多、格式不一的应用领域，一般存储在各类第三方机构，例如世界各地的信息中心、测序中心，以及和医学、生物学、农业等有关的研究机构和大学，对个人疾病预防、病毒分析、遗传病诊断和健康状况监测都可发挥指导作用。2020 年 1 月 10 日，新型冠状病毒的基因序列第一时间被测出，相关数据在 virological.org 网站上公开和上传到 GenBank 中，各家体外诊断公司以此为基础，10 天内研发出核酸检测试剂盒。从公民角度，个人拥有其基因组数据的所有权、隐私保护权、数据访问权，以及分享或出售这些数据的收益权。基于对基因数据的分析，所有者可以获得疾病预防、健康状况、用药指导和生活方式等方面的指引。第三方机构应当为人们管理自己的基因组数据提供便利，只有在用户授权的情况下，其他机构才可以获取用户的基因组数据。复制在钻石跟踪、知识产权保护和物流溯源等领域成功应用的经验，除了极强的加密性，区块链技术针对基因组数据的保护存储与共享管理，特别是解决数据归属问题，提供了高度有效的解决方案。

2005 年，哈佛大学遗传学家乔治·丘奇（George Church）在美国启动了个人基因组计划（PGP），全球招募 10 万个体共享他们的基因数据，以此解析疾病发生的根源。2018 年，George Church 创立 Nebula Genomics 公司，发布了直接面向消费者的遗传学平台 Nebula.org，免费提供消费级全基因测序服务，并利用区块链技术，在保护消费者隐私的前提下，允许用户类似专利和版权保护一样，享有基因数据的归属权和版权，可自行处理测序信息，可开展基因数据自主交易。德国公司 Shiva 与全球的医疗机构、政府建立合作关系，基于区块链技术，建立了具备隐私性和安全性的大样本基因数据库，还解决了数据归属和交易问题，为基因服务提供商、第三方检测机构、保险机构、体检机构和用户打造一个开放平台和生态圈。硅谷项目 LunaDNA 是一家研究区块链技术的基因组学与医学数据库的公司，开发新型数字货币用来支付 DNA 数据使用权，通过奖励基因组数据提供和所有权来激励消费者参与。Zenome 平台依托智能合约和代币机制，允许建立个人遗传信息市场的生态系统。不过，数字货币和代币发行的模式，可能会遇到监管政策屏障。

五、医疗系统互操作场景

计算机系统之间的互操作在医疗保健中是如此困难，其原因是医疗保健的数据极其分散。例如，不同类型的医疗服务提供者，包括医院、医生、疗养院和紧急护理中心，使用许多不同类型的电子健康档案，而健康保险公司又使用一系列其他系统，由于商业和技术局限原因，对接接口实施复杂，维护难，导致跨网络搜索难实现。HL7 的快速医疗保健互操作资源（fast healthcare interopera bility Resources，FHIR）的提出就是针对这个场景。谷歌医疗和生命科学全球负责人古普塔（Aashima Gupta）说，如果没有互操作性，就无法对医疗行业真正做出改变并发挥作用，FHIR 是通往医学人工智能和机器学习的大门。

临床试验软件公司 Florence 在临床医学数据交换支撑领域是佼佼者，引入 Verady 公司的 API 接口大大简化了使用区块链的复杂性，通过基于区块链的数字化文件交换解决方案、数字资源管理流程工具和合同管理解决方案，为 2 000 多家临床研究机构和药企之间建立永久的数字连接，涵盖了 600 多个主要疾病领域，在不牺牲隐私、安全或透明度的前提下，简化临床数据的收集、存储和提交过程，消除向研究临床试验站点发送邮件、电子邮件和创建临床试验文档和协议的需要，使得临床试验站点能够在不增加运营人员的情况下扩大研究容量，加速临床试验工作流程，减少研发周期，将合规风险降到最低。

PokitDok 公司是一家医疗健康 API 公司，基于英特尔的开源区块链平台 Sawtooth 和英特尔芯片打造的 Dokchain 解决方案，即一个跨越医疗行业，运行财务和临床数据事务处理的分布式网络，可以从芯片层面高效处理区块链交易请求，可以对不同医疗系统间交易各方的身份进行识别确认，并按智能合约快速执行规则，满足挂号、核保、付款或转诊等场景需求，例如缩减或消除医疗支付报销过程中的各种冗余流程。

2018 年，腾讯发布了微信智慧医院 3.0 版本，基于微服务的系统互操作接口，进一步提升了医院的线上线下整体服务能力和互联网化的能力。在原有的大数据、支付、云计算、安全等基础上，加入人工智能和区块链等新技术，实现连接、支付、安全保障、生态合作的四大升级。针对医疗数据安全和患者隐私保护的核心问题，区块链为监管方、医院、流通药企搭建一条联盟链，在保障数据、隐私安全的同时，实现链上数据防篡改，也将原来碎片化、断裂的就医链条全部打通。

六、药品防伪追溯场景

前文介绍了区块链技术可以用于简化流程，另外，和商品流通行业案例类似，区块链可以用于医药防伪溯源。流通环节中各方通过对照来确保药品的合法性，同时满足监管需求。面向制药厂和医疗用品服务商，区块链还能帮助进行库存和订单等药品供应管理。因此，流程优化、医药防伪和医药供应链三个方面功能结合起来，区块链能够有效防止欺诈、保护隐私并让医疗服务流畅化。

BlockVerify 是一家基于区块链技术的防伪方案服务商，提供药品溯源和真伪验证等服务，其设计了一种能够服务于不同用户需求的统一服务平台系统 USP，在其基础上对医药安全子链系统的核心功能进行封装，完毕后，底层系统会预留给前端应用开放的 API 接口和 SDK，来提供给药品领域不同的用户。

七、医疗保险管理场景

区块链可以为保险公司和医院之间搭建的业务协同平台。医院可以通过与保险公司共享的账本核对投保人保险信息，保险公司接收到医院自动发送的相关文件，将根据智能合约中的约定规则自动向投保人支付赔偿，从而提高理赔流程效率，降低支付耗时。Medicalchain 公司联合英国医疗集团 Groves，建立一个能够支持其他数字医疗应用发展的平台，这些应用程序将由健康数据驱动，将各种复杂的协议编成智能合约，解决现阶段 EHR 的种种缺陷。当发生保险赔偿时，智能合约能根据事件的类型、涉及的金额进行自动理赔。程序化的设计也可防止患者的骗保现象，消除保险欺诈行为。国内互助保险公司轻松筹和众托邦都宣称采用了区块链解决方案。

八、医疗区块链联盟场景

在互联网环境下，区块链在大规模区域医疗信息应用方面能起到比较好的作用。特别是对于医联体、医疗集团这种跨区域共享的组织，区块链的应用前景会比单体医院的场景更广泛。建立虚拟多机构区块链联盟和打造垂直应用的联盟链基础设施，把共享数据收集起然后利用授权机制进行开放，是大势所趋。区块链技术将来可能会成为新的医疗模式的一种支撑工具。

Hashed Health 是一家专注于区块链和分布式账本技术的医疗创新企业，主要为区块链解决方案和区块链网络提供社区开发、咨询服务、监管指导、产品开发和技术支持等增值服务，以加速区块链技术和网络的设计、开发和应用。2016 年，Hashed Health 成立了一个由医疗企业组成的医疗区块链联盟和开发工作室，致力于用区块链和分布式分类账本技术来解决医疗行业的独特问题，如收入周期、数据共享、支付改革、保险和供应链等诸多问题，开发工作室设法构建解决方案，负责从概念验证（PoC）到商业级应用程序开发，再到最终的产品开发和商业化。

成立于 2015 年的 BurstIQ 公司，试图在不违反健康保险携带和责任法案（Health Insurance Portability and Accountability Act，HIPAA）的情况下解决数据孤岛问题，同时拓宽现阶段用户对自身数据的不完整的控制权，最终建成一个有可持续的收入来源，多个大型企业客户，以及数十万的用户，基于区块链的数据共享平台。BurstIQ 构造了一个完整的闭环社区，为每个用户创建了一个独特的健康身份，这可以保护用户在不同存储库中的个人身份，同时便于智能合约的执行。数据使用权限、安全性和值属性被嵌入每个经过身份验证的数据对象（即个人的健康数据）的信息库中。BurstIQ 平台包含一个专门构建的平台服务层，以促进外部企业利用底层数据和技术开发第三方产品和服务。这些服务层可以提供高度多样化的解决方案，如深度学习、商业分析、区块链管理、临床研究等。企业和个人可以互相合作，以帮助企业设计新的关怀模型、测试研究假设、优化业务运营。程序开发人员可以使用各种协议直接在平台上开发程序。

　　麻省理工的区块链项目 Enigma 协议是麻省理工学院 OPAL-EAST（具备公平、问责制、安全性和透明度的开放算法）的一部分。该系统采用了秘密共享（Secret-sharing）和多方计算（MPC）这两个核心密码结构。Enigma 是一种隐私协议，解决了区块链的可扩展性和隐私问题。通过这个创新的架构，可以在区块链上构建创新场景应用，例如数据资产登记与管理、基因组数据交易等。基于 Enigma 实现的分布式数据市场可以允许个人、公司和组织贡献数据，系统的用户可以订阅和使用数据。

九、"区块链＋医疗"应用的前景展望

　　本章用丰富的案例说明，未来已来！

　　作为一种具有革命性潜力的新领域，区块链正在不断产生大量新技术，并在不同场景中实践和检验。区块链的核心价值在于提升多中心的协作效率、去中介、提升多方信任、数据不可篡改、可追溯、可审计等，与传统系统互相对账、中心化、可能篡改数据的特点是恰恰相反的。区块链已经从根本上改变了数据管理方式，特别在医疗健康领域的临床应用、数据存储和系统互操作等场景中，有很大的发展潜力，克服信任问题，提升数据质量，消除技术上的难题。尤其是结合其他快速发展的技术，比如人工智能、云计算和联邦学习，区块链很有可能从根本上改变医疗界的运作模式，所以，医疗界应有心理准备，迎接这项技术的持续发展。

　　不过根据木桶理论，一只水桶能装多少水取决于它最短的那块木板。区块链技术仍然存在非常多的局限性有待解决，实际应用到商业场景时仍面临性能、安全性、可靠性等众多问题。现阶段，需要积极开展重点领域试点应用和示范推广，集多方力量突破技术瓶颈，加强政策制定和监管合规研究，为区块链产业提供良性发展空间。

参 考 文 献

［1］魏生，戴科冕. 区块链金融场景应用分析及企业级架构探讨［J/OL］. 广州：广东工业大学学报，2020，37（2）：1-10.［2020-03-03］. http://kns.cnki.net/kcms/detail/44.1428.T.20200114.1724.002.html.

［2］王洁，魏生，戴科冕. 基于区块链的科技金融大数据开放共享体系研究［J］. 现代计算机（专业版），2018（22）：52-58，78.

［3］魏生，戴科冕. 基于区块链技术的私募股权众筹平台变革及展望［J］. 广州：广东工业大学学报，2019，36（2）：37-46.

［4］汪鹏，吴昊，罗阳，等. 医疗大数据应用需求分析与平台建设构想［J］. 中国医院管理，2015，

35（6）：40-42.

［5］动脉网蛋壳研究院. 区块链＋医疗：新技术赋能医疗的应用与未来［M］. 北京：机械工业出版社，2019.

［6］动脉网蛋壳研究院. 大数据＋医疗：科技时代的思维与决策［M］. 北京：机械工业出版社，2019.

［7］韩雪. 我国区块链医疗保险发展研究［D］. 沈阳：辽宁大学，2019.

（魏　生　杨永利　杨　卓　欧陕兴）